◆ 医学临床诊疗技术丛书 ◆

口腔科疾病临床诊疗技术

李巧影　陈　晶　刘　攀　主编

中国医药科技出版社

内容提要

本书较为系统、全面地介绍了口腔科疾病的诊断方法和治疗技术，包括疾病的临床表现、辅助检查、诊断、鉴别诊断和治疗等方面的知识，并结合临床实际，重点介绍了诊断和治疗上的临床经验，以及如何做好病情记录、医患沟通等方面的方法与要求。本书立足临床实践，内容全面翔实，重点突出，是一本实用性很强的口腔科疾病诊疗读本。适合口腔科专业人员以及基层医务工作者阅读。

图书在版编目（CIP）数据

口腔科疾病临床诊疗技术/李巧影，陈晶，刘攀主编. —北京：中国医药科技出版社，2017.6

（医学临床诊疗技术丛书）

ISBN 978 - 7 - 5067 - 8596 - 9

Ⅰ. ①口… Ⅱ. ①李… ②陈… ③刘… Ⅲ. ①口腔疾病—诊疗 Ⅳ. ①R78

中国版本图书馆 CIP 数据核字（2016）第 191235 号

美术编辑 陈君杞
版式设计 郭小平

出版 中国医药科技出版社
地址 北京市海淀区文慧园北路甲 22 号
邮编 100082
电话 发行：010 - 62227427 邮购：010 - 62236938
网址 www. cmstp. com
规格 787 × 1092mm 1/32
印张 12
字数 259 千字
版次 2017 年 6 月第 1 版
印次 2017 年 6 月第 1 次印刷
印刷 北京昌平百善印刷厂
经销 全国各地新华书店
书号 ISBN 978 - 7 - 5067 - 8596 - 9
定价 36.00 元

编写人员名单

主　编　李巧影　陈　晶　刘　攀

副主编　周金彩　徐志富　韩树生　唐满海

编　委　(以姓氏笔画为序)

毛俊涛　刘　攀　刘金玲　杨　捷

杨建军　李巧影　何英慧　张　攀

邵延彬　陈　晶　苑玉良　周金彩

郝亚涛　耿　平　徐志富　徐克仁

唐满海　韩树生

前　言

随着医学科学的发展，口腔医学取得了一系列突破性进展，一些分支学科，如牙体牙髓病学、牙周病学、儿童口腔病、口腔种植学等不断兴起；新的诊断手段的相继应用；新的治疗方法如种植牙、显微外科等取得了良好疗效。作为口腔临床医师，应熟练地掌握口腔常见病的诊断知识、治疗方法及对严重口腔常见病的应急处理手段，才能及时解除患者的痛苦，有效地提高临床治愈率。为了提高口腔临床医师对口腔常见疾病的诊治水平，我们广泛参阅了国内外同类文献资料并结合自己的临床工作体会和经验编写此书。

本书共分14章，主要包括牙体牙髓病、牙周病、口腔黏膜病、儿童口腔病、口腔颌面部感染、口腔颌面部肿瘤、口腔颌面部损伤、口腔修复、口腔正畸及口腔颌面部检查等方面内容。全面论述了口腔各种疾病的概述、临床表现、诊断及治疗方法。重点讨论了口腔科常见病、多发病的诊断与治疗。在编写过程中，力求做到内容新颖、重点突出，既反映当代口腔临床医学发展，同时又兼顾知识面的广度及临床实用性，力争对口腔临床医师有所帮助。

本书编写过程中，得到了多位同道的支持和关怀，他们在繁忙的医疗、教学和科研工作之余参与撰写工作，在此表示衷心的感谢。

由于编写时间仓促，专业水平有限，书中必然存在的不妥和纰漏之处，敬请读者和同道批评指正。

编　者

2017年3月

目　录

第四章 儿童口腔病 / 101

第五章 口腔颌面部感染 / 148

第六章 口腔颌面部肿瘤 / 176

第一章 牙体牙髓病

第一节 龋　　病

龋病（dental caries）是在以细菌为主的多种因素影响下，牙体硬组织发生的一种慢性、进行性、破坏性的疾病。龋病是人类的常见病、多发病之一，虽然其病变一般发展比较缓慢，但实际上对人体健康影响很大。患牙一旦形成龋洞，就会明显降低咀嚼功能，进而影响消化吸收，再继续发展还可以造成牙髓病及根尖病，引发疼痛，严重时可影响工作和休息。在儿童时期乳牙及年轻恒牙发生龋病还可影响牙颌系统的发育，造成牙颌畸形。因此积极进行龋病的预防和治疗具有重要意义。

【病因】

目前人们广泛接受的龋病致病理论是四联因素论，即认为致龋微生物、食物、宿主和时间是形成龋病的四个因素。

（一）细菌与菌斑

口腔内细菌种类很多，但并不是所有的细菌都能引起龋病。当前认为口腔内细菌中主要的致龋菌有变形链球菌、乳酸杆菌和放线菌等，这些细菌的致龋性能与其产酸能力、耐酸能力及与牙面的附着能力密切相关。这些致龋菌能够附着于牙面并产生致龋作用均离不开菌斑这一生态环境。菌斑是一种致密的、胶质样膜状细菌团，主要由细菌和基质构成。在菌斑内部致龋菌可以分解食物中的糖分而产生有机酸，致密的菌斑环境可以阻止酸的扩散和稀释，逐渐积聚的酸液就会造成牙体硬组织的脱矿和破坏。

（二）食物因素

食物作为牙菌斑内细菌代谢的底物，可以为细菌提供营养和能量。而食物的致龋作用主要是通过其中糖被分解产酸而发挥作用。经研究发现食物的含糖量尤其是蔗糖的含量与其致龋能力呈正相关；同时食物的精细程度也有很大影响，制作工艺越精细的食物，越容易黏附于牙面，从而更容易被致龋菌利用。相反，粗制食物对牙面具有自洁作用，不易附着于牙面，还有一定的防龋能力。

（三）宿主因素

1. 牙的因素　牙体的解剖形态越复杂，窝沟点隙越多，相对越容易患龋，这是因为窝沟点隙等部分菌斑和食物残渣相对容易积聚而不易被清洁。牙齿的拥挤和错位也有利于龋病的发生。

2. 唾液因素　唾液对龋病的影响主要在三个方面。首先是足量的唾液对牙齿具有良好的冲刷清洁作用，而舍格仑综合征的患者往往由于唾液分泌量的明显减少而致患龋很严重；其次唾液内的重碳酸盐对酸碱度具有缓冲作用，可以中和菌斑内的有机酸，降低龋病的发生；另外唾液内含有的某些抗菌因子，如溶菌酶、免疫球蛋白等均对致龋微生物有一定的抑制作用。

（四）时间因素

任何疾病的发生发展均需要有一定的时间，而龋病发病较为缓慢，从一个早期龋发展成一个临床龋洞往往需要 1.5～2 年。

【诊断】

（一）临床表现

龋病可根据其发展速度、病变部位和病变程度进行分类。

1. 按发展速度分类

（1）慢性龋：病变发展速度相对缓慢，龋坏组织颜色较深，往往呈褐色或黑褐色，质地硬而干，不易去除，故又称为干性龋。临床上多发生在成年人和老年人。

（2）急性龋：病变发展速度较快，龋坏组织颜色浅，呈黄色或浅棕色，质地较软、较湿，一般可以用挖匙挖除，又称为湿性龋。临床上多发生在儿童、青少年及健康情况较差者。急性龋中有一特殊类型称为猛性龋，又称为猖獗龋，其特点是短时期内全口牙或多数牙发生急性龋。临床上多发生在系统性疾病患者，如佝偻病、舍格仑综合征及接受颌面部放射治疗的患者。

（3）静止性龋：龋病在发展过程中由于病变局部环境的改变，龋损不再发展或发展变缓，称为静止性龋。静止性龋发生在𬌗面，多是因为咀嚼作用使龋损部分磨平，龋洞口充分开放，菌斑与食物不易积聚而致病变停止。对于邻面龋也可以因为相应邻牙的拔除而龋损停止发展，成为静止性龋。

（4）继发性龋：龋病在经过充填治疗之后，由于充填物边缘或窝洞洞缘牙体组织破裂，或充填物与牙体组织之间不密合，造成菌斑积聚，进而再次发生龋病，称为继发性龋；也可以是因为治疗时未能去净病变组织发展而成。

2. 按发病部位分类

（1）窝沟龋：指发生在磨牙、前磨牙及上颌前牙舌面窝沟点隙等部位的龋损。龋损早期一般随釉柱方向发展，呈锥形，尖部指向牙冠表面，底部朝向牙本质。一旦龋损达到釉牙本质界，则向侧方造成潜掘性破坏。

（2）平滑面龋：指发生在牙齿邻面、颊舌面及牙颈部的龋损。其龋损一般呈倒三角形，三角形底边朝向牙冠表面，尖部朝向牙本质。当龋损发展到釉牙本质界，即沿釉牙本质界向周边扩展，形成潜掘性破坏。

（二）诊断要点

1. 浅龋　浅龋可以按发病部位分为窝沟龋和平滑面龋。诊断主要依据视诊和探诊。窝沟龋视诊可见龋损部位色泽变黑，探诊有钩拉感。平滑面龋早期一般呈白垩色，进一步发展色素沉着后变成黄褐色，探诊检查可出现粗糙感。可用探针或牙线配合 X 线片仔细检查。X 线片示患者釉质透射影，边缘模糊。

2. 中龋　中龋时病变已经发展到牙本质浅层，龋洞已经形成。患者对酸、甜食物敏感，进食过冷、过热食物时也可出现难忍的酸痛，但刺激去除后症状立即消失。牙面上可见明显龋洞，牙本质脱矿软化而呈黄褐色或深褐色。发生在邻面时，X 线片示邻接点与患处边缘嵴暗影。

3. 深龋　龋病发展到牙本质深层时为深龋，临床可以见到很明显的龋洞，患者对冷热和酸甜刺激均可以感到明显的酸痛，尤其对冷热刺激更加敏感，但刺激去除后酸痛立即消失，同时深龋时可出现明显的食物嵌塞痛。牙面上可见明显龋洞，洞内有食物残渣及较多的腐坏牙本质。X 线片示龋洞透射影深入近髓腔的区域。

（三）鉴别诊断

浅龋病变一般位于釉质内，往往无主观症状。平滑面浅龋应与釉质发育不全、氟斑牙进行鉴别；深龋需要与慢性牙髓炎鉴别。

1. 釉质发育不全　早期龋呈白垩色表现时与釉质钙化不全相似，但探诊有粗糙感，而钙化不全的斑块质硬而光滑。釉质发育不全可使牙面形成沟状或窝状凹陷，探诊硬而光滑，浅龋一旦形成则探诊质软、不光滑。另外釉质钙化不全与发育不全往往发生在同一时期发育的牙齿上，具有对称性。

2. 氟斑牙　氟斑牙也常发生在同一时期发育的同名牙上，具有对称性。一般呈白垩色或黄褐色斑块，探诊光滑而坚硬。

3. 慢性牙髓炎　临床表现和深龋相似，均有深龋洞，有冷热刺激症状，容易误诊。深龋虽对外界刺激敏感，但刺激去除后症状迅速消失，且无自发痛。慢性牙髓炎在刺激去除后，疼痛仍持续一段时间，有自发痛，可见牙髓暴露。

【治疗】

（一）化学药物法

化学药物法适用于尚未形成龋洞的浅龋，也可作为磨除法的辅助疗法。常用药物有10%的硝酸银和氨硝酸银，使用时隔湿干燥患牙后涂布于病变区，吹干后反复涂药2～3次，再用丁香油或10%甲醛进行还原，使生成的还原银渗入釉质和牙本质中，起到杀灭细菌，封闭釉质孔隙和牙本质小管的作用，从而终止病变发展。但由于该疗法会造成牙齿变色，所以一般用于乳牙和后牙。

75%氟化钠甘油或凝胶、8%氟化亚锡液及单氟磷酸钠液等也是较常使用的药物，这些氟化物局部涂擦后，可以形成氟磷灰石，增强抗酸能力，促进釉质的再矿化。氟化物无刺激性，也不会引起牙齿变色，适用于各类牙齿的浅龋。

（二）磨除法

适用于大面积浅龋，不易形成标准洞形的乳牙。通过磨除龋损组织及锐利的边缘，从而消除菌斑和食物滞留的环境，结合药物治疗可以达到阻止病变发展的目的。

（三）再矿化疗法

釉质早期龋中不但是一个脱矿的过程，同时也存在再矿化的现象。研究表明，通过人为干预促进龋损组织的再矿化过程，如使用含有一定比例钙、磷和氟等元素的再矿化液含漱或局部涂擦，可以使已脱矿的釉质恢复硬度，达到停止病变发展甚至治愈早期龋的目的。

（四）充填法

充填法是指运用手术切割的方法清除龋坏组织，制备成特定的洞形，然后选用适宜的充填材料修复洞形，从而恢复其形态和功能的方法。

第二节 牙体硬组织非龋性疾病

一、四环素牙

四环素牙（Tetracycline stained teech）是指四环素族药物引起的牙齿着色，在牙的发育期若服用了四环素类药物，该类药物能被结合至牙组织内，使牙着色，亦可影响牙的发育。在我国多见于20世纪60年代末、70年代初出生者。

【病因】

四环素牙属于药物副作用所导致的病变。在牙齿的发育过程中，患者服用了四环素类药物，如四环素、金霉素、去甲金霉素和土霉素，该类药物与人体中的钙化组织如牙齿等有很强的亲和力，可以与牙体组织中的钙离子结合成稳定的螯合物沉积在这些组织中，尤其容易沉积在牙本质中，造成牙齿的变色。

【诊断】

（一）临床表现

四环素牙刚萌出时往往呈淡黄色，光泽度一般正常，随着时间的进展，牙齿的颜色逐渐由黄色变为灰色、棕色甚至灰黑色。牙齿的变色程度一般与服药时间、药物种类及服药量有关。用药时间越早所形成的着色带越接近釉质，牙齿变色越明显。不同的药物造成的着色也是不一样的，如金霉素呈灰棕色，去甲金霉素呈黄色，土霉素呈淡黄色。而牙釉质的结构也与显色有关，如牙釉质严重发育不良，牙本质暴露，则显色深；而如果牙釉质钙化不全，由于釉质透射能力的降低牙体显色往往接近正常。

（二）诊断要点

（1）典型的临床表现。

（2）四环素类药物服用史。

【治疗】

为防止四环素牙的发生，8岁以下的儿童及其处于妊娠期和哺乳期的妇女不宜使用四环素类药物。治疗方法有复合树脂贴面治疗、烤瓷冠修复和脱色法。

（一）光固化复合树脂贴面修复

首先磨去患牙唇侧釉质0.1mm，经过酸蚀、涂布粘结剂和遮色剂后，堆压复合树脂于患处，修整抛光后即可，但容易出现树脂的崩解脱落，远期疗效不佳。

（二）烤瓷冠修复

适用于贴面修复和脱色法疗效不佳的患牙。

（三）漂白脱色法

1. 外漂白脱色法

（1）诊室内漂白：清洁牙面，并用凡士林隔离龈缘后，将浸有30%过氧化氢的纸片贴敷于牙面，使用红外线照射10分钟，反复5～8次，其原理是造成釉质脱矿，从而降低其对着色牙本质透射能力。亦可采用专门的半导体激光仪照射促进过氧化氢的渗透，增强其分解，此法又称为光子美白。

（2）家庭漂白法：是指患者将药物带回家自行漂白的方法，由于漂白过程是在夜间，故又称为夜间漂白法。家庭漂白法常用的漂白剂是10%～15%的过氧化脲，患者在夜间睡觉前可将药物放入特制的塑料托盘内，戴在牙齿上，本法可使漂白药物较长时间与患牙接触，能够充分地发挥漂白作用，疗效较好且减少了患者的就诊时间。一般每日1次，2周为一疗程。

2. 内脱色法 按常规进行牙髓摘除术后，将根管内充填物降低至颈下2～3mm，髓室内封入30%过氧化氢液或30%过氧化氢液与硼酸钠调成的糊剂，每3天换药一次，共4～6次，当色泽满意时，使用光固化复合树脂充填窝洞即可。其缺点是使活髓牙成为死髓牙。

二、氟斑牙

氟斑牙是由于摄入过量的氟而造成的病变。氟斑牙是慢性氟中毒的早期最常见的表现，具有明显的地域性，患者一般生活在高氟地区或7岁之前有在高氟地区生活史的人。受累牙齿主要出现牙釉质颜色改变甚至实质性缺损，一般摄入氟的量越多，病变越明显。

【病因】

过量的氟会影响成釉细胞的功能，从而使釉质蛋白潴留，间接影响釉质晶体的形成。同时当氟浓度增高时，会抑制碱性磷酸酶的活力，引起釉质矿化不全，甚至发育不良。一般表层釉质病变更加明显，往往呈多孔性，容易吸附食物中色素，形成色斑。

【诊断】

（一）临床表现

氟斑牙的临床表现主要是患牙釉质部分出现白垩色、黄褐色甚至黑褐色改变，严重者出现釉质的实质性缺损。好发牙位是全口多数恒牙，尤其是上颌前牙，一般不累及乳牙。临床上按其临床表现白垩型、着色型和缺损型三种类型。

1. 白垩型 牙釉质表面出现散在的云雾状斑块，呈白垩色，边界不清晰，而牙体硬度及光泽正常。

2. 着色型 较重的氟斑牙其表面釉质由于存在很多细小的微孔，食物中的色素如锰、铁化合物沉积其中造成着色，从而牙面出现黄褐色甚至棕褐色的斑块，但一般牙体的硬度及其形态均无变化。

3. 缺损型 全口多数牙出现深褐色或棕褐色斑块，同时牙面微孔量多，釉质表面塌陷，出现点状、线状或窝状的实质性缺损。

（二）诊断

（1）氟牙症患者可有儿童期在高氟区的生活史。

（2）典型的临床表现。

（3）需要与釉质发育不全相鉴别，氟斑牙的色斑呈散在云雾状，边界不明确，与生长线不完全吻合。

【治疗】

氟斑牙最有效的预防方法是改良水源，饮用含有适量氟的水（1 ppm）。对已经形成的氟斑牙，可采用以下的治疗方法：

1. 漂白脱色法 在隔湿吹干的情况下，在患牙的龈缘涂布凡士林，然后用36%盐酸5份、30%过氧化氢液5份和1份乙醚配制的漂白液，在牙面的着色部位反复涂擦5～10分钟，冲洗干净即可，本法适用于着色型氟斑牙。家庭漂白法亦可用于氟斑牙的治疗。

2. 修复法 对于缺损型氟斑牙及漂白治疗不佳的着色型氟斑牙，可采用光固化复合树脂进行贴面治疗，也可选择烤瓷全冠修复。

3. 微量磨除法 对于牙面上的不均匀白垩色或着色斑点，可使用微量磨除法，一般选用金刚砂钻针，均匀磨除牙面0.1～0.2mm即可。本法也可以与漂白脱色法结合，疗效更佳。

三、楔状缺损

楔状缺损（wedge-shaped defect）是指发生在牙齿唇、颊侧牙颈部硬组织慢性消耗所致的缺损，常常呈楔状。

【病因】

1. 刷牙 经研究发现平时不刷牙的人很少发生楔状缺损，而刷牙的人群中尤其是大力横刷的人常发生典型的楔状缺损；而在牙弓转弯处及唇侧错位的牙齿往往由于是横刷牙的着力点，发生的楔状缺损比较严重；同时楔状缺损一般发生在牙的唇颊侧，在牙的舌面却很少发现。

2. 组织结构 牙颈部釉牙骨质界的位置，组织结构比较薄弱，容易被磨去。而研究也表明唇颊侧牙颈部是应力集中区，容易造成牙体组织材料疲劳，经受用力横刷牙后易出现缺损破坏。

3. 酸的作用 龈沟液之中的酸性物质也是发生楔状缺损的因素之一，这也解释了为什么龈缘根方有时也会出现楔状缺损。

【诊断】

（一）临床表现

（1）楔状缺损的典型病变一般发生在牙齿的唇颊侧的牙颈部，呈边缘整齐的楔形，缺损整体均坚硬而光滑，色泽正常。

（2）好发牙位是牙弓转弯处的尖牙和前磨牙，尤其好发于第一前磨牙。

（3）临床症状主要是出现对冷、热、酸、甜敏感的牙本质过敏表现，一旦累及牙髓可引起牙髓炎甚至根尖炎，严重的可出现牙颈部折断。

（4）随着年龄的增长，楔状缺损发病率越高，病变越严重。

（二）诊断要点

（1）好发于前磨牙，尤其是第一前磨牙。

（2）结合临床表现，注意与牙颈部龋病相鉴别。

【治疗】

（1）改变刷牙方法，戒除大力横刷法，同时选用软毛牙刷。

（2）楔状缺损一旦出现牙本质过敏，较浅者可采用脱敏治疗；对脱敏无效或缺损较深者可选用复合树脂或玻璃离子进行充填治疗。

（3）如果患牙已经出现牙髓及根尖病变则需先进行相应的根管治疗后充填修复。

四、牙齿感觉过敏症

牙齿感觉过敏症（tooth hypersensitivity）又称过敏性牙本质（hypersensitive dentine）或牙本质过敏（dentine hypersensitivity）。它并不是一种独立的疾病，而是多种牙体疾病共有的症状。任何原因导致的牙本质暴露，都可能会引起牙齿在受到外界的温度（如冷、热）、化学物质（酸、甜）以及机械作用（摩擦或咬硬物）等刺激时，产生一过性的酸痛症状，称为牙本质过敏。发病年龄在40岁左右。

【病因】

（一）局部因素

任何能使牙本质暴露于口腔环境中的牙体、牙周疾病，都能导致牙齿感觉过敏症。但并不是所有牙本质暴露都会引起牙本质敏感症状，通常与牙本质暴露的时间、修复性牙本质形成的快慢有关。

1. 牙体疾病　牙齿磨耗、楔状缺损、牙折、龋病等原因导致牙本质暴露；牙釉质隐裂后有细小裂纹自牙冠表面渗入到牙本质层。

2. 牙周疾病　牙周炎或者各种原因导致的牙龈萎缩，例如不正确的刷牙方式或牙刷刷毛过硬等，都可以使牙颈部暴露而引起酸痛的敏感症状。

（二）全身因素

个别釉质完整的牙也能产生敏感，而由牙本质暴露所引起敏感症状可随健康和气候的变化而经历着从无到有和从有到无的过程，显然这都不是修复性牙本质形成的速度所能解释的。苏联学者称本症为“釉质和牙本质感觉性的增高”。全身激素情况的变化如妇女经期、孕期、绝经期等，全身抵抗力降低如感冒、疲劳等，严重的消化系统疾病导致的营养代谢障碍等情况，都能导致这种感觉性的增高，特别是患者同时存在以上几种情况，机体处于严重的衰弱状态时。

【发病机制】

研究认为牙齿感觉过敏症是由于牙髓组织中 A-δ 类神经纤维活跃引起的发作迅速、尖锐、时间短暂且能准确定位的疼痛。但外界刺激是如何引起 A-δ 类神经纤维兴奋的，尚不十分清楚，目前有以下三种假说。

1. 神经学说 认为在牙本质小管中有牙髓神经末梢存在，牙本质暴露以后可直接接受外界刺激，故感觉可由牙本质表层传导入牙髓。但该学说尚不能找到有效的证据支持。绝大多数的研究结果表明：在牙髓的成牙本质细胞层内的无髓鞘神经，仅有小部分进入前期牙本质和牙本质的内层约 100μm 内，而其外 2/3 并未见神经结构。实验表明氯化钾、组胺、乙酰胆碱等作用于表浅牙本质并不产生疼痛，即使继续向牙本质深层测试也不能引起反应；局麻药作用于牙本质表面也不能减轻牙本质的敏感性；但另一方面，一些对神经无刺激性的高渗糖溶液却可以引起酸痛反应。显然，神经学说并不能给这些现象合理的解释。

2. 成牙本质细胞感受器学说 认为外界刺激通过成牙本质细胞突起接受，它在受刺激后能引起神经传导，产生疼痛。该理论认为成牙本质细胞突进入牙本质小管全层，且神经纤维和成牙本质细胞突存在突触样关系。暴露的牙本质受到刺激时，成牙本质细胞突释放乙酰胆碱引起神经传导，产生疼痛。持反对意见者认为，从胚胎学来看，成牙本质细胞来自中胚层，神经系统来源于外胚层，二者来源不同。组织学研究也尚未发现成牙本质细胞突和牙髓神经间存在“突触”结构，且成牙本质细胞突并非进入牙本质小管全层，只进入小管的1/3～1/2而已。电镜观察临床上有感觉过敏症状的牙，显示成牙本质细胞突和牙本质小管内的神经都有退变。实验性干扰人牙成牙本质细胞，未降低牙本质敏感性，说明成牙本质细胞并不具有感觉器的特性，可能在牙本质过敏中仅起被动作用。

3. 液体动力学说　认为牙本质细胞和神经都不是直接接受刺激的痛觉感受器，而是刺激使牙本质小管内的液体移动，机械地搅动了牙髓内容物，进而间接地兴奋了其中的游离神经末梢，传入冲动，产生痛觉。组织学研究表明牙本质有丰富的牙本质小管，小管内充满牙本质液，并与牙髓组织液相通。在各种刺激作用下，牙本质小管内液体流动，将物理刺激转化为神经电兴奋。牙本质小管液流动的方向取决于刺激的性质，引起牙本质液向外移动的刺激有空气吹干、高渗溶液和冷刺激等，使牙本质液向内移动的刺激有机械刺激或热刺激等。通过牙本质小管液体流量，与暴露的牙本质面的小管密度成正比，与牙本质小管长度成反比，与牙本质小管半径的4次方呈正比。牙本质小管液流量与引起神经电兴奋的强度有关。流量越大，引起神经电兴奋的强度越大，牙本质过敏的程度越严重。因此，液体动力学的作用依赖于牙本质小管的通透性或牙本质表面的状况。牙本质暴露初期是很敏感的，后来敏感自然缓解是由于矿物质在牙本质小管内沉积或牙髓形成修复性牙本质的结果。

【诊断】

(一) 临床表现

主要表现为刺激痛，当遇到冷热、酸甜、机械等刺激时均引起酸痛，尤其对机械刺激最敏感，刺激去除后疼痛立刻消失。多发生在牙齿𬌗面或牙颈部釉质缺损的部位，导致刷牙、漱口或进食受到影响。患者一般能准确定位，指出过敏的牙齿。

（二）诊断要点

最可靠的诊断方法是用尖锐的探针在牙面上滑动，可找到1个或数个过敏区，将患者的主观反应分为四级，0度：无不适；1度：轻微不适或酸痛；2度：中度疼痛；3度：重度疼痛，难以忍受，这种分级不但可以用于诊断，还可以帮助判断治疗效果。国外报道一种可改变探诊压力的探针来测试牙齿的敏感度。由于大多数牙齿可能对各种刺激都敏感，但有的患牙可能只对一种刺激敏感，用探针结合冷空气刺激可能达到更好的诊断效果。

【治疗】

牙本质过敏发病机制的多种假说中，液体动力学说被广泛接受，所以目前的脱敏治疗多是基于这种理论，采用各种方法达到封闭牙本质小管的目的，以减少或避免牙本质内的液体流动。

理想的脱敏方法应该作用迅速且效果持久，对牙髓或牙周组织无刺激，不使牙齿变色，治疗方便无痛苦。但由于本症存在着自发性的脱敏过程，对任何药物疗效的评价都是极困难的。

（一）药物脱敏

1. 氟化物 氟化物可在牙本质中形成氟磷灰石堵塞牙本质小管，减小牙本质小管的直径，从而减少液压传导。有多种形式的氟化物可用于脱敏治疗。体外试验也证明：酸化氟化钠液或2%中性氟化钠液能分别减少24.5%、17.9%的液压传导；用氟化钠液电离子透入法所减少的液压传导则高达33%。

0.76%单氟磷酸钠凝胶（pH=6）可保持有效氟浓度，是当前氟化物中效果最好的。

75%氟化钠甘油反复涂擦敏感区1～2分钟；也可用橘木尖蘸该药摩擦患处1～2分钟。

2%氟化钠液电离子透入法：①用直流电疗器，正极握于患者手中，负极以氟化钠液润湿，接触敏感区，电流强度为0.5～1mA，以患者无不适感觉为限度，通电时间10分钟。②电解牙刷导入药物离子，在牙刷柄末端安装一节干电池（1.5V），刷柄为阳极（手握刷柄），刷端为阴极，供透入药物用。用这种牙刷每天刷牙2～3次，每次3～5分钟即可，应注意经常检查电流的通路是否正常，电池是否耗电将尽。

2. 氯化锶　为中性盐，高度水溶性，毒性很低。故放入牙膏内每日多次使用，方便安全。在被广泛研究的各种药物中，锶显示了对所有钙化组织，包括牙本质在内，具有强大的吸附性。锶对牙本质过敏的作用被认为是通过钙化锶磷灰石的形式，阻塞了张开的牙本质小管所致。10%氯化锶牙膏在国外应用较广泛，国内也有制品。患者应该注意的是用这种牙膏刷牙的目的是脱敏，故应着重在敏感区反复，每日3～4次，才能取得较理想的效果。目前常用的还有75%氯化锶甘油或25%氯化锶液局部涂擦。

3. 硝酸银　是强氧化剂，能使牙齿硬组织内蛋白质凝固变性形成保护层，同时与还原剂（如氯化铵、碘酊、丁香油等）发生反应，生成还原银及卤化银沉淀，沉积于牙本质小管内，阻断外界刺激。使用时隔湿患牙，拭干过敏区，将蘸有氨硝酸银液的小棉球在过敏部位涂5～10秒，吹干，重复2～3次后用小棉球蘸丁香油涂擦，至呈黑色为止。因还原银呈黑色，且可灼伤牙龈，因此不能应用于前牙和牙颈部，并且要注意口腔软组织的保护。

4. 碘化银　涂3%碘酊30秒后，再以10%～30%硝酸银液涂擦，可见灰白色沉淀附着于过敏区；30秒后，如法再涂擦1～2次即可奏效。这是利用硝酸银能使牙齿硬组织内蛋白质凝固而形成保护层，碘酊与硝酸银作用产生新生碘化银沉积于牙本质小管内，从而阻断了传导。

5. Gluma 脱敏剂 Gluma 脱敏剂含 5% 的戊二醛、36% 的羟乙基甲基丙烯酸酯，其有效脱敏成分为戊二醛。它是一种生物凝固剂，可以封闭牙本质小管并且凝固其中的流动蛋白，以降低牙本质小管的渗透性，封闭牙本质小管，从而产生脱敏效果。Gluma 脱敏剂的优点是它不会产生表面膜，不会影响修复体的精确度。

6. 极固宁 极固宁是盐类脱敏剂，Ⅰ液的主要成分为磷酸钾、碳酸钾羟苯甲酯钠。Ⅱ液的主要成分为氟化钙、氯化锶和苯钾酸钠。两种溶液先后涂布在敏感牙面上，发生反应产生不溶性钙盐和钾盐堵塞牙本质小管，避免了小管内液体的流动，从而降低牙的敏感性。钾离子还可降低牙神经纤维的兴奋性，抑制神经细胞再极化和冲动的传导，从而降低了牙髓神经的反应性。

7. 氢氧化钙制剂 氢氧化钙为碱性药物，pH 9～12，最高达 12.4，体外研究报道氢氧化钙制剂可使牙本质小管内液体流动性减少 21%。临床实验证实 $Ca(OH)_2$ 脱敏剂可促进敏感部位相应的髓腔壁上形成修复性牙本质，降低牙齿的反应性达到治疗的目的。也有学者认为其脱敏机制可能是 $Ca(OH)_2$ 遇到空气中的 CO_2 生成 $CaCO_3$ 沉积于牙本质小管中。

8. 脱敏牙膏和脱敏含漱液 脱敏牙膏大多由硅、氟化物、硝酸钾、草酸钾及中药脱敏成分制成。它们在降低牙本质的通透性，治疗牙本质敏感方面有确切疗效且使用方便。

脱敏漱口水基本上是几种氟化物的混合溶液。美国的 Dentin Block 脱敏漱口水内含 1.09% 氟化亚锡、0.40% 氟化亚锡及 0.14% 氟化氢。每日含漱 2 次每次 1 分钟可有效地封闭牙本质小管从而达到脱敏目的。

采用牙膏或含漱液脱敏的优点是患者避免了多次医院就

诊的麻烦，在家中就能治疗，但一般需 2 周才能起效。

9. 其他　碘酚、50% 的麝香草酚、4% 硫酸镁液、5% 硝酸钾液、30% 草酸钾液皆可用于牙本质过敏的治疗。

（二）物理方法

1. 电凝法　隔湿患牙，用一小棉球蘸 10% 福尔马林液擦拭过敏点，用球形电极电凝 1 秒，更换福尔马林液棉球，间隔 5 秒，再电凝。电凝时间不超过 1 秒，间隔时间不少于 5 秒。每次就诊进行 10 ~ 15 次。其作用机制是福尔马林液中甲醛有很好的扩散作用，特别在高温时，福尔马林液释放甲醛固定有机质的效果更佳。

2. 激光　目前用于治疗牙本质过敏且经临床验证获得确切效果的有四种。

①Nd：YAG 激光是最早用于脱敏，也是临床应用最多的一种激光。其作用的机制可能是激光照射于牙本质表面，产生的热效应可在瞬间使牙本质表面的有机物变性，无机物熔融，封闭暴露的牙本质小管口并达到一定深度（试验证实，治疗剂量的 Nd：YAG 激光封闭小管的深度约为 4μm），从而达到脱敏的目的。使用激光脱敏时，能量的输出参数至关重要：如果能量输出不足，产生的热效应不能达到封闭牙本质小管口，消除敏感症状的目的；若输出能量过大，则有可能损伤牙髓。有学者研究能量输出 30mJ，每秒 10 个脉冲，照射时间 2 分钟；此剂量的激光既能使牙本质小管口彻底封闭，又不会损伤牙髓。但这个参数并非一成不变，应用时还要根据敏感部位的牙本质厚度、敏感区大小和患者的耐受能力等因素进行灵活调整，力求达到疗效最优和损害最小的完美结合。有研究认为其远期疗效的维持与照射后可促进修复性牙本质形成有关。总之，Nd：YAG 激光治疗牙本质过敏有较好的即刻和远期效果。

②CO_2 激光的脱敏的机制与 Nd：YAG 激光相似，同样利

用的是激光照射于敏感区牙本质表面所产生的热效应。方法是使用持续波模式，输出功率1W，照射时间5～10秒。疗效好且持久，对牙髓无刺激。

③Ga-Al-As半导体激光属于低能量激光，目前对其脱敏的作用机制尚不甚明了，可能是由于低功率的Ga-Al-As激光能最大限度地引起神经纤维膜对K^+、Na^+通透性增加，使神经末梢动作电位增加；同时可刺激神经轴突的内啡肽形成，降低神经兴奋性，从而起到镇痛作用。与上述两种激光不同，Ga-Al-As半导体激光脱敏时不是直接照射过敏点，而是将激光照射点对准患牙根尖部位的相应区域，以一个非常小的圆周运动照射。对因牙周萎缩、牙根暴露引起的患牙疗效较好，即刻有效率可达90%左右；但是对𬌗面重度磨损所致的牙本质过敏病例有效率显著低于Nd：YAG激光。

④He：Ne激光治疗牙本质过敏与Nd：YAG激光原理相似，且He：Ne激光为低能量激光，不会引起牙髓损害。一般可照射3次，每次3分钟，以敏感区照射和患牙根尖部照射疗效显著。

3. 激光与脱敏剂合用　很多研究尝试将二者合用，取到了良好的脱敏效果，因而日益受到关注。据Lan等试验发现单独应用氟化钠糊剂脱敏，3小时后用电动牙刷刷牙30分钟，在电镜下观察封闭的小管被刷掉，而另一组先用脱敏剂涂擦，然后用Nd：YAG激光照射，电镜下观察90%的牙本质小管内有沉积物且不能被电动牙刷刷掉。将CO_2激光与氟化亚锡脱敏凝胶联合使用，也可使脱敏效果更加强大，治疗后18个月，治愈率仍高达96.5%，扫描电镜观察发现，此时牙本质小管口仍然呈完全封闭状态。

（三）修复治疗

对反复药物脱敏无效者，可考虑做充填术或人工冠修复。个别磨损严重而接近牙髓者，必要时可考虑牙髓失活后修复。

五、畸形中央尖

畸形中央尖（abnormal central cusp）是指位于前磨牙颊、舌牙尖之间的颌面正中央的牙尖，也偶见出现于前磨牙的近中凹，远中凹或者颊舌嵴。畸形中央尖是由于牙齿发育期牙釉上皮向外突起及增生而产生。

【诊断】

畸形中央尖常见于前磨牙，尤其是下颌第二前磨牙最常见，也偶尔累及磨牙、尖牙和切牙，常常对称性发生。畸形中央尖的形态多见圆锥形，有时也呈圆柱形或半球形，高度为1～3mm，其内常有髓角深入。

畸形中央尖的患牙萌出过程中，若折断或者被磨损后，颌面可见圆形或椭圆形的黑环，中央有浅黄色或浅褐色的牙本质轴，在轴中央有时可见的黑色小点就是髓角。牙髓暴露引发牙髓的炎症时，可以出现阵发性的剧痛，夜间加重。如果不及时处理，可能会发生牙髓坏死，并发根尖周炎，严重的还会出现牙龈瘘管。如果此时牙齿尚未发育完成，根尖就会停止发育。X线检查根尖呈喇叭状，根尖可能有透射影，也有一些中央尖磨损后有修复性牙本质生成或无髓角伸入，这些牙齿的活力和发育都不受影响。

【治疗】

（1）圆钝且在咬合时无妨碍的畸形中央尖可以不做处理。

（2）牙齿萌出过程中，如果发现有高陡的中央尖，可以对中央尖进行多次少量的调磨，这样可以促进修复性牙本质的生成，避免在患牙到达咬合位置后中央尖折断而引起牙髓暴露。

（3）为了避免多次复诊，可以在局麻下严格消毒，将此尖一次性磨除后，视情况做直接或间接盖髓，充填治疗。

（4）年轻恒牙畸形中央尖磨耗或者折断而导致牙髓炎时，应尽量保存根髓，如无保髓可能则应采用根尖诱导成形术，促使牙根继续发育完成。

（5）若根尖已发育完成的患牙出现牙髓或根尖周炎的症状，则应做完善的根管治疗。

第三节 牙髓病

一、概述

牙髓病是指牙髓组织的疾病，包括牙髓炎症、牙髓坏死和牙髓变性，其中牙髓炎症是最为常见的。由于牙髓组织处于牙体硬组织包绕之中，只通过根尖孔、侧枝根管和副根管与外界联系，牙髓急性炎症时，血管充血、渗出物积聚，导致髓腔内压力增高，使神经受压，加以炎性渗出物的刺激而使疼痛极为剧烈。

【病因】

引起牙髓病的病因很多，包括细菌因素、物理和化学因素、免疫反应等方面，其中最常见的病因是微生物感染。

（一）细菌因素及感染途径

细菌是牙髓病最重要的致病因素，其细菌主要是兼性厌氧菌和专性厌氧杆菌，如链球菌、放线菌、乳杆菌等。细菌感染牙髓的途径很多，归纳起来大概有三个方面。

1. 经牙体的感染　这是最常见的途径，通常是因为牙髓暴露于口腔或牙髓表面的牙本质很薄时才有可能。有实验表明，覆盖牙髓的牙本质厚度小于0.3mm时，细菌产生的毒素就能刺激牙髓，如果覆盖的牙本质薄于0.2mm，就能在髓腔中找到细菌了。细菌进入牙髓后，能产生许多破坏牙髓组织的酶及内毒素，造成牙髓代谢紊乱，血管舒缩功能紊乱以及免疫反应。

（1）深龋：接近或深达牙髓的深龋洞是牙髓最常见的感染途径。深龋洞为相对缺氧的环境，其中多为厌氧菌。

（2）外伤引起的牙折：折断面暴露牙髓或者距牙髓很近，细菌都可能直接或间接感染牙髓。

（3）楔状缺损或严重磨耗露髓：楔状缺损和磨耗都是慢性损伤，都会在相应的部位形成修复性牙本质，所以往往在相当严重的时候才会露髓，如楔状缺损露髓时缺损的深度往往已经接近牙颈部唇（颊）舌径的一半了。

（4）牙隐裂：牙隐裂深达髓腔时，便成了细菌感染的途径。

（5）畸形中央尖：畸形中央尖折断或磨耗，都可能使中央尖内突出的髓角暴露，感染牙髓。

（6）畸形舌侧窝或畸形舌侧沟：窝沟底部往往无釉质覆盖，细菌可以通过很薄的牙本质层进入牙髓。此外，这种结构窝沟底容易发生龋病并迅速发展到达牙本质深层。

2. 经牙周感染　牙周组织和牙髓组织通过根尖孔、副根管和侧支根管等相联系，同时这也成为细菌从牙周进入牙髓的通道。只要这些结构暴露于牙周袋内或距牙周袋很近，袋内的细菌或细菌毒素都可能通过它们进入牙髓引起感染。这种经由牙周感染牙髓的途径称为逆行性感染（retrograde infection），所引起的牙髓炎称为逆行性牙髓炎（retrograde pulpitis）。

3. 血源感染　这种情况发生率很低，是由于暂时的菌血症，循环于血液中的细菌定殖于已有损伤的牙髓组织，引起牙髓炎症。

（二）化学刺激

1. 消毒药物刺激　窝洞充填以前是否需要消毒目前尚无定论。如果主张消毒，则应严格选用渗透性和刺激性都很小的消毒剂，以免损伤牙髓。有实验表明，用硝酸银处理浅洞时，能严重损伤牙髓组织，用酚处理深洞后，会导致严重的牙髓病变。因此，目前多主张如做窝洞消毒，可选用刺激性较小的乙醇、氟化钠等。

2. 充填材料刺激　复合树脂、自凝塑胶等材料用于充填时，若未采取垫底等保护措施，这些材料中的有毒物质都可以透过牙本质小管刺激牙髓引起牙髓组织的损伤，特别是充填后即刻发生的牙髓炎症反应，很可能就是充填材料中的有毒物质所致。复合树脂充填前处理牙面所用的酸蚀剂和粘结剂都可能会对牙髓组织有或轻或重的刺激。酸处理牙本质时对牙髓组织刺激的强弱与酸的强弱、酸蚀的时间和剩余牙本质的厚度等因素有关，所以建议除严格遵照说明操作以外，对深龋洞在酸蚀前应先用氢氧化钙制剂垫底保护牙髓。磷酸锌水门汀凝固以前含游离的磷酸对牙髓有刺激作用，在深龋洞如果用磷酸锌水门汀直接垫底就会引起下方的牙髓炎症反应。丁香酚有细胞毒性，直接作用于牙髓时能产生血栓，导致牙髓病变。

3. 食物刺激 在日常生活中，如果牙体病损（如龋病、牙折等）接近牙髓时，反复的酸甜食物刺激也可能导致牙髓充血，甚至不可复性牙髓炎。

（三）物理刺激

1. 温度刺激 ①主要的温度刺激来自于牙体预备时操作不当，产热刺激牙髓。在牙体预备时应使用水汽喷雾降温。有研究证明，在使用水汽喷雾时，如果剩余的牙本质厚度大于1mm，牙髓无明显的反应，但也有人证明在有水冷却的情况下，低速钻更容易损伤牙髓。另外，间断磨除牙体也能有效地减少产热。②使用金属材料，如使用银汞合金充填深龋洞时，缺乏垫底等隔离措施，食物的冷热刺激反复传导到牙髓，可引起牙髓病变。

2. 电流刺激 口腔内如有两种不同金属的修复体接触，如银汞合金和金嵌体接触，在接触或咬合时产生电流，通过唾液传导，对牙髓有一定刺激。另外，牙髓活力电测器或离子导入时使用不当，过量的电流也可引起牙髓病变。

3. 气压变化的影响 在乘坐高空飞机或潜入深水时，由于气压的骤变影响牙髓的微循环，可导致牙髓病变急性发作。

4. 激光 现在激光在去腐、预防龋病、治疗牙本质敏感症等方面都有应用。但不同类型的激光对牙髓会造成不同程度的创伤，所以要严格掌握适应证和用法用量。红宝石激光对牙髓组织的破坏性最大，Nd 激光的危害性明显小于红宝石激光，CO_2 功率低，对牙髓的损伤最小。

（四）特发性因素

1. 牙内吸收 牙内吸收的原因尚不明确，一般认为牙外伤后可以激发牙内吸收。

2. 牙外吸收 牙周袋内的炎性组织可能使牙外吸收的原因。牙外吸收破坏到达牙髓以后，可导致牙髓炎症。

【诊断】

对牙髓病的正确诊断是成功治疗的前提，牙髓病的诊断程序包括病史采集、基本临床检查和特殊检查三部分。

（一）病史

询问患者的主要症状和持续时间。牙髓病就诊的患者多因为疼痛不适就诊。详细询问疼痛发生的部位、时间、发作频率、疼痛的性质、有无激发疼痛或者缓解疼痛的因素。了解治疗史及治疗效果。同时还应了解患者的全身病史和用药史，不但可以协助诊断，还可以帮助医师选择最合理的治疗方案，防止意外。

（二）基本临床检查

1. 视诊 视诊应有一定的条理，避免遗漏某一部位的检查。首先了解患者的全身及口腔颌面部的情况，面部有无肿胀，皮肤有无窦道及色泽改变，张口型、张口度的情况等；检查可疑区域的牙齿色泽，龋洞的位置、大小、深浅、颜色等情况；有无畸形中央尖折断、畸形舌侧窝或牙外伤等。检查牙周软组织，牙龈有无红肿，有无窦道形成等。一般来说，新鲜的窦道口色较红，略突起，陈旧的窦口色较黄或白、平坦或者稍凹陷。

2. 触诊 又称扪诊。触诊主要用来检查根尖部的病变。有无波动感来判断有无脓肿形成，触及乒乓球感表明有囊肿形成。在咬合时触诊牙齿颈部可以判断有无咬合创伤。颌面部肿胀时可以通过触诊了解其范围、质地、有无压痛，并可协助判断其可能的来源及发展程度，还应检查双侧颌下淋巴结以判断波及的范围。

3. 探诊 探诊龋损或牙体缺损的范围和深度，有无探痛、穿髓及底穿。若龋洞内有肉芽组织时，可以探诊判断其来源。探诊牙周袋的深度、根分叉的情况等。若有窦道形成，可探诊其来源。

4. 叩诊 用口镜柄或镊子垂直或水平叩击需检查的牙齿，一般先从邻牙或对殆的牙开始，再叩击可疑患牙。根尖周组织炎症时垂直叩诊能诱发疼痛，牙周组织炎症时，水平叩诊能诱发疼痛。炎症可由多种因素引起，如牙外伤、正畸力量控制欠佳、过高的修复体、牙周脓肿、牙髓的炎症侵入根尖等。需要注意的是，由于急性根尖周炎叩诊可以引起剧痛，为了避免引起不必要的疼痛影响患者的就诊情绪，应该结合患者的主诉和检查情况，选择合适的叩击力或只用手指按压。

5. 松动度检查 用镊子检查牙齿唇（颊）舌（腭）向、近远中向松动的程度。方法是前牙用镊子夹住牙齿的唇舌（腭）侧，后牙用镊子头合拢置于中央窝，向各方向轻轻用力，检查牙齿在牙槽窝内的松动程度。一般将牙齿的松动度分为三度：Ⅰ度：微大于生理动度，相当于1mm以内；Ⅱ度：从正常位置向任何方向摇动，动度相当于1～2mm；Ⅲ度：从正常位置向任何方向摇动，动度大于2mm，或出现垂直向松动。牙齿松动度通常可以反映牙周炎症破坏的范围，根尖周组织或牙周组织在急性炎症期牙齿松动度较大，通过炎症引流等方法消除炎症后，牙齿还可以恢复稳固。

（三）特殊检查

1. 牙髓温度测试　一般正常牙髓可以耐受20～50℃无疼痛，10～20℃的冷水和50～60℃的热水很少引起疼痛。因此低于10℃为冷刺激，高于60℃为热刺激。牙髓对外来刺激的基本反应为痛觉反应。温度测试就是通过观察牙齿对冷热刺激的反应来判断牙髓的状态。

热测试法一般采用烫软的牙胶，要注意隔湿并干燥受试牙齿，为了让患者了解测试的感受，不因为恐惧而影响测试结果，先测对照牙再测患牙。测试的位置在牙唇（颊）面颈1/3处，因为这个位置牙釉质薄，容易引起反应。测试时应注意：①温度不要过高，否则会对正常的牙髓造成损伤；②保护牙龈，以免造成假阳性。

冷测试法可以采用冰棒和氯乙烷，由于冰棒融化可能刺激牙龈引起假阳性反应，故以氯乙烷测试较为准确实用。将喷满氯乙烷的小棉球置于牙齿颈1/3处，观察患者反应，有反应迅速移去。

采用注射器喷热水、冷水用于冷热测试因其简单方便也被广泛采用。需要注意的是避免过冷过热的水损伤牙龈或使牙龈不适有假阳性反应。还应防止水温不足以刺激牙髓产生反应而误认为阴性反应。只有当可疑牙的测试结果与正常对照牙明显不同时才有意义。

2. 牙髓电活力测试　通过测试牙髓神经末梢对电刺激的反应，判断牙髓活力。和冷热刺激一样，牙髓对电刺激的反应也是痛觉。

（1）电诊禁忌证：①安装心脏起搏器者；②外伤6周以内的牙；③萌出不久的牙；④全冠修复的牙；⑤刚注射麻药的牙；⑥不能隔湿或保持牙面干燥的牙。

（2）探头的位置：将牙髓电测器的探头置于牙冠唇（颊）面的中部。若太接近切缘，下方无牙本质，可引起假阴性；

若太接近牙龈，可能烧伤牙龈或因为龈沟液渗出导电而引起牙周膜的假阳性反应。

（3）患者预备：因为检查的成功最终取决于患者的主观感觉，测试前应向患者解释检查的目的和可能引起的感觉，嘱患者一旦出现麻、痛等感觉时举手示意。

（4）测试牙预备：将准备测试的牙隔湿，擦干牙面，用小棉球蘸生理盐水作为导体放在牙面适当的位置上。选1~2颗牙作为对照牙，先测对照牙让患者了解测试的感受，每颗牙做2~3次去平均读数为准。

（5）测试：把电测器拨到0处，将探头放在导体上，读数缓慢上升表明电流在逐渐加大，至患者有感觉举手示意时移开电极，记录这时的读数。

（6）结果分析：可疑牙的读数若与对照牙明显不同才有诊断意义。明显低于对照表明牙髓敏感，明显高于对照表明感觉迟钝。若至最大电流仍无反应表明牙髓坏死。

若电极接触了与牙龈接触的金属修复体（如Ⅱ类洞金属充填物、金属全冠等），牙齿未经隔湿干燥等，都可能会导致电流达到牙周引起假阳性反应。

可能引起假阴性反应的有近期外伤的牙，牙髓可能暂时处于休克状态；新萌出的牙；电极或导体置于树脂或粘固粉等充填物上，而未正确的接触釉质；根管内过度钙化的牙等。

3. X线检查 在对牙髓病的诊断治疗过程中，X线检查是必不可少的，可以通过它了解患牙邻面、髓腔的状况，根管的数量、长度、弯曲度及根尖状况，牙周组织的情况等。窦道中插入牙胶尖后用X线检查示踪，用来帮助判断病灶来源。治疗后X线检查判断治疗效果。

由于X线片是将三维物体二维成像，所以应该仔细阅片并结合临床检查，以减少误诊。在X线片上显示的骨量缺少往往小于实际损失量，颊舌向双根牙则需变换投照角度才能分辨出。

4. 咬诊　有空咬和咬实物（比如棉球或小木棍）两种方法，用来检查牙齿有无隐裂、䶮创伤和根尖周炎。根尖周炎时牙齿有浮出感，即使空咬也能感到疼痛，并准确定位。咬木棍时酸痛表示可能有牙本质敏感，若咬物疼痛提示牙隐裂。

5. 染色法　利用染料可以渗入牙体裂纹并滞留，来判断牙隐裂。用2%碘酒（或1%甲紫液、2%甲基蓝液）涂擦怀疑隐裂的牙面，再用乙醇擦掉，裂缝部位的颜色仍然存在。

6. 嗅诊　就是通过嗅觉来进行检查。揭开髓顶以后，嗅到强烈的腐败性臭气，可以诊断为牙髓坏疽。在根管治疗过程中可用嗅诊判断根管的感染是否得到控制。

7. 麻醉和备洞检查　在急性牙髓炎有放射性疼痛而不能明确其来源时，可以麻醉可疑牙或一组牙的牙髓或根尖周，观察疼痛是否减轻。应当注意判断麻醉是否准确有效。

备洞检查是指在不能确定牙髓是活髓或死髓时，例如电诊法不能应用的牙，用备洞的方法判断牙髓活力。应用方法是在不麻醉的情况下，向牙髓方向缓慢地磨除牙体，如果到牙本质层牙齿有相应的酸痛反应即可判断活髓，然后充填。

【治疗】

理想的牙髓病治疗是能消除炎症，恢复健康的牙髓，使其继续行使防御、修复、重建等功能。因此牙髓病治疗的首要原则是在可能的情况下保存活髓。由于牙髓的解剖生理特点，一旦感染，便很难消炎治愈。应该注意的是髓腔和牙髓组织的增龄性变化很明显，新生恒牙根管粗大，血运丰富，在感染的早期尚可能采取保存活髓的治疗。但对于成年人，尤其是老年人，牙髓病很难治愈，则应采取保存患牙的原则。牙齿失去活牙髓后，牙周组织仍能供给硬组织营养，依然能较长时间的保留在牙列中行使咀嚼功能，但一旦失去活髓，牙齿硬组织便会变脆，容易折断，因此应采取适当调磨等措施尽量避免死髓牙承受过大殆力导致劈裂。

（一）无痛方法

牙髓组织对外界刺激都反应为疼痛，尤其是在急性炎症期，疼痛更为剧烈。在治疗过程中任何操作都可能会加重疼痛，导致患者惧怕接受治疗，因此治疗应该在无痛或尽量减少疼痛的情况下进行。

1. 局部麻醉法 常用2%利多卡因2～4ml做局部麻醉。麻醉方法与拔牙时麻醉相同。现在应用于临床的新型局麻药碧兰麻，由4%阿替卡因和1∶100000的肾上腺素组成，不需阻滞麻醉，局部浸润即可获得效果肯定而且持久的局部麻醉，且用量少。但由于含肾上腺素，高血压患者在使用时应谨慎。

2. 针刺麻醉 利用中国传统的针刺方法，对一定的穴位进行针刺而止痛。

3. 失活法 用化学药物封于牙髓创面上，使牙髓发生化学性坏死，失去活力，从而达到无痛的目的。这种方法用在由于深龋洞露髓，或在用前种方法无痛下开髓后，避免以后的治疗引起疼痛。常用的失活剂有以下几种。

（1）亚砷酸（三氧化二砷 As_2O_3）为灰白色的粉末，对神经、血管及细胞均有毒性，0.8mg即足以使牙髓失活。所以在临床用的制剂中加入赋形剂增加体积，另外为了便于观察封药时有无砷剂溢出洞外，可加入色素。亚砷酸对组织的毒性作用无自限性，只能依靠调整封药的时间控制其作用的部位。一般封药24～48小时，可以失活冠髓和一部分根髓，在近根尖孔处尚有少许活髓，可以避免药物作用到根尖孔外。如果封药时间过长，砷剂作用通过根尖孔可使根尖周组织发生坏死。亚砷酸的作用与牙髓的状态也密切相关，年轻人牙髓血运较丰富，使药物容易渗透，失活作用较快；老年人根管较细，牙髓退行变性，作用时间也较慢。失活剂直接接触牙髓，失活作用较快，如果放在近髓的牙本质上，则需要较长的时间。需注意的是，根尖孔尚未形成的牙齿，不宜使用亚砷酸失活，以免药物作用达到根尖组织，引起化学性根尖周炎，并可能影响根尖部的继续发育。

（2）金属砷：由于金属砷与牙髓接触后，先被氧化为亚砷酸，在作用于牙髓，所以作用缓慢，较亚砷酸安全。一般需封药5～7天，多用于乳牙。

（3）多聚甲醛：多聚甲醛作用于牙髓，引起牙髓血运障碍而使牙髓坏死，并且能使牙髓组织无菌干化。其作用较砷剂温和、缓慢。一般封药时间约2周。

在需要失活牙髓时，应先用挖匙或锐利球钻使髓腔暴露。隔湿、擦干窝洞后将适量失活剂置于穿髓孔处，使之与牙髓组织接触但不要加压，放好后，可在其上放置小干棉球一个，一是为缓解封药时可能产生的轻微压力，二是可以在牙髓有渗出时缓冲压力，以免引起疼痛。放好后，用氧化锌丁香油糊剂暂时封窝洞，注意动作轻柔，不要加压，不要将失活剂推移穿髓孔，更不能推出窝洞接触牙龈导致牙龈甚至牙槽骨烧伤。总而言之失活成功的两个要点是：①失活剂与牙髓组织的接触；②切不可加压过大引起封药后疼痛。在封药后要向患者详细说明复诊时间以及不及时复诊所产生的严重后果，提醒患者按时复诊。

（二）应急处理

牙髓病应急处理的目的就是缓解疼痛。

1. 开髓引流　在局麻下用锐利的钻针迅速穿通髓腔，使炎症渗出物得以引流，降低腔内高压，达到止痛的目的。对于逆行性牙髓炎，则应注意开髓的同时降低咬合。开髓的原则是必须根据髓腔的解剖形态、位置，既能充分暴露髓腔，有利于引流，又尽量保留健康的牙体组织。

2. 安抚镇痛　在髓腔暴露以后，用温水轻轻清洗窝洞，洞内置一个浸有镇痛剂如丁香油的小棉球，可以利于症状的缓解，又能隔离食物等外界刺激，以免食物残渣嵌入洞内引起剧痛。逆行性牙髓炎的患牙可在牙周袋内放置浸有镇痛药的药棉以缓解疼痛。

3. 药物镇痛 过于敏感、开髓引流后仍不能有效缓解症状，尤其是逆行性牙髓炎的患者，口服镇痛抗炎药物有时是必要的。

（三）盖髓术

盖髓术（pulp capping）是一种保存活髓的方法，就是应用具有保护治疗作用的药物，覆盖于近髓的牙本质或暴露的牙髓创面上，以保护牙髓，使其病变消除。

由于盖髓成功的关键是去除感染和防止再感染，因此在治疗过程中应尽量保证术区、术者、手术器械的无菌。有条件的推荐使用橡皮障和吸唾器。在操作时可以适当给麻药，减少磨牙时疼痛。

1. 适应证 深龋引起可复性牙髓炎的可以间接盖髓。意外穿髓、穿髓孔直径不超过0.5mm的或年轻恒牙急性牙髓炎，无明显自发痛，去腐后穿髓孔小，牙髓鲜红、敏感的病例，可以采用直接盖髓。

2. 盖髓剂的选择 理想的盖髓剂应该对牙髓无毒无刺激，能刺激牙本质细胞形成修复性牙本质，具有较强的持续杀菌效果，疗效稳定持久，便于操作。目前尚无完全符合以上条件的理想的盖髓剂。临床上常用的为 $Ca(OH)_2$ 类制剂。氢氧化钙有一定的抗菌作用，强碱性可以中和炎症的酸性产物，有利于消除炎症和减轻疼痛。同时碱性特性对成牙本质细胞的碱性磷酸酶的产生有利，能激活碱性磷酸酶而促进硬组织的形成。羟基磷灰石，生物制剂 BMP 加入了抗生素及皮质激素的盖髓剂也有人尝试用于临床，但效果均有不理想之处。

3. 操作步骤

（1）间接盖髓术：常规隔离、消毒后，用无菌器械逐步的去除龋坏的牙本质，由远髓角处向近髓角处进行，边去腐边清洁窝洞，近髓角处可以有少许腐质不去尽，清洗窝洞，将盖髓剂放在近髓处，暂封。观察 1～2 周无症状则可永久充填。

（2）直接盖髓：基本操作同前，但必须去尽龋坏组织，尤其注意最后处理近髓穿髓处，不要污染穿髓孔处。在控制出血后放盖髓剂，观察 1～2 个月后，无症状可行永久充填。

（四）活髓切断术

活髓切断术（pulpotomy neurotomy）是除去有局限性炎症的冠髓，保留健康根髓的方法。这种治疗方法适用于慢性牙髓炎、治疗时意外穿髓或牙外伤冠折露髓的年轻恒牙，使年轻恒牙的根尖孔能继续发育。

操作步骤：

1. 麻醉、隔湿、消毒患牙

2. 去腐　用锐利挖匙或球钻去腐，注意边去腐边清理窝洞，去腐净后用 3% 过氧化氢冲洗，75% 乙醇消毒窝洞和牙面。

3. 揭髓室顶、切冠髓　用严格消毒的高速钻扩大达髓室顶，冲洗，用锐利挖匙从根管口处切除冠髓。

4. 置盖髓剂、暂封　用温生理盐水将髓腔冲洗干净，棉球吸干，如果仍出血不止可用 0.1% 去甲肾上腺素棉球轻压止血。将盖髓剂放在牙髓断面和髓室底，厚度约 1mm，氧化锌丁香油糊剂暂封。

5. 永久充填　1～2 周后复诊，无自觉症状，无叩痛，则可去除大部分暂封剂，磷酸锌水门汀垫底后做永久充填。疗效判断：活髓切除术的成功率各家报道不一，一般在 70% 以上。其成功的标准为治疗后两年患牙无自觉症状，无阳性检查体征，牙髓活力测验正常，X线显示切髓处有修复性牙本质生成，根尖继续发育，无牙内吸收和根尖周病变。值得注意的是，由于牙髓组织的特殊性，建议年轻恒牙一般在根尖孔形成后做根管治疗。

（五）开髓术与拔髓术

1. 开髓术 是用机械的方法钻开牙髓腔，以解除牙髓疾病时髓腔内压力增高产生的剧烈疼痛，并为进一步治疗作准备。

2. 拔髓术 是在开髓之后，用根管器械去除全部牙髓，清除病原刺激物，为下一步牙髓治疗作准备。

二、可复性牙髓炎

可复性牙髓炎是牙髓炎症的早期阶段，在此阶段，牙髓炎症可以得到控制，牙髓可以恢复正常，故称为可复性牙髓炎。

【诊断】

（一）临床表现

（1）患牙无自发痛。

（2）受温度刺激时，产生短暂尖锐的疼痛，刺激去除后，疼痛立即消失。

（二）诊断要点

（1）临床表现无自发痛，有刺激痛。

（2）检查发现深龋或深窝洞，或其他牙体硬组织损害接近牙髓。

（3）探诊敏感，无穿髓孔。

（4）温度刺激敏感，刺激去除后疼痛消失。

【治疗】

（1）去除刺激，消除炎症。

(2) 行间接盖髓术，待无症状后充填治疗。

三、急性牙髓炎

急性牙髓炎，又称有症状不可复性牙髓炎，是一种疼痛十分剧烈并且不可恢复的牙髓炎症反应，多为慢性牙髓炎的急性发作。

【诊断】

(一) 临床表现

急性牙髓炎临床表现特点是发病急骤，疼痛剧烈。急性牙髓炎的疼痛具有以下特点。

(1) 自发性和阵发性疼痛。

(2) 疼痛常在夜间发作。

(3) 疼痛常不能定位。

(4) 温度刺激使疼痛加重。

(二) 诊断要点

(1) 典型的疼痛特点。

(2) 患牙可患有深龋、深牙周袋或其他牙体硬组织的实质缺损，近髓腔或已穿髓。

(3) 探诊剧烈疼痛。

(4) 叩诊无明显不适。

(5) 牙髓活力测试：温度刺激使疼痛加重，刺激去除后疼痛仍持续。电活力测试，早期低于正常，晚期往往高于正常。

【治疗】

(1) 去除病变牙髓组织，保存患牙。

(2) 局麻下开髓、拔髓，也可封失活剂后拔髓。根据具体情况选择根管治疗或牙髓塑化治疗。

(3) 治疗条件受限或因根管形态复杂时，也可考虑做干髓术。

四、慢性牙髓炎

慢性牙髓炎又称无症状不可复性牙髓炎，多为龋病所致的慢性炎症，也可由急性牙髓炎或其他牙髓损伤转变而来，病程较长，缺乏剧烈的自发性疼痛。

【诊断】

（一）临床表现

（1）患牙无剧烈的自发性痛，但可能有较轻微的自发性钝痛。

（2）有长期冷热刺激痛病史，去除刺激后疼痛持续较长时间。

（3）有轻度咬合痛或叩痛。

（4）一般可定位患牙。

（5）X线照片检查可见根尖周间隙增宽或硬板模糊。

（6）慢性增生性牙髓炎多发生于青少年乳、恒磨牙龋洞穿髓孔较大者，有红色肉芽组织充满龋洞，探时易出血。

（二）诊断要点

（1）既往可有自发痛史，或长期冷、热刺激痛，或有咀嚼食物痛。也可无明显自觉症状。

（2）无剧烈的自发疼痛，可有钝痛或胀痛，可以定位。

（3）检查有深龋洞、深牙周袋或其他牙体硬组织疾患。

（4）探诊可发现穿髓孔，探痛明显，也可无穿髓孔，可发现牙髓息肉。

（5）叩诊不适或叩痛。

（6）温度测试反应迟钝或敏感。

【治疗】

治疗原则为保存患牙。根据具体情况选择根管治疗、牙髓塑化治疗或干髓术。

五、逆行性牙髓炎

逆行性牙髓炎是牙周病患牙的牙周组织破坏后，感染通过根尖孔或侧支根管、副根管进入牙髓引起的牙髓炎症。

【诊断】

（一）临床表现

（1）患牙可表现为典型急性牙髓炎症状。

（2）患牙也可呈现慢性牙髓炎的表现。

（3）患牙均有长时间的牙周炎病史。

（二）诊断要点

（1）自发性和阵发性疼痛，冷、热刺激痛或有放射性疼痛。

（2）检查牙体一般无龋坏，但可发现深牙周袋或有创伤性咬合。

（3）叩诊往往呈阳性。

（4）X 线片检查可见根周牙槽骨吸收。

（5）早期对冷热诊和电诊敏感，晚期则反应迟钝。

【治疗】

（1）患牙应尽可能保存。

（2）患牙行根管治疗。

（3）在根管治疗同时进行牙周治疗。

六、牙髓坏死

牙髓坏死是指由于牙髓组织的急性或慢性炎症，或者创伤所致血液循环的突然停滞等因素造成的牙髓组织的局部或全部死亡。

【诊断】

（一）临床表现

（1）患牙一般无自觉症状。

（2）患牙牙冠可变色。

（3）局部牙髓坏死者可有不可逆性牙髓炎症状。

（二）诊断要点

（1）一般无自觉症状，部分患者可有牙髓炎症状。既往有自发痛史、外伤史、无肿胀史。

（2）可查到深龋或充填物，或仅有牙冠颜色改变。

（3）探穿髓孔无反应，部分患者探至牙髓深部时有痛感。叩诊轻度不适或无不适。

（4）温度或电活力测试均无反应。

（5）开放髓腔时可有恶臭。

（6）牙龈无根尖来源窦道。

（7）X线影像示根尖周组织无明显异常。

【治疗】

（1）前牙做根管治疗，年轻恒牙先做根尖诱导成形术，再做根管治疗术。

（2）后牙可做根管治疗或塑化治疗。

（3）前牙变色可在根管治疗后做牙内漂白，或做贴面、全冠等修复。

七、残髓炎

经过牙髓治疗后，仍然残存的牙髓组织发生炎性反应，称为残髓炎。

【诊断】

（一）临床表现

（1）自发性钝痛，放散性痛，温度刺激痛。

（2）有咬合不适感或轻微咬合痛。

（二）诊断要点

（1）患牙有牙髓治疗史。

（2）有自发性钝痛等牙髓炎症状。

(3) 温度刺激痛和咬合痛，温度测试有活力。

(4) 叩痛或叩诊不适。

(5) 去除原充填物探查发现根管内有探痛的残髓。

【治疗】

患牙需重做根管治疗。

八、牙内吸收

牙内吸收又称特发性吸收，其病因不明。

【诊断】

(一) 临床表现

(1) 一般无自觉症状，多在 X 线片检查时偶然发现。

(2) 少数病例可出现自发性阵发痛、放散痛和温度刺激痛等牙髓炎症状。

(二) 诊断要点

(1) 一般无自觉症状，少数病例可出现类似牙髓炎症状。

(2) 晚期可见粉红色牙冠，或牙冠穿孔甚至折断。

(3) X 线检查可见髓室或根管有不规则扩大的影像。

【治疗】

(1) 吸收不严重的患牙做根管治疗。

(2) 吸收严重、硬组织破坏较多的牙应拔除。

九、牙髓钙化

牙髓钙化可发生于健康或老年牙髓，但发生率随年龄增加，牙髓钙化有两种形式，一种是结节性钙化，又称作髓石；另一种是弥漫性钙化。

【诊断】

(一) 临床表现

(1) 一般无自觉症状。

(2) 极少病例发生自发性、放射性疼痛，与温度刺激无关。

（二）诊断要点

（1）X线检查发现髓腔内髓石。但应注意一些牙髓钙化病例在X线片上是不阻射的。

（2）确定疼痛是否为髓石所引起，必须排除其他牙髓病因后，才能确诊。

【治疗】

（1）无症状牙可不处理。

（2）有症状患牙行根管治疗或塑化治疗。

第四节　根尖周病

根尖周病（periapical disease）是指发生在牙根尖周围组织的炎性疾病。根尖周组织包括根尖周牙周膜，牙槽骨和牙骨质等组织。根尖周牙周膜存在于牙骨质和牙槽骨的间隙中，急性炎症使局部组织压力增加，从而刺激牙根尖周神经引起剧烈疼痛。根尖周牙周膜有敏锐的触觉受体，使患者能够明确地指出患牙部位。根尖周组织的侧支循环较为丰富，自我修复能力强，根尖周炎症时，能够清除炎症产物，在得到合理的治疗去除刺激来源以后，可以恢复和痊愈。

【病因】

根尖周病的原因从病原刺激的性质来看，有感染性和非感染性之分，从机体对病原刺激的反应看主要为免疫反应。

（一）细菌感染

1. 感染途径

（1）牙体途径：细菌经由牙体感染牙髓最终波及根尖周组织是一个最常见的途径。牙体疾病导致牙髓感染，根管内的细菌及其代谢产物通过根尖孔或侧支根管扩散到根尖周组织引起根尖周病，还可见少数患牙根尖病变是通过邻牙的根尖周病变扩散而来。

（2）牙周途径：在较严重的牙周病时，深牙周袋中的细菌可以直接感染根尖周组织，还可以通过侧支根管感染牙髓再由感染的牙髓组织通过根尖孔感染根尖周组织。

（3）血源感染：感染通过血循环进入根尖周组织，引起感染，这种情况在临床上少见。

2. 根尖周感染的细菌　根尖周病是混合菌感染，以厌氧菌尤其是专性厌氧菌为主，它们与根尖周病的发生发展有密切的关系。G^-厌氧杆菌如类杆菌、梭杆菌及G^+厌氧杆菌和根尖周病变广泛的感染有关；类杆菌和消化链球菌与根尖部出现疼痛、肿胀、压痛、叩痛等症状和形成窦道有关，其中特别是产黑色素类杆菌群中的中间普氏菌、牙龈卟啉菌、牙髓卟啉菌与根管内恶臭和急性根尖周炎症有密切关系；放线菌与顽固根尖周病和窦道经久不愈等有关。

3. 细菌的侵袭性　感染根管内或根尖周组织中的细菌可以产生多种有害物质，直接破坏组织细胞，或通过引发机体的防御反应导致组织损伤。

（1）内毒素：内毒素是G^-细菌的胞壁脂多糖，可以在细菌死亡时崩解释放，也可以由活菌释放，它具有较强的细胞毒性作用和免疫原性作用，从而具有强有力的致炎作用。感染根管中有很多G^-细菌，内毒素较细菌本身更具有渗透性，所以内毒素在根尖周破坏中起着重要的作用。

（2）酶：细菌产生释放的透明质酸酶能使细胞组织中的透明质酸溶解，胶原酶可溶解结缔组织中的胶原蛋白，明胶酶可破坏胶原中的明胶，链激酶和葡萄球激酶可溶解血凝块，溶血素可破坏血红细胞，杀白细胞素可以破坏白细胞，这些酶均能导致组织崩解而更有利于细菌扩散。还有一些酶可以保护细菌不被清除，如凝固酶能保护细菌不被吞噬或不被抗体作用，抗调理素可阻止噬菌的作用。这些有破坏作用的酶，也称作侵袭性酶，导致了组织的崩解破坏和感染的扩散。

（3）细菌的分解和代谢产物：细菌的分解和代谢产物，如氨、硫化氢、有机酸等有细胞毒性，能直接毒害细胞，导致组织损伤；或能诱发机体免疫反应，间接造成组织损伤。

（4）菌毛和荚膜：放线菌、产黑色素类杆菌等都有菌毛，菌毛有利于细菌的附着；荚膜也是细菌的重要毒力因子，它在厌氧菌的自身防卫和宿主组织破坏中起重要作用，类杆菌、伴放线放线杆菌等都有荚膜。

（二）创伤

创伤包括急性创伤和慢性创伤，牙齿的急性创伤包括跌伤、暴力撞击、咀嚼时突然咬到硬物、不适当的快速正畸等。慢性创伤如慢性咬合创伤、磨牙症等都可损伤根尖周组织引起病变。根管治疗过程中器械超出根尖孔或根管充填时的超充也可以直接刺伤根尖周组织引起根尖周病。

（三）化学刺激

在治疗牙髓病或根尖周病的过程中，使用药物不当，药物作为一种化学刺激，刺激根尖周组织引起根尖周炎称为化学性或药物性根尖周炎。例如，砷用于失活牙髓时，封药时间过长作用超出根尖孔刺激根尖组织或不适当地用于年轻恒牙。在根管内放置腐蚀性药物如甲醛甲酚或酚醛树脂液过多，特别是在治疗根尖孔较大的牙齿，药液自根尖孔溢出引起根尖周炎。

（四）免疫因素

根尖周病就是机体对侵入髓腔的抗原物质的免疫应答在根尖周组织的局部表现。有研究证实，根管内的细菌及其代谢、分解产物，坏死的牙髓及其分解产物，变性的牙髓等都具有抗原性，许多用于根管治疗的药物如甲醛甲酚、樟脑酚等是半抗原，可与组织内的蛋白质合成为全抗原，也能引起根尖周组织的超敏反应。根尖周病的发生、发展、转归都是细菌的感染和宿主的抗感染两方面斗争的结果。

【诊断】

根尖周病可分为急性根尖周炎和慢性根尖周炎。

（一）急性根尖周炎

急性根尖周炎是发生在牙根尖周围的局限性疼痛性炎症，多是由于牙髓感染与机体抵抗力降低所致。按照发展过程，可分为急性浆液性根尖周炎和急性化脓性根尖周炎。

1. 急性浆液性根尖周炎　急性浆液性根尖周炎是急性根尖周炎或慢性根尖周炎发展过程中的早期变化，表现为根尖部牙周膜急性炎症反应、牙周膜充血、血管扩张、血浆渗出引起组织水肿、急性炎细胞浸润，根尖区牙骨质及牙槽骨无明显改变。

（1）临床表现：一般初期无明显的自发痛，有时有轻微的钝痛。咬合痛是急性根尖周炎的典型症状，在病情发展的不同阶段表现也有所不同。早期患者自诉患牙根尖不适、发木或者患牙有浮出的感觉，咬合时患牙首先与对𬌗牙接触，咬紧牙片刻后疼痛可以暂时缓解，这是因为根尖周牙周膜轻度的充血、水肿，紧咬牙在根尖部的力量使充血产生的压力向侧方分散。随着病变的发展，出现因为咬合痛而不敢咬牙的症状，这是因为根尖周牙周膜严重充血、水肿，根尖周间隙的压力很大无处释放，咬牙时不但不能是压力分散，反而加重了局部的压力。同时随着根尖部炎性渗出物的增加，患牙浮出感和伸长感也逐渐加重。疼痛的性质由原来的钝痛转为持续性自发性疼痛。疼痛范围局限，不放射，患者能明确指出患牙。

检查时叩诊可以引起剧烈疼痛，扪压患牙的根尖相应部位也能引起疼痛。由牙髓病导致根尖周炎的可能牙髓已坏死或大部分坏死，对冷热诊和电诊无反应或反应很弱。由于外伤等原因导致的根尖周炎，牙髓可以仍然有活力。

（2）诊断：根据可以定位的持续性自发痛而不敢咬合，明显的叩痛不难诊断。

2. 急性化脓性根尖周炎 急性化脓性根尖周炎也称作急性牙槽脓肿，多是由急性浆液性根尖周炎发展而来，也可由慢性根尖周炎转化而来。根尖部渗出物逐渐增多，白细胞坏死、液化形成脓液。

（1）临床表现：急性根尖周炎表现为持续的剧烈跳痛。根据脓液所侵犯的部位不同在表现上略有区别。牙髓一般已无活力，临床检查见患牙多已变色或失去光泽。严重者伴有全身乏力、发热、失眠等全身症状。当脓液积聚在根尖附近时，常沿阻力小的部位排脓，可能的四种扩散途径。

①经根尖孔、根管从龋洞排脓：这是损伤最小的一种排脓方式，但只有根尖孔粗大、根管通畅以及龋洞开放的患牙才有可能经此通路扩散。在急性根尖周炎症应急处理时，经过开髓、拔髓、探通根尖孔，充分开放此通路，促使脓液由此通路排出。

②经牙周间隙由牙龈沟排脓：这种排脓方式多见于有牙周损害的患牙，根尖脓肿和牙周袋接近，脓液通过牙周袋排出，其结果是牙周窦道形成。由于牙周膜纤维破坏较多，这种排脓方式可导致牙齿松动加重，甚至脱落，预后较差。乳牙和年轻恒牙由于牙周组织较疏松，脓液易沿牙周膜扩散经龈沟排出。但是与成年患者相比，儿童时期组织的修复再生能力强，炎症消除后，牙周组织能愈合。

③通过唇（颊）或舌（腭）侧牙槽骨从黏膜或皮肤排脓：脓液沿骨质最薄弱的部位排出，唇颊侧骨壁薄，脓液可穿过此壁骨膜至黏膜下，诱发形成牙龈窦管。若穿破骨膜进入咬肌间隙，可穿破皮肤形成皮窦管。下切牙的根尖脓肿可穿破颏部皮肤形成颏窦管，上颌牙根尖位置高，可在眶下部形成皮窦管。根尖若接近舌（腭）侧骨壁，则根尖脓肿的脓液常

穿破舌（侧）侧骨壁和黏膜形成龈窦管。此种排脓方式途径复杂，症状也较严重，常伴发颌面部蜂窝织炎，有的患者有发热、乏力等全身伴随症状。

④脓液向上颌窦或鼻腔排出：这种方式少见，发生于低位上颌窦的患者。因上颌第二前磨牙和上颌第一、二磨牙根尖有时与上颌窦黏膜毗邻，脓肿可向上累及上颌窦，引起上颌窦炎和向上颌窦排脓。向鼻腔内排脓的情况亦很少见，只有当上颌中切牙牙根很长，根尖接近鼻底时，脓液可以穿破鼻底沿骨膜上升，向鼻腔排脓。

（2）诊断：患牙有可以定位的持续性自发痛，疼痛程度一般较剧烈。无牙周袋但牙松动，有浮出感，叩痛明显。根尖部牙龈发红或肿胀，有的可以触及深波动感。

（二）慢性根尖周炎

慢性根尖周炎多无明显的自觉症状，有的患牙可在咀嚼时偶尔感到轻微疼痛，有的甚至无任何异常感觉。在身体抵抗力降低时慢性根尖周炎又可转化为急性根尖周炎，称作慢性根尖周炎急性发作，因而许多慢性根尖周炎有反复疼痛、肿胀的病史。

根管内存在感染和其他病原物时，刺激根尖孔处的牙周膜发生慢性炎症反应。根尖孔处的牙周膜形成炎性肉芽组织，肉芽组织的周围分化出破骨细胞，造成牙槽骨和牙骨质的吸收。肉芽组织中大量淋巴细胞浸润，成纤维细胞增多，炎细胞浸润可以吞噬侵入根尖周组织的细菌和毒素，成纤维细胞可以增殖产生纤维组织，并且可以形成纤维被膜，将感染限制在局部，这种反应可以看作机体对疾病的防御反应，但这种反应不能达到彻底消毒根管内病源刺激物的目的。当自体抵抗力较强或病源刺激物的毒力较弱时，慢性炎症可以保持相对稳定的状态；纤维成分在肉芽组织的周围形成被膜，牙槽骨的吸收也暂时停止，甚至可以产生成骨细胞，在周围形成新生的骨组织，原破坏的骨组织得到修复，病变区缩小。但当机体抵抗力弱或病源刺激物的毒力加大时，肉芽组织中的纤维成分减少，炎症成分增多，产生较多的破骨细胞，造成更大的骨质破坏，炎症肉芽组织则取代了骨破坏的区域。炎症肉芽组织体积增大后，血循环很难达到中心部，根尖孔附近的肉芽组织可以发生坏死、液化，形成脓腔。如果牙周间隙内有发育期留下的上皮剩余，经过慢性炎症的刺激，这些上皮细胞可以增长为上皮团块或上皮条索。较大的上皮团中心由于缺乏营养，发生退行性变、坏死及液化，形成囊肿。

综上所述，慢性根尖周炎的主要病理变化是炎症肉芽的形成及牙槽骨的破坏。这一过程可能是破坏与修复双向进行的，一旦根管中的病源刺激物得到消除，炎症肉芽组织就可以向修复的方向进行，纤维成分代替炎症成分，破坏的牙槽骨重新修复。慢性根尖周炎按照病变类型不同可以分为慢性根尖周肉芽肿、慢性根尖周脓肿、根尖囊肿和慢性根尖周致密性骨炎。

1. 根尖肉芽肿

（1）根尖肉芽肿是根尖周组织受到轻微的感染刺激后产生的一团炎症肉芽组织。肉芽肿的形成与从根尖孔、侧支根管或副根管来的感染刺激密切相关，因而可以发生在这些部位相应的地方，即根尖、根侧和磨牙的根分叉处。

（2）患牙一般无疼痛，有时有咀嚼不适、咬合无力。患牙多有深龋，牙髓多已坏死、分解，牙齿变色，对冷、热诊和电诊均无反应，极少数牙髓尚有活力，电诊为反应迟钝。叩痛不明显。在肉芽组织的活动期，感染扩散，骨质破坏较多时，根尖部有压痛，机体抵抗力下降时，可出现叩痛和咬合痛。X线摄片检查，表现为围绕根尖部的圆形或椭圆形边界清楚的透射区，直径一般小于1cm，周边骨质正常或稍显致密。由于无典型的症状，临床上诊断主要依靠X线摄片检查。

2. 慢性根尖周脓肿

（1）根尖肉芽组织中心部分的细胞坏死、液化，形成脓液，就是慢性根尖周脓肿，又称慢性牙槽脓肿。急性根尖周脓肿未经治疗或治疗不彻底，急性症状消失后，根尖部潴留的脓液被周围的纤维结缔组织包绕，也可形成慢性根尖周脓肿。慢性根尖周脓肿可以分为有窦型和无窦型。以上提到的两种都是无窦型。当急性根尖周脓肿自行破溃或切开引流后，遗留窦道口成为有窦型慢性根尖周脓肿，窦道口管与口腔黏膜或皮肤通连，窦道的管壁为上皮组织，上皮下层的结缔组织中有极多的炎细胞浸润。

（2）症状与根尖肉芽肿相似，多无明显自觉症状，因而无窦型在临床上很难与根尖肉芽肿区别。有窦型者可在牙龈表面发现窦道口，呈粟粒大小的肉芽组织状，多数位于患牙根尖的唇颊侧，但也有开口于舌腭侧的，例如上颌磨牙腭根的根尖脓肿可开口于腭侧。也偶见开口于远离患牙根尖部的地方或开口于皮肤的。这种情况应认真检查，结合冷热诊、电诊，必要时可用牙胶尖示踪法以确定窦道和患牙的关系。有窦型由于脓液可以从窦道口排出，不易转化为急性炎症，而无窦型在机体抵抗力降低时，容易转为急性根尖周脓肿。慢性根尖周脓肿在 X 线片上可表现为根尖部透射区，形状不像根尖肉芽肿那样规则，透射区边界模糊，周围骨质较疏松，可呈云雾状。

（3）有窦型根尖周脓肿不难诊断，无窦型因为在症状和表现上与根尖肉芽肿相似，主要依靠 X 线表现区别诊断。

3. 根尖囊肿

（1）根尖囊肿可以由根尖肉芽肿或慢性根尖脓肿发展而来。在含有上皮的根尖肉芽肿内，由于慢性症状的刺激，上皮团块不断增生时，上皮团的中央得不到来自结缔组织的营养，发生变性、坏死、液化，形成小囊腔。由于囊腔中的囊液含有坏死、变性的细胞，使囊腔的渗透压增高，周围组织中的组织液渗入使囊液增加，囊肿也逐渐增大。慢性根尖脓肿周围的上皮细胞沿脓腔表面生长，形成上皮衬里，也可形成囊肿。

（2）囊肿分为囊壁和囊腔，囊壁由三层组成，内层为上皮衬里，外层为致密的纤维结缔组织，两层中间为慢性炎性细胞浸润的肉芽组织层。囊腔中的囊液为浆液性，黄褐色清澈透明，内含变性、坏死和脱落的上皮细胞。囊肿不断增大，可使周围的骨质受压吸收。由于囊肿的生长极为缓慢，周围骨质这种缓慢刺激，形成致密的骨硬板包围囊壁。因此在X线摄片检查时可见透射的囊腔周围有阻射的白线。

（3）根尖囊肿生长缓慢，一般无自觉症状。患牙多已死髓，牙体变为黄色或深灰色，无光泽，叩诊可有不适。小囊肿不易被发现，囊肿发展到较大时可引起根尖相应部位的膨胀，黏膜表面不发红，扪之有乒乓球感，这时囊肿外仍有一层很薄的骨板存在。囊肿过度增大时，周围骨质被压吸收可引起牙齿松动或压迫邻牙使牙根移位或牙根吸收。

（4）主要依靠X线摄片检查。根尖囊肿表现为患牙根尖圆形透射区，边界清楚，周围有骨白线包绕。但较小的根尖囊肿在X线片上与根尖肉芽肿不易区别，应结合临床表现加以分析，例如在根管内发现有较稀薄的透明渗出液时，则可疑为渗入根管的囊液，若置于显微镜下观察到胆固醇结晶，则可证实为根尖囊肿。现在更可以凭借先进的CT和CT三维齿科重建技术，不但能清晰地看到骨质中很小的囊肿变化，还可看到囊肿更接近颊侧还是舌侧以及相关的牙根与囊肿的关系，不会被二维X线片颊、舌侧骨质所干扰。大型的根尖囊肿应与颌骨囊肿和造釉细胞瘤相鉴别。

4. 慢性根尖周致密性骨炎 身体抵抗力强的患者，患牙接受的刺激又很微弱时，根尖部的牙槽骨不发生吸收，而是在根尖周局部增殖形成一团致密骨，称为致密性骨炎，这是一种防御性反应。骨小梁较周围致密，骨髓腔小，因而X线片表现为根尖部局限性的不透射影像。患者无症状，也无根尖部反复疼痛肿胀的病史，只能依靠X线片诊断。

【治疗】

根尖周病的治疗目的是缓解疼痛、消除炎症、保存患牙。在根尖周病的治疗过程中，必须注意坚持以下原则，才能保证治疗的有效和成功。①充分引流，可根据具体情况经根管或者脓肿肿胀处切开，但只有炎性渗出得到充分的引流，治疗才能得到肯定的效果。②彻底清创，彻底清除髓腔内会对根尖周造成刺激的一切病原物，包括细菌及其产物，坏死的牙髓组织等。③患牙制动，在根尖周病的治疗过程中，常规对患牙进行调𬌗，以减轻咬合力量，缓解疼痛，阻止炎症扩散。同时有些根尖周炎的患牙就是因为𬌗创伤所导致的，所以一定要重视调𬌗，把它看作治疗过程中重要的一个步骤。④避免再损伤，在整个治疗的过程中，严格按照工作长度操作，避免器械穿出根尖孔损伤根尖周组织，防止将感染物和坏死的牙髓推出根尖孔，尽量防止化学药物渗出根尖孔。⑤无菌操作，这是治疗成功的关键，如果在治疗过程中不慎将体外细菌带入根尖周组织内，可能引起严重后果。

（一）治疗原则

在制订治疗方案时，应详细了解患者的口腔局部和全身病史，以权衡利弊，选择合适的时机，制订患者个性化的治疗方案，并向患者详细交代。

1. 解除疼痛　急性根尖周炎可以引起剧烈的、难以忍受的疼痛，因此应及时采取措施，缓解疼痛，消除炎症。

2. 保存患牙　死髓牙经过完善的治疗仍可以长期保留，行使咀嚼功能，因此即使是牙体严重缺损的患牙，只要牙根条件较好，就应该积极治疗，尽量保存患牙，以维持牙列的完整。

（二）应急处理

根尖周急性炎症的处理，主要是缓解疼痛及消除肿胀，因此在操作时应尽量减少人为的因素给患者带来的痛苦。

1. 开放髓腔引流 对于急性浆液性根尖周炎和根尖肿胀阶段，应尽量从根管引流。开髓后，需拔除牙髓组织，打通根尖孔，使渗出物及脓液通过根管引流，以缓解根尖部压力，解除疼痛。开髓时应尽量用手固定牙齿，减少牙齿震动，动作也要轻巧，防止疼痛加重导致患者不能配合治疗。根管开放后在髓室内置一个碘酊棉球或在根管内放置蘸碘酊的细棉捻，以防食物堵塞根管，引流不畅。严重时可每日或隔日用过氧化氢及生理盐水交替冲洗，清理根管通道，加速引流。

2. 肿胀切开排脓 急性化脓性根尖周炎，发展到骨膜下或黏膜下脓肿时，单纯根管开放已经不能达到引流的目的，必须在局麻下切开排脓。麻醉方法可以根据脓肿的位置深浅，选择脓肿周围局部浸润麻醉（注意勿注射到脓腔内）或表面麻醉。脓肿切开的时机掌握在急性炎症的第4~5天，局部可触及波动感，若不易判断时可穿刺检查，若回抽有脓可即刻切开。若切开过早，不但达不到引流的目的，还会给患者增加痛苦。切开时方向一般是从后向前，以免切断神经和血管，切口要足够长以利于引流，必要时在扩开脓腔后可放置橡皮引流条，每日更换，直至基本无脓时撤出。

3. 安抚治疗 化学药物刺激导致的急性根尖周炎，应及时去除刺激物，反复冲洗根管后，重新封药，注意药物切勿过饱和，勿再超出根尖孔，也可以更换刺激更小的药物。对于根管填充引起的根尖急性炎症，如超充，可去除根充物，封药安抚，以后再行填充。如果根充良好，可以对症处理，辅以理疗。

4. 调𬌗 由外伤引起的急性根尖周炎，调𬌗磨改可使其减轻负担，得以休息，有可能使牙髓和根尖周症状消除。即便是死髓牙也应常规调𬌗，不但可以缓解症状，还可以降低牙折的可能。

5. 消炎止痛　一般可以视情况用抗生素药物和止痛药物。

6. 急性期拔牙　对于无保留价值的患牙，应把握时机，立即拔除，经牙槽窝引流以迅速缓解症状。在急性炎症期为了防止炎症扩散，必须同时全身给抗感染药物。

（三）根管外科

完善的根管治疗已经能使大部分牙髓病、根尖周病的患牙得以长期保留，行使功能。但有些牙仅用根管治疗难以治愈，而根管治疗后再辅以根尖外科手术治疗，则有可能尽量保留患牙。

1. 适应证　较大的根尖囊肿，根管治疗并不能消除病变，需手术刮除囊壁，病变才能修复。根管治疗过程中器械折断超出根尖孔，或不能吸收的根管充填物超出根尖引起根尖周刺激症状的，或慢性根尖周炎的患牙治疗后仍长期不愈的，都需要做根尖手术治疗。

下颌前磨牙根尖接近颏孔或上颌前磨牙或磨牙根尖近上颌窦的，都不宜做根尖刮治术。急性炎症期的患牙应先消炎后再行手术。选择手术治疗前还应该了解并评估患者的全身情况，如风湿病、活动性结核病、肝炎等，都会影响创口的愈合。

2. 术前准备

（1）了解患者全身和局部情况，选择合适的适应证，向患者交代手术情况及预后。根管治疗可选择在术前或术中做。

（2）术前仔细观察 X 线片，了解牙根的形态、病变的部位、骨质破坏的范围和邻近的解剖关系（如邻牙牙根、下牙槽神经等、上颌窦等）。

3. 手术步骤

（1）术前准备：常规消毒，麻醉。

（2）切口：在患牙根尖部位黏膜做约 2cm 长的弧形切口，凸面向龈缘，注意切口下方应有骨组织支持。切开时深度直达骨面。用骨膜剥离子将粘骨膜瓣从骨面上分离，注意勿撕裂骨膜引起过多出血。

（3）暴露病损区：暴露根尖区后，如骨质已有破坏，可顺着破坏区稍扩大，充分暴露根尖和根尖破坏区；若翻瓣后见骨板完整，可在根尖相应的位置去骨开窗，暴露根尖破坏区。

（4）切除根尖：用骨凿或裂钻去除根尖，并且将牙根断面挫磨光滑，为了使牙齿稳固，至少要保留牙根的2/3。

（5）根尖周搔刮：根尖切除后，用挖匙仔细搔刮根尖周的病变组织，注意不要遗留死角。若为囊肿，应将囊壁完整刮除，不残留上皮组织以防复发。刮治后，将锋利的骨边缘挫圆钝，用生理盐水冲洗骨腔，以防遗留骨片或异物，影响伤口愈合。

（6）对于各种原因导致的根管不通畅无法做完善的根管充填时，可以在切除根尖后，进行根管倒充填术。将根尖孔稍扩大形成固位形，用银汞合金填充，从而将根尖孔封闭。充填时用生理盐水纱条填塞骨腔，防止碎屑落入，充填后清理剩余充填物，取出纱条，再用生理盐水冲洗，以免骨腔内残留充填物。

（7）关闭伤口：搔刮骨面，待血液充满骨腔时，将龈瓣复位、缝合。过大的骨腔可以用人工骨作为骨腔内填充料，表面覆盖生物膜，可以明显缩短愈合时间，并且使病变涉及的牙更稳固。

（8）术后：可加压包扎或冷敷，防止术后水肿。术后1周不可用该牙咬硬物，饭后漱口保持口腔清洁。为预防感染，可适当给予消炎药，7天拆线，伤口一般在2周内完全愈合。术后6个月、1年定期拍X线片复查，比较骨质愈合后的情况。理想的修复是牙根断面上形成硬骨板，并且与根周硬骨板连接。

第二章 牙周病

第一节　牙 龈 炎

牙龈是口腔黏膜的一部分，它覆盖于牙槽骨表面和牙齿的颈部。牙龈分为边缘龈（游离龈）、龈乳头（牙间乳头）和附着龈三个部分。牙齿周围组织即牙周组织，包括牙龈、牙周膜和牙槽骨。牙龈炎是局限于牙龈，不侵犯深层牙周组织且以炎症为主的一种疾病。

【病因】

牙龈炎是多因素疾病，可概括地分为局部因素和全身因素。

（一）局部因素

1. 细菌和牙菌斑　口腔内的温度、湿度以及来自食物残渣的营养成分等均适合于细菌的生长和繁殖，加上口腔与外界相通，因此在口腔内可以找到需氧菌、厌氧菌、兼性厌氧菌等多种细菌，而且细菌的密度高、数量大。牙菌斑是一种细菌性的膜样物质，它黏附于牙面或口腔修复体的表面，肉眼不易看清，不能被水冲去或漱掉。其形成可分三个阶段。

（1）获得性膜形成：唾液蛋白或糖蛋白吸附至牙面形成此膜。它形成的速度很快，清洁牙面后数分钟内即开始形成。

（2）细菌集聚：获得性膜形成后，口腔内的细菌便有选择性地陆续黏附于获得性膜上。

（3）牙菌斑形成：细菌不断黏附于获得性膜上，并迅速生长繁殖，使菌斑逐渐成熟，导致牙菌斑细菌数量和种类增多，形成复杂菌群。

牙龈斑依其所在部位可分为龈上菌斑和龈下菌斑。

龈上菌斑位于牙龈缘上方。主要为革兰阳性需氧菌和兼性厌氧菌，与龈上牙石形成有关。

细菌和菌斑及其产物是牙龈炎最主要的病因。动物实验表明，仅有局部刺激因素（如牙石等）而无细菌，则不引起牙龈炎。而用加有细菌的食物饲养，则可造成实验动物牙周损害。尽管细菌和牙菌斑在龈炎发病中占有很重要的位置，但其又受其他局部因素和全身性的影响。

2. 牙石　牙菌斑及软垢钙化形成牙石。它沉积于不易刷到的牙面或未经洗涮的充填物、假牙表面，以唾液腺开口附近的牙面，如下前牙内（舌）侧和上颌磨牙外（颊）侧为多。它也沉积在失去咀嚼功能的牙面，如错位牙、单侧咀嚼的无功能侧的牙齿周围。

牙石沉积的部位可分为龈上牙石和龈下牙石两类。

（1）龈上牙石：位于龈缘处及于龈缘上方的牙面，可直接看到，呈浅黄白色，但可因饮茶、吸烟、食物等染色而加深它形成较快而质地较软，较易用器械（如洁治器）除去。

（2）龈下牙石：位于牙龈缘之下，附着在牙龈沟或牙周袋内的牙根面上，不能直接看到，需用探针检查才能触到。龈下牙石呈黑褐色，质地较坚硬，附着较紧较难除去。

牙石的形成，可分为三个步骤，即获得性膜形成、牙菌斑成熟和钙化，前两步即菌斑的形成过程。龈上牙石和龈下牙石的钙化成分，分别来源于唾液和牙龈沟液。

菌斑形成的2～14天中都可钙化，从开始钙化到牙石形成，需10～20天。牙石的形成因人而异，儿童时期较少有牙石，一般在10岁左右逐渐发生。牙石的形成与机体代谢、唾液成分、食物性质、口腔卫生以及牙齿的排列等多种因素有关。如没有养成好的刷牙、漱口等口腔卫生习惯，牙齿排列不整齐，口腔内存有不良假牙及修复体，常吃软而黏的食物，摄入含钙、磷成分较多的食物，以上这些因素都可使牙石形成加快。

牙菌斑钙化形成牙石，而牙石因其表面粗糙，又为牙菌斑的继续积聚提供了良好的部位。牙菌斑与牙石二者常同时致病，但牙菌斑与牙龈炎关系更为密切。牙石表面常有未钙化的菌斑，可刺激牙龈导致炎症，而且牙石本身坚硬、粗糙，对牙龈有机械性刺激，造成牙龈炎及牙周组织的损害。

3. 食物嵌塞　咀嚼食物时食物碎块或纤维，经咬合压力嵌入相邻两牙间隙内，称为食物嵌塞，俗称“塞牙”。食物嵌塞不仅可以破坏牙龈乳头，导致牙龈炎，而且会使牙槽骨吸收发展成牙周炎。食物嵌塞与牙齿𬌗面的解剖形态、两牙间的接触关系以及牙龈萎缩等有密切联系。根据食物嵌塞的方式，可分为两大类。

（1）水平型食物嵌塞：由于咬合力及舌、唇、颊运动的力量，使食物碎块被压入牙间隙内。多见于牙龈萎缩导致牙间隙暴露者。此型食物嵌塞对牙龈组织的损害较轻，但要治愈却很难。

（2）垂直型食物嵌塞：是由于咀嚼食物咬合力量使食物碎块从垂直方向挤塞入两牙间隙内。多因两牙之间的接触关系不正常或牙齿𬌗面形态改变所致。如牙齿错位或扭转，拔牙后未及时修复以致牙齿移位，牙齿邻面龋坏等，可造成两牙接触区的异常。又如牙齿𬌗面过度磨损或不均匀磨耗，可使牙齿正常边缘嵴、𬌗面的发育沟和外形发生改变，从而导致食物嵌塞。此型食物嵌塞对牙龈组织损害较重，常引起龈乳头炎、龈脓肿、龈乳头退缩等，甚至可导致深层牙周组织的病损。

4. 其他局部因素

（1）不良习惯：经常用粗硬或不洁的物品，如火柴棍、发夹等剔牙，可致牙龈损伤和炎症，并可使牙间隙继续增大，加重食物嵌塞。经常咬手指、铅笔等，易致牙齿移位发生食物嵌塞。单侧牙咀嚼可造成一侧牙和牙周组织缺乏功能性刺激和自洁作用，易堆积牙石和菌斑，引起牙龈炎。口呼吸习惯，可使上前牙长期脱水、干燥、抵抗力下降，牙龈呈慢性炎症状态。

（2）不良刷牙方法：刷牙不当，可使牙龈充血、糜烂发炎或牙龈退缩，牙刷毛的刺入，可引起急性牙龈脓肿。

（3）错𬌗：牙齿排列不整齐，可致食物嵌塞及牙石、软垢的堆积，而引起牙龈炎。

（4）不良假牙及修复体：口腔内的充填物及假牙等设计或制作不当，可刺激牙周组织。

（二）全身因素

与牙龈炎有关的全身因素主要包括营养障碍、内分泌失调、某些系统疾病及精神压力等。维生素 C 缺乏，可使原有牙龈炎和牙周炎加重。青春期和妊娠期常发生和加重牙龈炎。糖尿病、结核病、慢性肾炎等，可使牙周组织的抵抗力下降，成为牙周组织病的内在因素。另外精神压力可增加激素及免疫介质的释放，从而影响机体防御系统功能，不仅如此，精神紧张还可以改变个体生活方式，忽略口腔卫生，使牙石、菌斑堆积过多，从而加重牙龈炎。

【诊断】

（一）临床表现

1. 慢性龈缘炎 又称边缘性龈炎、单纯性龈炎，病损主要位于游离龈和龈乳头，是牙龈炎中最为常见者。

（1）自觉症状：一般不痛，部分患者有口臭，有牙龈发痒、发胀等不适。就诊的主要原因是刷牙或咬硬物时出血，有时患者可以发现在咬过的食物或睡醒后在枕巾上可有血渍。

（2）牙龈变化：正常牙龈呈粉红色，患龈缘炎时，游离龈和龈乳头变为深红或暗红色。龈缘变厚，龈乳头变圆钝，肥大。附着龈点彩消失而显光亮。牙龈松软脆弱，缺乏弹性；龈沟加深，牙龈健康时，龈沟深度一般不超过2～3mm。

（3）牙石、牙菌斑聚集：龈缘炎患者的牙颈部，常有大量牙石或软垢堆积。部分患者牙石不多，使用牙菌斑染色剂可显示牙颈部存在大量牙菌斑，刺激牙龈而致病。

2. 青春期龈炎　青春期龈炎是指发生于青春期的慢性非特异性牙龈炎。男女均可患病，但女性多于男性，一般无自觉症状或有刷牙、咬硬物时出血以及口臭等。青春期龈炎，好发于前牙唇侧的牙龈乳头和龈缘部分，舌侧较少见。唇侧龈缘及龈乳头明显肿胀，呈球状突起，牙龈色暗红或鲜红，牙龈点彩消失，质地软，龈沟加深，探诊易出血。

3. 妊娠期龈炎　本病是妇女在妊娠期间，由于女性激素分泌增加，使原有牙龈炎加重的一种牙龈改变，其病变可于分娩后减轻或消退。患者一般在妊娠前即有不同程度的龈缘炎，从妊娠2～3个月后，开始出现症状，在8个月时达到高峰，分娩后约2个月可恢复到妊娠前水平，本病可分为妊娠期龈炎和妊娠期龈瘤两种类型。

（1）妊娠期龈炎：发生于个别牙或全口牙龈，以前牙区多见。龈乳头及牙龈边缘，呈鲜红色或暗红色，松软而光亮，触之极易出血，牙龈肿胀、肥大明显，龈沟深形成龈袋。主诉症状常为牙龈出血，一般无疼痛，当龈缘有溃疡和假膜时，可有轻度疼痛。

（2）妊娠期龈瘤：发生于单个牙，以下前牙唇侧龈乳头较多见。瘤体呈扁圆形，可向两侧扩展，基底有蒂或无蒂，瘤体色泽鲜红或暗红，质地松软，表面光滑，极易出血，一般无症状，如瘤体较大可妨碍进食。分娩后龈瘤可逐渐缩小，但须去除局部刺激因素后才能消失，有的则需手术切除。

4. 急性坏死性溃疡性龈炎 本病是指发生在龈缘和龈乳头的急性坏死和炎症。在经济发达的国家本病已不多见，在我国亦渐减少。急性坏死性溃疡性龈炎，好发于青壮年，以男性多见。主要表现为龈乳头和边缘龈的坏死，病变多见于前牙。初起龈乳头充血水肿，在其顶端发生坏死性溃疡，上覆有灰白色污秽的坏死物，去除坏死物后，龈乳头中央凹陷，呈火山口状。病变迅速向邻牙扩展，使龈边缘如虫蚀状，坏死区有灰褐色假膜。去除坏死组织，其下为出血面，创口较平，乳头和边缘龈成一直线，如刀切状。患处极易出血，口中有血腥味。局部疼痛明显或有木胀感。一般无明显的全身症状，重者可有低热、乏力、颌下淋巴结胀大、压痛等。

5. 增生性龈炎 增生性龈炎系指牙龈组织，由于局部因素如牙石或牙菌斑等的刺激而发生的慢性炎症，同时伴有牙龈体积的增大。多见于青少年，好发于前牙唇侧。本病初起表现为牙龈肿胀，呈深红色或暗红色，质地松软，表面光亮，探之易出血，龈缘肥厚，龈乳头呈球形，龈缘呈坚韧的实质肥大，质地较硬而有弹性，此时牙龈的炎症程度可减轻，颜色变浅或接近正常。由于牙龈增生肥厚，缺乏自洁作用，致使牙颈部容易堆积菌斑、牙石和软垢，龈袋内可有脓性分泌物。本病自觉症状较轻，可有牙龈出血、口臭或有局部胀、痒等感觉。

6. 急性龈乳头炎 急性龈乳头炎是局限于个别牙间乳头的急性炎症，较为常见。主要表现为龈乳头充血肿胀，探触和吸吮时出血，有自发性的胀痛和明显的探触痛，有时可有中等度的冷热刺激痛。局部有时可查到刺激物，可有轻度叩痛。

7. 急性多发性龈脓肿 本病是牙龈病中症状较重的一种急性炎症，比较少见。好发于青少年男性，多在身体抵抗力降低时发病，发病前多有慢性龈炎史。本病起始多急骤，有疲乏、发热、感冒等前驱症状。病变初期，牙龈乳头充血肿胀、发亮，唾液黏稠，很快出现多个龈乳头的肿胀和跳痛，形成小脓肿伴有剧烈疼痛，数日后，脓肿可自行溃破。牙龈以外的口腔黏膜，可有充血、水肿。全身可有体温升高，白细胞升高，局部淋巴结肿大、触痛，口臭，大便秘结等临床表现。病程较长，脓肿常此起彼伏。

（二）诊断要点

1. 牙龈情况 正常牙龈呈粉红色，边缘菲薄，紧贴在牙颈部，牙龈质地坚韧而富有弹性，探查龈沟时不会出血。牙龈是否有炎症，可根据牙龈色、形、质的变化和探诊是否出血来初步判断。

（1）牙龈色、形、质改变：①颜色的改变，牙龈发炎时牙龈由正常的粉红色变为暗红色或紫红色；②形态的改变，牙龈肿胀、边缘厚钝甚至肥大增生失去原来的正常形态，肥大性龈炎的牙龈可覆盖牙冠的唇面，牙龈呈球状突起；③质地的改变，牙龈组织由于慢性炎症，使原来较有韧性的牙龈组织变得质地松软而失去弹性，探针按压，可见凹陷的压痕，牙龈变脆、触之易出血。④自觉症状，一般无明显不适，有时患者自觉牙龈发胀、发痒，在刷牙或进食硬食物时牙龈出血，口腔内有异味等。

（2）龈沟变化：牙龈炎时，龈沟可加深达3mm以上，形成假性牙周袋，龈沟液量可增多，有时还可有龈沟溢脓，探查龈沟时容易出血。

2. 食物嵌塞的检查 食物嵌塞分为水平型食物嵌塞和垂直型食物嵌塞。水平型食物嵌塞在检查进可发现牙龈萎缩，牙间乳头破坏或消失，以致牙间隙暴露。垂直型食物嵌塞时，患者能指出牙位，检查嵌塞部位，可发现两牙接触关系不正常或不紧密，牙齿𬌗面不均匀磨耗等。

3. X 线片检查 以根尖片（牙片）为主，也可拍曲面断层片，曲面断层片可以在一张片子上显示全口牙及牙周组织，其清晰程度及精确性不如根尖片，牙龈炎是病变仅局限于牙龈，不侵犯深部牙周组织的疾病，但为了排除深层牙周组织的病变，可采用根尖片检查。

4. 血液检查 牙龈出血症状比较严重时，应检查白细胞计数与分类、血小板计数、出血时间、凝血时间等，以排除血液疾病。

5. 细菌学检查 细菌和菌斑是牙龈炎最主要的致病因素。对于一些重症患者或用常规疗法治疗效果不佳的患者，可采用细菌学检查，以检测出优势菌后选择敏感药物治疗，从而增加疗效。临床常用的检测方法有细菌培养、涂片检查、免疫学技术等。

（三）鉴别诊断

牙龈炎治疗不及时，病变继续发展可破坏深层牙周组织，引起牙周炎。牙周炎临床检查有牙周袋形成，X 线片检查有牙槽骨吸收。而牙龈炎则无牙周袋形成和牙槽骨吸收现象。血液病对于以牙龈出血为主诉，且同时伴有牙龈炎患者，应与某些全身性疾病如血小板减少性紫癜、再生障碍性贫血、白血病等相鉴别。

1. 牙龈肥大 是指牙龈体积的增加，其鉴别要点如下。

（1）牙龈的颜色：牙龈的色泽由上皮的角化程度、毛细血管的状态和细胞的数量等因素所决定。例如增生性牙龈炎以炎症性肿胀为主，牙龈结缔组织内大量毛细血管增生扩张、高度充血，局部血液循环阻滞，故其牙龈呈深红色或暗红色。而牙龈纤维瘤病的病理学改变的特点是牙龈上皮增厚，上皮钉突增长伸入到结缔组织内，血管较少，有大量胶原纤维增生，其牙龈颜色基本呈粉红色。妊娠期牙龈炎的组织学表现为多血管、大量炎症细胞浸润的病理变化，尽管有牙龈上皮增生、上皮钉突伸长，但由于结缔组织内有大量散在分布新生毛细血管扩张充血，牙龈仍呈鲜红或暗红色。又如白血病的牙龈病损是大量未成熟的幼稚白细胞浸润积聚于牙龈组织，虽有血管扩张，但被白细胞栓塞，牙龈多呈苍白色，也可呈暗红色。

（2）牙龈肥大的范围：牙龈肥大首先源自于龈缘和龈乳头，严重者可波及附着龈。其形态学改变为牙龈缘肥厚牙龈乳头圆钝，重度者可呈球状、结节状、有时如桑椹状。增生性龈炎时牙龈肥大多局限于龈缘和龈乳头，可覆盖部分牙面。而牙龈纤维瘤病时牙龈肥大的范围较广，呈弥漫性，可累及全口龈缘、牙龈乳头和附着龈，甚至直达膜龈联合处，肥大的牙龈可盖住大部分或整个牙面。药物性牙龈增生时牙龈肥大的程度介于上述两者之间，但同时服用环孢素和硝苯地平两类药物者牙龈肥大的程度较重，往往累及附着龈。妊娠期龈炎本身肥大的程度并不是很重，但有时个别牙龈乳头呈瘤样肥大，临床称之为妊娠期龈瘤。瘤体常呈扁圆形向近远中扩展，有蒂或无蒂，严重者因瘤体较大而妨碍咬合。Kaposi 肉瘤引起的肥大不仅局限于牙龈，往往还波及口腔其他部位的黏膜。

（3）牙龈的质地：牙龈的质地与细胞水肿、组织液的渗出、结缔组织中胶原纤维的比例等因素有关。当增生性龈炎以炎症和渗出为主时，牙龈质地松软肥大，表面光亮。在白血病的牙龈病损中，结缔组织高度水肿变性，胶原纤维被大量的肿瘤性白细胞所替代，质地呈中等程度的坚硬，若有继发感染则可部分表现较软。妊娠时在女性激素水平增高的作用下，血管通透性增加，导致上皮细胞内、细胞间以及结缔组织的水肿、血管周围的纤维间质水肿。牙龈虽均表现为松软、肥大，但有本质的不同。当增生性龈炎以胶原纤维增殖为主时，牙龈则是坚韧肥大。药物性牙龈增生特别是牙龈纤维瘤病，其结缔组织内充满致密、粗大的胶原纤维束，这是其牙龈致密的病理学基础。

（4）病损表面：牙龈肥大时牙龈上皮表面通常是完整的，但在个别情况下，表面可出现溃疡。如体积巨大的妊娠期龈瘤，严重时龈缘可有溃疡和假膜形成，伴有轻度疼痛。白血病的牙龈病损由于白细胞在血管内形成栓塞，会引起龈坏死，其牙龈缘溃疡和坏死比较常见。Kaposi 肉瘤表面也常伴有溃疡。

2. 药物性牙龈增生 药物性牙龈增生是服用某些药物而引起的牙龈纤维增生和体积增大。服药后出现牙龈增生者中以男性居多，是女性的3.3倍。一般认为增生的程度与口腔卫生状况和原有的炎症程度有明显关系。药物性牙龈增生，多发生在上、下颌前牙区，增生起始于龈乳头和边缘龈。呈小球状突起。继续发展，增大的乳头可相互靠近或相连，盖住部分牙面，甚至覆盖全部牙冠。增生的牙龈，质地坚韧，略有弹性，呈淡粉红色，一般不易出血，但由于牙龈肿大、龈沟加深、缺乏自洁作用，使牙菌斑易于堆积，多数伴有不同程度的牙龈炎症。牙龈呈深红或紫红色，龈边缘部分易于出血。本病的特点是只发生在有牙的部位，无牙区不发病。本病应与牙龈纤维瘤病及增生性龈炎相鉴别。

【治疗】

（一）基础治疗

目的是消除致病因素，使炎症减轻到最低程度，并为下一阶段的治疗做准备。基础治疗包括洁治术、龈下刮治术和食物嵌塞的治疗等。

1. 洁治术 又称龈上洁治术，是用龈上洁治器除去龈上牙石、菌斑和软垢，并磨光牙面，便于清洁，以延迟菌斑和牙石再沉积，使牙龈的炎症消退而康复。洁治术是牙龈炎的主要治疗方法，也是牙周炎治疗的第一步。定期（一般为6个月至1年）做洁治是维持牙周健康、预防牙龈炎和牙周炎发生或复发的有效措施。

洁治器械分为超声波洁牙机和手动洁治器两类。目前已普遍使用超声波洁牙机。超声波洁牙机是利用超声波振动进行洁治的一种口腔医疗仪器。它与手动洁治器相比，具有效率高、速度快、创伤轻、出血少及省时省力等优点。

在使用超声波洁牙机时应注意：①超声洁牙术禁用于置有心脏起搏器的患者，以免因电磁辐射的干扰造成眩晕及心律失常等情况。②对于有肝炎、肺结核等传染病的患者，也不宜使用超声洁牙，以免病原菌随喷雾污染诊室空气。③在进行超声洁牙术之前，应让患者用抗菌药液含漱，并在术区涂布消毒药液以减少喷雾中细菌的数量，并防止菌血症的发生。④超声洁牙机的工作头，应做到认真消毒，以免引起交叉感染。

2. 龈下刮治术 又称刮治术、根面平整术。是用比较精细的龈下刮治器械刮除肉眼看不到的龈下牙石和牙周袋内壁的炎性肉芽组织的一种方法。牙龈炎时，由于牙龈组织炎性肿胀或增生可使龈沟加深形成龈袋或假性牙周袋。而沉积于龈沟或牙周袋内的根面上的牙石也为龈下牙石。龈下刮治术适用于：①在龈袋或牙周袋中查有龈下牙石者。②牙周手术前的常规治疗，以去除局部刺激，减轻炎症，减少术中出血和感染的发生。

当龈下牙石多时，需分区、分次进行。因袋内操作会引起不同程度的疼痛，因而有时需要在局麻下进行以达到彻底清除的目的。刮治术后，牙周组织的愈合与口腔卫生和菌斑控制的好坏有密切关系。因此，患者在术后应积极控制菌斑和保持口腔清洁。

3. 食物嵌塞的治疗 食物嵌塞的方式有水平型食物嵌塞和垂直型食物嵌塞两种。治疗食物嵌塞的方法如下。

（1）选磨法：用选择性磨改牙面的方法，以矫正患牙的𬌗面形态来消除食物嵌塞。如重建或调整牙齿的边缘嵴、食物溢出沟、牙尖的生理形态等，此法适用于部分垂直型食物嵌塞的患者。

（2）充填或牙冠的修复：相邻两牙接触区不紧密时，易致食物嵌塞，此时可用充填法或牙冠的修复法来消除食物嵌塞。如牙齿邻面有龋洞时，可用充填法，在充填的同时恢复两牙之间的接触关系；又如邻接区接触不良，但无龋洞而牙又无松动时，可用全冠修复来恢复邻接区。

（3）拔牙：若下颌第三磨牙向前倾斜而与第二磨牙之间有食物嵌塞时，应拔除第三磨牙。

（4）正畸矫治：青少年牙排列不齐或先天性牙列稀疏等造成食物嵌塞者，做正畸矫治是较好的方法。

（5）修复缺失牙：牙缺失后不及时修复，可使对颌牙伸长或使两侧邻牙向缺失部位倾斜，从而致食物嵌塞，因此牙缺失后应及时修复。

（6）对水平型食物嵌塞的治疗较困难，可采用食物嵌塞矫治器治疗，或采用个人卫生处理。上述方法治疗食物嵌塞不一定都能有效。

（二）药物治疗

1. 局部药物治疗 局部药物治疗的目的，主要在于控制或降低局部细菌和菌斑的致病力，以利于组织的恢复。漱口液可以短时减少口腔细菌的数量，急性炎症时，每2～3小时漱口一次。氯已定液是目前已知效果最确切的防菌斑药物，每日含漱2次，每次数分钟，能使菌斑明显减少。牙龈炎患者，清除牙石后含漱效果明显。本药缺点是味苦，长期使用牙齿、舌部着色呈棕色。停药后经洁治可消除色素。1%过氧化氢液（又称双氧水）能除臭、去除坏死组织。过双氧化氢对黏膜有一定刺激，长期使用可使牙面脱钙和发生黑毛舌。2%盐水有消毒、消炎的作用，是最古老也是最方便的消炎漱口剂。口泰漱口液能使口腔清爽，消除炎症，杀菌，还有抑制细菌生长和黏附作用。

碘甘油含有碘化钾、碘、甘油和水，具有灭菌消炎、收敛和促进肉芽组织生长的作用，可在洁治、刮治后，将药液涂布于龈袋或牙周袋内，因其刺激性小，无不良反应，患者也可在含漱和刷牙之后，自行上药。

碘酚为腐蚀性较强的药物（由口腔科医生使用），含碘和酚，具有较强的防腐消毒作用，可凝固蛋白，腐蚀坏死组织，有消除脓液、减轻疼痛、减少渗出液的作用。适用于有炎性肉芽组织的创面。

2. 全身药物治疗　用于急性龈炎、龈脓肿等。目前认为厌氧菌是牙周病的始动因素。因此采用抗生素治疗有一定疗效。

（1）消炎药物：①甲硝唑，又名灭滴灵，能有效地杀灭厌氧菌，对牙周病有很好的疗效。甲硝唑与多数常用抗生素无配伍禁忌，不引起菌群失调，不易产生耐药菌株，而且高效、廉价。口服每次200mg，每日3～4次，连服3～5天，无严重不良反应，偶有不良反应如恶心、厌食、腹泻、头痛及皮疹等。②替硝唑，是继甲硝唑后研制成功的，疗效更高，半衰期长，疗程更短的抗厌氧菌药。口服首日2g，以后每次0.5g，每日2次，连服3～4日。③罗红霉素，是新一代大环内酯类抗生素，其体内抗菌作用比红霉素强1～4倍。成人口服每次0.15g，每日2次，儿童减量。

（2）改善营养药物：可提高机体修复能力和免疫力，有利于牙周组织的恢复。常用药物有维生素C、维生素A等。

（三）手术治疗

牙龈炎发展到一定阶段，仅靠基础治疗、药物治疗等方法，难以取得满意疗效，需要采用外科手术的方法进行治疗。常用的手术方法是牙龈切除术。

牙龈切除术的适应证：①牙龈组织增生肥大，形成假性牙周袋，其他治疗无效者。②中等深度的牙周袋。③智齿冠周盲袋形成，反复发炎者。④龈瘤。⑤为便于假牙及冠修复或充填制备洞形，需切除牙龈者。

方法：①将牙周记号镊插入牙周袋底形成多个出血点。②用牙龈刀沿多个出血点下方切除牙龈。③切口要呈45°斜向牙冠方向。④用牙间乳头刀插入切口切开并除去牙间乳头，切除增生肥大及病变的牙龈组织，从而恢复正常的牙龈形态及龈沟深度。牙龈切除后创面用牙周塞治剂填塞覆盖。

第二节 牙周炎

牙周炎（periodontitis）是由牙菌斑中的微生物所引起的牙周支持组织（牙周膜、牙槽骨及牙龈）以及牙骨质的慢性破坏性疾病。大多数病例由牙龈炎发展而来，除了有边缘性龈炎的临床症状外，尚有牙周袋形成及牙槽骨吸收，如不及时治疗，最终导致牙齿松动甚至被拔除。它是我国成年人丧失牙齿的最主要原因。牙周炎在临床上表现为多种类型。

一、慢性牙周炎

慢性牙周炎（chronic periodontitis，CP）原名成人牙周炎（adult periodontitis，AP）或慢性成人牙周炎（chronic adult periodontitis，CAP）是牙周炎最常见的一型，约占牙周炎患者的95%，由长期存在的慢性牙龈炎向深部牙周组织扩展而引起，年龄越大，患病率越高，病情也越重。因此早期发现和诊断牙周炎十分重要。

【病因】

(一) 细菌及牙石

龈上及龈下的菌斑及牙石是造成慢性牙周炎的主要局部因素。龈下菌斑中的致病菌为革兰阴性厌氧菌，在深牙周袋中可占70%～90%，其中最主要的是牙龈卟啉菌、中间普氏菌、产黑色素类杆菌以及螺旋体（主要为牙密螺旋体）等共同形成致病性强的生物膜，由龈上向龈下扩延。其所引起的炎症反应范围扩大到深部组织，导致牙周袋形成、附着丧失和牙槽骨吸收。

(二) 其他局部因素

1. 食物嵌塞　造成食物嵌塞的常见原因有：①相邻两牙接触不良，这可能由于邻面龋破坏了接触区和边缘嵴；牙齿错位或扭转；缺失牙未及时修复，邻牙向缺失牙方向倾斜，使相邻两牙失去接触，或者对颌牙下垂或上长，亦使两牙失去正常接触关系；修复体未恢复接触区。②对牙齿的挤压力，不均匀的磨耗所形成的尖锐或边缘嵴，将食物挤压进入对颌牙间。③由于殆面磨耗而使食物的外溢道消失，邻面接触区变宽，颊、舌侧外展隙变小或消失，食物无法从外溢道溢出，被挤入牙间隙。④牙间乳头萎缩和支持组织高度降低，使龈外展隙增大，在进食时唇、颊和舌运动将食物压入牙间隙，造成水平嵌塞。

2. 医源性的治疗因素　有的牙周炎症和破坏是由于不恰当的牙体治疗、修复体以及正畸过程中引起。①银汞充填体的邻面悬突可刺激牙周乳头引起炎症、萎缩，甚至牙槽骨嵴吸收。②修复体接触不良，未恢复恰当的边缘嵴或楔状隙易造成食物嵌塞；全冠修复体的龈缘与牙面不密合或黏着剂溶解与牙体间出现微隙，给菌斑中细菌的滋生创造了条件，刺激牙龈发炎；修复体外形过突，有利于菌斑堆积和妨碍自洁；设计和制作不佳的可摘式局部义齿会增加基牙的菌斑堆积；

矫正器有碍清除菌斑，不恰当的加力使牙槽骨吸收，牙根吸收，牙齿松动。

3. 解剖缺陷 上颌侧切牙或中切牙的舌面的畸形舌侧沟易留菌斑，形成窄而深的牙周袋；磨牙的根分叉处的釉质突起易引发根分叉区的牙周病变。

（三）吸烟

烟草中尼古丁及其代谢产物可替宁（Cotinine）通过抑制PMN的吞噬功能、黏附功能及趋化功能，而使免疫功能降低，降低了牙周组织对外来致病因素的防御能力，因而易患牙周炎。吸烟者对治疗的反应也差。同时无烟性烟草能刺激单核细胞分泌前列腺素 E_2 及白细胞介素-1β，它们均能引起骨吸收。

（四）全身因素

凡与免疫防御、内分泌功能及药物有关的全身因素均可降低或改变牙周组织对菌斑中致病因子的抵抗力，如糖尿病、妊娠、长期服用避孕药、免疫抑制剂等。一些长期消耗性疾病，如结核、慢性肾炎也可引起牙周组织的严重退行性变。

【诊断】

牙周炎的临床特征是牙龈的炎症、有牙周袋形成、附着丧失、牙槽骨吸收，最后导致牙松动，丧失咀嚼功能。35～44岁的高发期，年龄越大，患病率越高，病情也越重。

（1）既往有牙龈炎史，进程缓慢，可长达十余年或数十年。患处牙龈呈现不同程度的慢性炎症，颜色暗红或鲜红，质地松软，边缘圆钝且不与牙面贴附，有些患者由于长期的低度炎症，使牙龈有部分纤维性增生、变厚，表面炎症不明显，但牙周探诊后，袋内壁有出血，也可溢脓。牙周袋探诊深度超过3mm，但如有牙龈退缩（附着丧失），则探诊深度可能在正常范围，因此附着丧失比单纯的探诊深度能更准确地反映牙周支持组织的破坏。

（2）牙周袋、附着丧失和牙槽骨吸收在牙周炎的早期即已出现，但程度较轻，一般无明显不适，临床主要的症状为刷牙或进食时出血或口内异味，但通常不会引起患者的重视，直至形成深牙周袋后，出现牙松动、咀嚼无力或疼痛，甚至发生牙周脓肿等才去就诊，此时已为晚期。

（3）本病一般侵犯全口多数牙齿，也有少数患者仅发生于一组牙（如前牙），磨牙和下前牙以及邻接面因牙菌斑、牙石易堆积，故较易患病。慢性牙周炎根据附着丧失和骨吸收的范围和严重程度可进一步分型。

轻度：牙龈有炎症和探诊出血，牙周袋4mm，附着丧失1～2mm，X线片显示牙槽骨吸收不超过根长的1/3。可有口臭。

中度：牙周袋6mm，附着丧失3～4mm，X线片显示牙槽骨水平型或角型吸收超过根长的1/3，但不超过根长的1/2。牙齿可能有轻度松动，多根牙的根分叉区可能有轻度病变，牙龈有炎症和探诊出血，也可有脓。

重度：牙周袋6mm，附着丧失≥5mm，X线片显示牙槽骨吸收超过根长的1/2，多根牙有根分叉病变，牙多有松动。炎症较明显或可发生牙周脓肿。

晚期常可出现其他伴发病变和症状，如①牙齿移位；②由于牙松动、移位和乳头退缩，造成食物嵌塞；③由于牙周支持组织减少，造成继发性咬合创伤；④牙龈退缩使牙根暴露，对温度刺激敏感，甚至发生根面龋；⑤深牙周袋内脓液引流不畅时，或身体抵抗力降低时，可发生急性牙周脓肿；⑥深牙周袋接近根尖时，可引起逆行性牙髓炎；⑦牙周袋溢脓和牙间隙内食物嵌塞，可引起口臭。

【治疗】

（1）口腔卫生指导，教会患者控制菌斑的方法。

（2）行龈上洁治、龈下刮治（根面平整），彻底消除龈上、龈下牙石，为新附着创造条件。

(3) 炎症控制后调𬌗，特别对 X 线片显示牙周膜增宽及牙槽骨角形缺损者。

(4) 局部使用复方碘液达到消炎、收敛作用。牙周袋内置入缓释剂型或能被生物降解的材料为载体的药物，如甲硝唑、二甲胺四环素、洗必泰、氟化亚锡等。

(5) 经以上基础治疗后，仍有较深的牙周袋或根面牙石不易清除者，则行牙周手术。

(6) 松牙固定及修复缺失牙：松牙固定包括暂时性牙固定和永久性固定两种。

(7) 维护治疗：定期复查及口腔卫生指导。

(8) 重症病例，在局部治疗同时辅助口服药物，如甲硝唑、替硝唑、盐酸米诺环素等。

二、青少年牙周炎

本病发生于全身健康的青少年，有一个以上恒牙的牙槽骨快速破坏，牙周破坏的程度与局部刺激物的量不一致。1989年世界牙周病研讨会将其定名为局限性青少年牙周炎，并归入早发性牙周炎。

【病因】

1. 特定细菌群 大量的研究表明伴放线放线杆菌（Aa）是侵袭性牙周炎的主要致病菌，它的致病机制如下：①从侵袭性牙周炎患者的龈下菌斑中可分离出 Aa，阳性率为 90% ~ 100%。②伴放线放线杆菌对牙周组织有毒性和破坏作用，产生一种叫白细胞毒素的外毒素，能损伤和杀伤人体的白细胞；抑制中性多形核白细胞（PMN）的趋化；产生内毒素；产生胶原酶，破坏结缔组织和骨的胶原纤维；产生成纤维细胞抑制因子、破骨细胞激活因子等。Aa 的表面可形成膜泡，内含毒素，膜泡的脱落可使毒素播散。③引发宿主的免疫反应局限型侵袭性牙周炎患者的血清中有明显升高的抗 Aa 抗体，牙龈局部也产生大量的特异抗体，并进入牙周袋内，使龈沟液内抗体水平高于血清的水平。

2. 全身因素　部分患者外周血的中性多形核粒细胞趋化功能障碍，而且家属中其他成员也有白细胞功能缺陷。

【诊断】

（1）发病年龄在青春期至25岁，有人报告女性发病为男性的3倍。

（2）牙周组织破坏程度与局部刺激物的量不成比例，即牙石及菌斑量很少，但牙周组织破坏程度重。

（3）切牙和第一恒磨牙最早出现松动，前牙向唇侧远中移位，出现牙间隙。

（4）X线片显示第一恒磨牙的近远中垂直性骨吸收（形成弧形），切牙水平吸收，且左右对称。

（5）病程进展较快，早年就开始拔牙、牙齿松动或自行脱落。

（6）多数患者有家庭遗传倾向，同胞兄弟姐妹、孪生子可发生此病，有人认为青少年牙周炎可能是常染色体隐性基因遗传。

（7）大多数青少年牙周炎患者的龈下菌斑中可分离出较高比例的伴放线杆菌。

（8）外周血的中性多形核粒细胞趋化和（或）吞噬功能异常。

【治疗】

（1）特别强调早期、彻底的基础治疗（洁治、根面平整及调𬌗等）及口腔卫生指导。

（2）加强维护期的定期复查，复查间隔期应短，而且要长期追踪及治疗。

（3）配合全身用药，如口服四环素0.25g，每日4次，连服2周或螺旋霉素0.2g，每日4次，连服1周。

(4) 当炎症控制、牙周袋变浅后，有些病例可用正畸方法将移位牙复位。

(5) 必要时行手术治疗。

三、快速进展性牙周炎

本型由 Page 等在 1983 年提出，发生于年轻的成年人，部分患者过去有青少年牙周炎史，突然加重，短期内牙周组织迅速破坏，牙齿松动。

【病因】

菌斑中主要细菌有牙龈卟啉菌、中间型普氏菌、核梭杆菌，患者血清中有高度滴度的抗牙龈类杆菌和伴放线杆菌的特异抗体 IgG。大多数患者的中性多形核粒细胞趋化功能低下。

【诊断】

(1) 发病年龄为青春期至 35 岁之间。

(2) 病变广泛，波及大多数牙，牙槽骨吸收可为垂直型或水平型。

(3) 有些患者以前患局限性青少年牙周炎。

(4) 有重度而迅速的骨破坏，并同时有牙龈组织的急性炎症表现。牙龈明显红肿，探诊出血。

(5) 可有全身症状，如疲乏无力、体重下降、食欲欠佳等。

(6) 多数患者中性粒细胞和单核细胞功能缺陷。

【治疗】

(1) 局部治疗同慢性成人牙周炎，加强局部基础治疗（包括洁治、根面平整、调𬌗等），局部牙周袋内放置抗生素，牙周手术，使牙周病损由破坏期尽早进入静止期。

(2) 全身用药及支持疗法：如口服甲硝唑、螺旋霉素等抗菌药物治疗。口服维生素 C、中药均为支持治疗。

四、青春前期牙周炎

Page 等在 1983 年首先报告了 5 例发生在乳牙的牙周炎，从此人们开始认识到乳牙也可发生牙周炎，并作为一种独立的疾病。此型较少见，病因不明，有弥漫及局限型之分。

【病因】

病因不明，有人报告其龈下菌群中有放线杆菌、中间型类杆菌。

【诊断】

本病初起于乳牙萌出期，可根据临床表现进行分型。

弥漫型：①病损波及全部乳牙，甚至恒牙亦受损。②牙龈重度炎症表现，牙龈组织增生，龈缘退缩或龈裂。③牙槽骨迅速吸收破坏，牙齿松动。④外周血的中性粒细胞及单核细胞功能可能有缺陷。⑤常伴有中耳炎及上呼吸道的反复感染，而且对牙周治疗及抗生素治疗反应均欠佳。

局限型：①只侵犯几个乳牙。②牙龈炎症较轻或为中等程度。③有深的牙周袋，局限性骨丧失。④中性粒细胞或单核细胞趋化功能障碍。⑤对治疗的反应较差。

【治疗】

（1）年幼儿童应在家长监督和帮助下控制牙菌斑，注意用软毛牙刷，0.12%洗必泰含漱或擦洗牙颈部来清除菌斑。

（2）仔细而彻底的牙周基础治疗，定期复查且间隔期要短，最好每 2～3 个月复查一次，而且要长期随访。

（3）配合全身应用抗生素。

五、根分叉病变

根分叉病变（furcation involvement）是指牙周炎的病变波及多根牙的根分叉区，可发生于任何类型的牙周炎。以下颌第一磨牙发病率最高，上颌前磨牙最低，发生率随年龄增长而上升。

【病因】

（1）本病是牙周炎发展的一个阶段，菌斑仍是主要病因，又由于根分叉处的菌斑的控制和牙石的清除较困难，故加重了病变的发展。

（2）𬌗创伤是本病的一个加重因素。一旦牙龈的炎症进入该区，组织的破坏会加速进行，常造成凹坑状或垂直骨吸收。尤其是病变局限于一个牙齿或单一牙根时，更应考虑𬌗创伤。

（3）牙根解剖因素：①多根牙在牙颈部的釉质突起，是局部解剖的薄弱环节，该处易形成病变；②根分叉距釉牙骨质界较近的牙齿，一旦有了牙周炎症，病变很容易扩展延到根分叉区；③磨牙的髓室底常有数目不等的副根管，牙髓的炎症可通过副根管扩展到根分叉区。

【诊断】

根据临床表现，如根分叉区深袋、探诊出血、溢脓或发生急性牙周脓肿，结合牙周探诊、弯探针检查根分叉区病变，根分叉探诊分度及X线片所示病变情况，综合分析判定根分叉区病变的程度。当病变使牙根暴露或发生根面龋或牙髓受累时，患牙还可出现对温度敏感直至自发痛等症状。Hamp将根分叉病变分为三度，Ⅰ度用探针能水平探入根分叉区，探入深度未超过牙齿宽度的1/3；Ⅱ度根分叉区骨质的水平性破坏已超过牙宽度的1/3，但尚未与对侧贯通；Ⅲ度根分叉区骨质已有贯通性的破坏，探针已能通畅；Ⅳ度，根间骨隔完全破坏，因牙龈退缩而使病变的根分叉区完全暴露于口腔中。

【治疗】

根分叉病变的治疗原则与单根牙基本一致。治疗目的是消除炎症及深的牙周袋，消除菌斑的藏匿处，使分叉区暴露而易于清洁；希望能有一定程度的新附着。

（1）Ⅰ度根分叉病变：牙周袋较浅无明显牙槽骨外形不佳者，做彻底的龈下刮治和根面平整；如果牙周袋较深而且牙槽骨形态不佳者应在根面平整后，做翻瓣术并修整骨外形。

（2）Ⅱ度根分叉病变：骨成形术和（或）根向复位瓣术，以利于自我控制菌斑。如果根分叉牙槽骨的形态较好，则可根据情况行翻瓣术及引导性组织再生术或植骨术，促使分叉处形成新骨。

（3）Ⅲ度根分叉病变：翻瓣术加根向复位瓣术或行牙截除术（或分牙术）以消除根分叉区病变，又利于患者自我保持清洁。

（4）Ⅳ度根分叉病变：截根术或分牙术加骨外形修整，以利于消除病变及患者自我保持清洁。

六、牙周脓肿

牙周脓肿并非独立的疾病，而是牙周炎发展到晚期，出现深牙周袋后的一个常见的伴发状况。它是位于牙周袋壁或深部牙周组织中的局限性化脓性炎症，一般为急性过程，也可有慢性牙周脓肿。发病部位可为个别牙或多个牙，后者称为多发性牙周脓肿。

【病因】

（1）深牙周袋感染未及时治疗，袋内感染沿袋内壁溃疡进入深部牙周组织，引起化脓性炎症而形成脓肿。

（2）由于龈下刮治不彻底，留有残余牙石、菌斑及袋内壁炎症，刮治后由于袋口变紧使脓液及渗出物排出受阻。

（3）洁治或龈下刮治过程中，将牙石碎屑或感染推入牙龈组织内而发生牙周脓肿。

（4）复杂性牙周袋使袋内脓液引流不畅。

（5）牙髓治疗过程中根管侧穿、食物嵌塞等均可引起牙周脓肿。

（6）牙周炎患者当机体抵抗力下降、有全身衰弱性疾病如糖尿病等时易引起牙周脓肿。

【诊断】

（一）诊断要点

1. 急性牙周脓肿 ①突然发作，在牙龈上形成卵圆形突起，色红，水肿，表面光亮，待脓液形成并局限后，表面形成脓头，挤压时有脓液流出或从牙周袋中溢出。②脓肿区局限性搏动性疼痛，相应的牙齿伸长感、叩痛、咬合疼及不同程度的松动。③严重者可有全身不适、发热、末梢血白细胞增多、淋巴结肿大。

2. 慢性牙周脓肿 急性牙周脓肿如果排脓不畅可迁延为慢性牙周脓肿，也可开始就是慢性过程。①无明显自觉症状，可有咬合钝痛，浮起感，轻度叩痛或叩诊不适。②牙龈上形成窦道，反复流脓，窦道开口于牙龈或黏膜，可能在开口处的周围有肉芽组织或仅为小的开口。

（二）鉴别诊断

1. 牙龈脓肿 龈脓肿仅局限于龈乳头，无附着丧失，只要经过排脓引流很快能愈合；牙周脓肿有深的牙周袋和附着丧失，X线片可见牙槽骨吸收或者牙齿周围弥散的骨质破坏。

2. 牙槽脓肿 牙槽脓肿的感染来源多为牙髓病或根尖病，无深的牙周袋和附着丧失，牙髓无活力，脓肿部位接近龈颊沟，疼痛较重，X线片可见根尖周围有骨质破坏；而牙周脓肿感染来源于牙周袋，一般无龋，牙髓有活力，脓肿局限于牙周袋壁，近龈缘，X线片牙槽骨嵴有破坏，可有骨下袋。

【治疗】

1. 急性牙周脓肿 ①止痛，防止感染扩散，引流脓液。根据脓肿成熟程度决定处理原则。②脓肿未成熟者可以清除大块牙石，冲洗牙周袋，牙周袋内置入消炎收敛药物。③对成熟的脓肿可将脓肿切开引流或从牙周袋内引流，局部置入复方碘液，洗必泰含漱，必要时全身使用抗生素。④必要时少量调𬌗以消除过早接触点，使患牙得到迅速恢复。

2. 慢性牙周脓肿 慢性牙周脓肿应在基础治疗之后，行翻瓣术。

七、牙周－牙髓联合病变

牙髓组织和牙周组织在解剖学方面是互相沟通的，在组织发生学方面均来源于中胚叶或外胚叶。牙周炎和牙髓根尖病的发病因素和病理过程虽不完全相同，但牙周袋内和感染的牙髓内都存在以厌氧菌为主的混合感染，它们所引起的炎症和免疫反应有相似之处。因此，二者的感染和病变可以互相影响和扩散，导致联合病变的发生，牙周－牙髓联合病变在临床上并非少见，诊断是要分清原发病变和继发病变往往比较困难。了解二者的相互关系和疾病的相互影响对临床诊断和治疗设计有重要意义。

【发病因素】

1. 根尖孔 是牙周组织和牙髓的重要通道，血管、神经和淋巴通过根尖孔互相通连，而感染和炎症也易交互扩散。

2. 侧支根管 近根尖 1/3 处侧支根管最多，如果深牙周袋达到根尖 1/3 时，牙周的感染很易通过侧支根管到达牙髓。多根牙的根分叉区的副根管也是牙髓和牙周组织炎症互通的交通途径，亦可引起牙周－牙髓联合病变。

3. 牙本质小管 正常的牙根表面有牙骨质覆盖，牙本质小管不会与外界相通。但约有 10% 的牙齿在牙颈部无牙骨质覆盖，牙本质小管直接与外界相通。牙颈部的牙骨质很薄，很易因机械力量的磨损而损伤牙骨质，使牙本质暴露，牙本质小管与外界相通。

【诊断】

（一）临床表现

1. 牙髓根尖周病引起的牙周病变 活的牙髓，即使有炎症，一般也不引起明显的牙周破坏，可能仅引起根尖周围的牙周膜增宽或局限的阴影，有少数的牙髓坏死是无菌性的，它们一般不会引起明显的牙周病变。但大多数死髓牙均为感染性的，其中的细菌毒素及代谢产物可通过根尖孔或根管侧支引起根尖周病变或根分叉病变，并进而形成牙周–牙髓联合病变。其特点是牙髓无活力或活力异常；牙周袋和根分叉区病变局限；邻牙的牙周基本正常，与根尖病变相连的牙周骨破坏呈烧瓶形。临床所见如下。

（1）根尖周感染的急性发作形成牙槽脓肿，脓液可沿阻力较小的途径向牙周组织排出，牙周排脓途径有二。①脓液沿阻力较小的牙周膜间隙向龈沟排脓，迅速形成单一的、窄而深达根尖的牙周袋。多根牙也可在根分叉处形成窄而深的牙周袋，类似Ⅲ度根分叉病变。②脓液由根尖周组织穿透附近的密质骨到达骨膜下，掀起软组织向龈沟排出，形成较宽而深的牙周袋，但不能探到根尖。多见于颊侧。X线片显示根尖区阴影与牙槽嵴的吸收相连，形成典型的病变。

（2）牙根纵裂引起的牙周病变：可伴发局限的深牙周袋和牙槽骨吸收，患牙有明显咬合痛，X线片上呈烧瓶形，即阴影围绕根尖区并向牙槽嵴顶处逐渐变窄。

（3）牙髓炎症通过侧支根管引起根分叉区牙周病变，如果其他牙位无明显的牙周病变，患者又有牙髓炎的症状及X线片显示的根分叉区的骨密度减低，应考虑牙髓源性病变。

（4）牙髓治疗过程中或治疗后造成的牙周病变也不少见。如根管壁侧穿或髓底穿通、髓腔或根管内封入烈性药（砷制剂、戊二醛、塑化液、干髓剂等）均可通过根分叉区或根管侧支伤及牙周组织。

2. 牙周炎引起牙髓病变 本型特点是有长期的牙周炎病史，经过一段时间后又出现牙髓炎症表现。常见于以下几种情况：①逆行性牙髓炎，这是由于深牙周袋内的细菌、毒素通过根尖孔或侧支根管进入牙髓而引起，可表现为急性牙髓炎或慢性牙髓炎、牙髓变性、钙化甚至坏死，牙髓病变的程度与牙周袋深度成正比。②牙周治疗对牙髓的影响，根面刮治使牙本质小管暴露或牙周袋内用药，通过侧支根管刺激牙髓。③牙周病变与牙髓病变并存。

（二）诊断要点

1. 牙髓炎引起的牙周病变　①患牙有牙髓炎或根尖周炎的既往史或现病史。②牙髓活力无或迟钝。③可探到深而窄的牙周袋，且不易探入。有时也可见深而宽的牙周袋。④X 线片显示根尖周区、根分叉处和（或）牙根的一侧有牙槽骨破坏的 X 线透影区，而其他部位的牙周骨质正常。

2. 牙周炎引起的牙髓病变　①患牙为牙周炎并可有反复发生的牙周脓肿史，随后出现温度激惹痛或自发痛、咬合痛。②有深牙周袋或牙周袋深达根尖。③患牙有不同程度的松动。④温度测验疼痛或无反应，电活力测验敏感或迟钝。⑤X 线片可见牙槽骨水平或垂直吸收，也可见根分叉的重度病变。

【治疗原则】

（1）牙周治疗与牙髓治疗同时进行。

（2）前牙应做完善的根管治疗，同时做牙周治疗（深部刮治或翻瓣刮治术）。

（3）后牙应尽量做完善的根管治疗，对根管扩通有困难可考虑做完善的塑化治疗。

（4）除去创伤性力及食物嵌塞等局部因素。

（5）根尖病变与牙周病变相通者，经牙周基础治疗和牙髓治疗数月后，骨质仍未修复，牙周炎症不能控制，应选择性地做翻瓣术、骨修整术及引导性组织再生术。

（6）重度根分叉病变及一个根的根周牙槽骨吸收较明显，可考虑做截根术或牙半切除术。

（7）指导患者如何进行口腔护理，并定期复查。

第三章 口腔黏膜病

第一节 复发性阿弗他溃疡

复发性阿弗他溃疡（recurrent aphthous ulcer，RAU）又称复发性口腔溃疡（recurrent oral ulcer，ROU）、复发性阿弗他口炎（recurrent aphthous stomatitis，RAS）、复发性口疮。是最常见口腔黏膜病，其患病率高达20%左右。因具有明显的灼痛感，故冠以希腊文阿弗他——灼痛。本病呈周期性复发且其有自限性，为孤立的、圆形或椭圆形的浅表性溃疡。

【病因】

病因复杂，存在明显的个体差异。研究报道的发病因素甚多，尚无统一的说法，推测RAU的发生可能是多种因素综合作用的结果。

（一）免疫因素

1. 细胞免疫异常 细胞免疫主要指T淋巴细胞介导的免疫应答反应。一些研究结果表明，在溃疡前期、溃疡发作期和间歇期，CD_3（总T淋巴细胞）、CD_4、CD_8及CD_4∶CD_8均有不同程度的异常变化，证实了T淋巴细胞及其亚群之间的构成关系失去平衡介导了免疫应答反应。也有研究报道RAU患者的T淋巴细胞增殖能力显著低于正常人。

2. 体液免疫异常和自身免疫　体液免疫是通过B淋巴细胞产生的特异性免疫球蛋白来实现的。自身免疫是抗体对来自自身抗原的一种应答反应。有人应用直接免疫荧光法对RAU患者进行免疫球蛋白和补体测定，发现有45%的基底膜荧光效应。采用间接免疫荧光抗体测定，有66%的患者的血循环中存在抗口腔黏膜抗体。

3. 免疫功能低下和免疫缺陷　有人证实RAU患者的淋巴细胞对PHA和刀豆蛋白（ConA）的反应在溃疡各个阶段都比正常人低下。用胸腺病毒作抗原刺激机体时，RAU患者的刺激反应也低下。HIV感染的RAU患者病情往往较重，说明RAU可能与免疫功能低下或免疫缺陷有关。

（二）遗传因素

对RAU的单基因遗传、多基因遗传、遗传标记物和遗传物质的研究表明，RAU的发病有遗传倾向。

（三）心理环境因素

包括心理环境、生活工作环境、社会环境等。临床上当精神紧张、情绪波动、周围环境的急剧变化、严峻的考试期时常有口腔溃疡的发生，或以上因素可促使原有复发性口腔溃疡的患者复发频繁。

（四）系统性疾病因素

临床实践经验和流行病学调查发现RAU与胃溃疡、十二指肠溃疡、溃疡性结肠炎、局限性肠炎、肝炎、肝硬化、胆道疾病有密切关系。

（五）感染因素

有人从病损中分离出腺病毒，从患者循环免疫复合物中发现了单纯疱疹病毒（HSV）的DNA或从溃疡表面培养出L型链球菌。

（六）其他因素

（1）超氧自由基能和脂质发生过氧化反应，产生具有细胞毒性的过氧化脂质而引发疾病。正常情况下，体内超氧化物歧化酶（SOD）有清除超氧自由基作用。一些研究表明RAU患者SOD活性有下降趋势，而过氧化脂质（LPO）水平明显升高，说明体内超氧自由基的生成和清除率不平衡与RAU发病有关。

（2）血栓素 B_2（TXB_2）和6-酮-前列腺素F1α（6-K-PGF1α）是与血管内皮细胞代谢有关的一对抗物，有人采用放免法测定RAU患者血浆中 TXB_2 和6-K-PGF1α，发现两者均明显低于正常对照组，推测两者比例失调和总体水平下降与血管内皮细胞损伤有关，从而导致RAU。

（3）对RAU患者的甲皱、舌尖、唇黏膜等部位的微循环观察发现，患者毛细血管静脉端曲张、丛数变少，管袢形态异常，血补充速度减慢，血流量减少。血液流变研究显示黏度增高等改变。

【诊断】

（一）临床表现

临床分型尚不统一。目前常采用Lehner分类，将RAU分为轻型、重型和疱疹样溃疡。

1. 轻型阿弗他溃疡 最常见，约占RAU的80%。溃疡不大，直径一般为2~4mm，圆形或椭圆形，周界清晰，孤立散在，数目不多，每次1~5个。好发于角化程度较差的区域，如唇、颊舌黏膜。角化程度高的龈、硬腭部较少发生，发作时溃疡有“凹、红、黄、痛”特征，即溃疡中央凹陷，基底不硬，周边围有约1mm充血红晕带，表面覆以淡黄色假膜，灼痛感明显。1~2周后愈合，具有不治而愈的自限性。

2. 重型阿弗他溃疡 又称复发性坏死性黏膜周围炎或腺周口疮。发作时溃疡大而深，似“弹坑”。直径可达10~30mm，深及黏膜下层直至肌层。周边红肿隆起，扪之基底较硬，但边缘整齐清晰。常单个发生，或在大溃疡周围有数个小溃疡，初始好发于口角，其后有向口腔后部发作趋势，如咽旁、软腭、腭垂等。发作规律基本同轻型阿弗他溃疡，但发作期可长达月余甚至数月，也有自限性。溃疡疼痛较重，愈合后可留瘢痕，可致舌尖、腭垂组织缺损。

3. 疱疹样阿弗他溃疡 又称阿弗他口炎。溃疡小而多，散在分布于黏膜任何部位，直径小于2mm，可达数十个之多，邻近溃疡可融合成片，黏膜充血发红，疼痛较重。可伴有头疼、低热、全身不适、局部淋巴结肿大等症状。溃疡愈合后不留瘢痕。

（二）诊断要点

根据临床体征和复发性及自限性的病史规律即可诊断。依据溃疡特征（多少、大小、深浅等）可以分型。但对大而深且长期不愈的溃疡，应警惕癌变，需做活检以明确。

（三）鉴别诊断

1. 结核性溃疡 深在潜行性溃疡，表面呈肉芽颗粒状，患者伴有呼吸系统活动性结核病灶。

2. 癌性溃疡 溃疡表面呈菜花状，边缘隆起，周围组织及基部有浸润块及硬结。病理活检可明确诊断。

3. 创伤性溃疡 多发生在颊、舌缘及唇内侧黏膜上，与溃疡对应部位有机械性刺激因子，部位固定，无反复发作史。

【治疗】

由于RAU确切病因尚不完全明了，因此，虽然治疗本病的药物较多，但从根本上治愈溃疡复发还有困难。

（一）局部治疗

1. 消炎类药物 0.02%洗必泰液，每次含漱1~2分钟，1日多次；0.1%醋酸氟羟泼尼松软骨局部涂抹；金霉素药膜、洗必泰药膜等贴于患处。

2. 止痛剂 0.5%达克罗宁液、1%普鲁卡因、2%利多卡因液，饭前含漱。

3. 腐蚀剂 在表面麻醉下，用50% ~100%三氯醋酸或5% ~10%硝酸银或8%氯化锌等溃疡表面灼之。

4. 物理疗法 口内紫外线灯、激光等照射，可以止痛并促进溃疡愈合。

5. 皮质激素局部封闭 对深而大的溃疡，持久不愈者，可用2.5%醋酸泼尼松龙混悬液0.5 ~1.0ml，加入1%普鲁卡因0.5 ~1.0ml，以浸润方式注射于溃疡下方。

（二）全身治疗

1. 糖皮质激素 12岁以上少年可用泼尼松，每次5 ~10mg，每日4次；地塞米松，每次0.5 ~1.5mg，每日2 ~4次。儿童酌情用1/4 ~1/2量。

2. 免疫制剂 胎盘球蛋白、丙种球蛋白可提高患者的免疫功能。转移因子，在上臂内侧或大腿内侧皮下注射，每次1mg，每周1 ~2次；胸腺素，肌内注射或皮下注射，每次0.5 ~1.0ml，每日或隔日1次，有促进T淋巴细胞的功效；胎盘脂多糖，肌内注射或皮下注射，每次0.5 ~1.0ml，每日3次，连服2日，停药5日，4 ~8周为1疗程，不良反应有头晕、恶心，少数有白细胞下降。12岁以上少年可用雷公藤，每次1 ~3片，每日2次；或昆明山海棠，每次2片，每日3次，儿童酌情减量。卡介苗核糖核酸注射液，每周2 ~3次，每次1支，肌内注射，每支0.5mg。

第二节 口腔单纯性疱疹

单纯疱疹病毒（herpes simplex virus，HSV）对人体的感染甚为常见，据统计，世界上1/3的人群曾患复发性疱疹性口炎，而有30% ~90%的调查对象血清中有抗单纯疱疹病毒抗体存在，说明他们曾发生过或正在发生单纯疱疹病毒感染。一般认为，人类是单纯疱疹病毒的天然宿主；口腔、皮肤、眼、会阴、神经系统等是易受侵犯的部位。

【病因】

口腔单纯性疱疹由人类单纯疱疹病毒所致的一种急性炎症性皮肤黏膜病。口腔单纯疱疹90%以上为1型单纯疱疹病毒引起。口腔单纯疱疹病毒感染的患者及带病毒者为传染源，主要通过飞沫、唾液及疱疹液接触而致，胎儿还可经产道感染，感冒、消化不良、疲劳、日晒等因素可诱使机体抵抗力降低而发病。

【诊断】

（一）临床表现

1. 原发性疱疹性口炎 为最常见的由1型单纯疱疹病毒引起的口腔病损，可能表现为一种较严重的龈口炎，急性疱疹性龈口炎。多数原发感染的临床症状并不显著。

（1）多见于6岁以下儿童，尤其是6个月～2岁婴幼儿，多为初发。

（2）口内任何部位黏膜均可发生，以牙龈、上腭等角化黏膜好发。

（3）有明显前驱症状，潜伏期4～7天，如发热、头痛、疲乏不适、拒食、烦躁不安等。

（4）病损特征为在片状充血黏膜表面出现丛集成簇的帽针头至米粒大小的透明小水疱，疱薄易破，破后融合成较大表浅糜烂或溃疡面，表面覆有伪膜，疼痛明显。

（5）患儿全口牙龈充血红肿，呈紫红色，轻触时易出血。

（6）病程有自限性，7～14天痊愈。

2. 复发性疱疹性口炎 原发疱疹性感染愈合以后，不管其病损的程度如何，有30%～50%的病例可能发生复发性损害，一般复发感染的部位在口唇或接近口唇处，故又称复发性唇疱疹。

（1）此型在成人及儿童均可发生，成人多为复发，好发于口角、唇红缘等皮肤和黏膜交界处及鼻周。

（2）典型损害为充血发红的皮肤黏膜上出现直径2～3mm成簇小水疱，疱壁薄、清亮，成簇分布，破溃后成褐色结痂，若伴有感染则为灰黄色脓疱，愈后局部可遗留暂时性色素沉着。

（3）损害范围局限，可有灼痛感及瘙痒感，全身症状轻微。

（4）本病有自限性，病程7～14天，愈后无瘢痕。

（5）遇诱因可复发。

（二）诊断要点

（1）急性病程，多见于婴幼儿，成人多为复发。

（2）有明显前驱症状，同时伴一定程度的全身反应。

（3）可见于口腔黏膜的任何部位，以牙龈、上腭、口周皮肤黏膜交界处多见。

（4）表现为丛集成簇的米粒大小的透明水疱，易破，破后成表浅糜烂或溃疡面，灼痛明显。

（三）鉴别诊断

1. 口炎型口疮 多见于中青年，病损为散在性溃疡，无前驱症状，好发于角化较差的区域，无口唇皮肤损害，全身症状轻。

2. 疱疹性咽峡炎 病损分布于口腔后部，全身症状和前驱症状多不明显，无牙龈损害。

3. 手－足－口病 多见于学龄前儿童，可流行或散发。全身症状轻，口腔病损为散在水疱，皮肤损害为手掌、足底、臀部皮肤出现水疱、丘疹或斑疹。

【治疗】

（一）全身治疗

1. 抗病毒治疗 无环鸟苷：发病3天内使用，每日4次，每次200mg，连用5～7天。三氮唑核苷：可口服含化或肌内注射，口服100～200mg/次，每日3次。针剂为10～15mg/(kg·d)，每日2次，5天为1个疗程。

2. 中药制剂　双黄连口服液、板蓝根冲剂、银黄口服液及抗病毒口服液等。

3. 支持疗法　可采取卧床休息，供给足够的营养及大量的维生素。

（二）局部治疗

（1）肾上腺皮质激素局部及全身使用可导致病毒感染扩散，应慎用或禁用。

（2）口腔局部用消炎、止痛、干燥、收敛的药物。疼痛明显时可用1%普鲁卡因含漱或口吸取卡马西平，唇疱疹湿敷后用金霉素软膏涂擦或用激光照射。

第三节　口腔念珠菌病

口腔念珠菌病（oral candidosis）是真菌念珠菌属感染引起的口腔黏膜疾病，近年来，由于抗生素和免疫抑制剂在临床上的广泛应用，发生菌群失调或免疫力下降，而使内脏、皮肤、黏膜被真菌感染者日益增多，口腔黏膜念珠菌病的发病率也相应增高。

【病因】

念珠菌为酵母样菌，属条件致病菌，是正常人口腔、肠胃道、呼吸道及阴道黏膜常见的寄生菌，以孢子形式存在，但不致病。但在某些诱因作用下，由孢子型变为菌丝型，即可造成感染。目前发现对人类有致病作用的7种念珠菌，以白色念珠菌致病性最强，致病力可达90%以上，是口腔念珠菌病的主要致病菌。

1. 白色念珠菌毒力　白色念珠菌的毒力主要在于侵袭力，其中黏附力和细胞外酶作用较肯定，由孢子型转成菌丝型，抗吞噬作用等也可能增强其侵袭力。

2. 宿主防御功能降低 年老体弱或长期患病、新生儿、原发性或继发性免疫缺陷（如胸腺萎缩及艾滋病患者存在先天或后天免疫功能缺陷），易伴发念珠菌感染。

3. 内分泌功能异常或紊乱 如患有糖尿病、甲状旁腺功能低下症、肾上腺皮质功能低下症等均易感染念珠菌。

4. 药物的影响 长期大量应用广谱抗生素，念珠菌病的发病率显著增高。皮质类固醇激素、免疫抑制剂及细胞毒性抗代谢药物的应用，化疗和放疗可抑制炎症反应，降低吞噬功能。机体的细胞免疫及体液免疫功能下降，导致机体抗感染能力下降而引起感染。

5. 局部因素 如戴义齿患者、过度吸烟等易使念珠菌滋生繁殖，造成局部黏膜感染。

6. 白色念珠菌感染与口腔白斑病的关系 多数学者认为白色念珠菌感染在形成口腔白斑病中起着原发性的作用。这是因为：①白色念珠菌性白斑病对抗真菌治疗反应迅速；②白色念珠菌性白斑病理变化恒定，且与口腔雪口病类似；③白色念珠菌白斑中可以有白色念珠菌抗原和菌体的存在；④白色念珠菌病的患者可能伴有复合性免疫缺陷，对白色念珠菌的免疫反应力降低；⑤在实验室可以在大鼠及鸡胚上利用白色念珠菌诱发与口腔白念性白斑病理改变相类似的病损。

有关白色念珠菌性白斑形成及其癌变的机制，目前较一致的意见是：由于白色念珠菌的感染，其内毒素或代谢产物，使口腔黏膜上皮中抑制细胞增殖的物质（如第二信使 cAMP）等受到影响，从而导致口腔黏膜上皮的过度角化，细胞异常增生，甚至趋向癌变。

【诊断】

（一）临床表现

1. 急性伪膜型念珠病 又称鹅口疮或雪口病。可发生于任何年龄的人，但以新生儿最多见，发生率为4%。

（1）新生儿鹅口疮多在出生后2～8天内发生，以颊、唇、腭、舌等处黏膜好发。

（2）病损可为急性或亚急性表现。

（3）患处黏膜充血发红，上覆白色凝乳状斑点或斑块，斑膜不易剥离，若强行剥离露出鲜红糜烂面，损害可向咽部、食管扩展。

（4）自觉症状不明显，成人可伴有口干、灼痛、味觉迟钝等。婴幼儿常出现流涎、烦躁不安、啼哭拒食。

（5）KOH涂片可见典型菌丝。

2. 急性红斑型（萎缩型）念珠菌病

（1）多见于成年人，常由于广谱抗生素长期大量应用所致，且大多数患者本身患有消耗性疾病，如白血病、营养不良、内分泌紊乱、肿瘤化疗后等。某些皮肤病如系统性红斑狼疮、银屑病、天疱疮等，在大量应用青霉素、链霉素的过程中也可发生念珠菌性口炎。

（2）急性病损，黏膜出现片状鲜红色的弥散性红斑，以舌黏膜多见，舌背乳头萎缩呈现鲜红色，而损害周围丝状乳头增生。

（3）伴明显口干、灼痛、味觉异常等症状。

（4）由于白色念珠菌菌丝穿透至上皮浅层，故KOH涂片不易见到菌丝。

3. 慢性红斑型（萎缩型）念珠菌病

（1）损害部位常在上颌义齿腭侧面接触之腭，多见于女性患者，黏膜色鲜红，边界清晰，严重者可伴有颗粒状乳头增生，局部有灼痛感。与义齿不洁、经常不摘义齿和局部黏膜创伤等因素有关。未戴义齿而发生者，可伴有全身性疾病或免疫缺陷，如糖尿病、贫血等。

（2）为慢性病程，可持续数月到数年，病变反复，时轻时重。

(3) 病变可波及口角皮肤黏膜，出现口角湿白、充血、糜烂、皲裂。

(4) KOH 涂片可找到白色念珠菌菌丝。

4. 慢性增殖性念珠菌病 可见于颊黏膜、舌背及腭部，由于菌丝深入到黏膜或皮肤的内部，引起角化不全、棘层增厚、上皮增生、微脓肿形成以及固有层乳头的炎性细胞浸润，而表层的假膜与上皮层附着紧密，不易脱落，是一种慢性增生性念珠菌病，病程长，病情较重。根据临床表现可分为两种亚型。

(1) 念珠菌性白斑

①黏膜上出现坚固的不能被擦掉的灰白色斑块，间有红色病损，严重者表面有颗粒样增生，黏膜失去弹性。

②好发部位口角内侧联合区，舌背及上腭黏膜。

③半数患者合并有口角炎。

④自觉有口干、烧灼感及轻微疼痛。

⑤病损区 KOH 或革兰染色涂片可见菌丝在上皮细胞团中。

⑥ 40% ~50%可合并有轻度至中度上皮异常增生。有人认为念珠菌性白斑病有高于4%的恶变率，特别是高龄患者应提高警惕，早期活检。

(2) 念珠菌性肉芽肿

①多见于腭、舌背黏膜。

②表现为口腔黏膜上出现红色结节状、疣状或肉芽肿样增生，常与红色病损同时存在或伴发念珠菌性白斑。

③病理表现：上皮层有白色念珠菌菌丝侵入及微小脓肿形成，上皮下肉芽肿形成。

④病损表面 KOH 涂片难找到白色念珠菌菌丝。

(二) 诊断要点

(1) 根据典型的症状及各型临床表现，同时结合病史、全身情况来判断无念珠菌感染。

（2）病损处或义齿组织面10% KOH直接涂片镜检，若发现菌丝表明有念珠菌感染；或进行病原菌培养，临床常采用唾液培养方法，以确定病原菌种类及感染程度。

（3）组织病理学检查。慢性增殖型念珠菌病须通过活检确诊，病理检查时须做HE与PAS两种染色来判定有无菌丝侵入上皮及上皮细胞有无不典型增生等情况。

（4）测定血清或唾液中抗念珠菌抗体滴定作为辅助诊断，1∶16以上有诊断价值。

（5）简易诊检系统，如API酵母鉴定系统可自行分析样品，24小时可得结果。但目前仅限于科研领域，尚未在临床作为常规诊断方法使用。

（三）鉴别诊断

口腔念珠菌病应与另一种以假性膜病损为特征的球菌性口炎（膜性口炎）鉴别。后者黏膜充血水肿明显，有成片的灰黄色假膜，表面光滑致密，且易被拭去，遗留糜烂面而有渗血，区域淋巴结肿大，可伴有全身反应。血象检查白细胞增高，涂片或培养可见大量的脓球或细菌。

【治疗】

1. 急性伪膜型念珠菌病　①注意口腔卫生，防止反复交叉感染。奶具应清洁后煮沸消毒，哺乳者奶头要用温水或弱碱性液体擦洗。②局部用弱碱性液体如3%～5%碳酸氢钠或0.05%洗必泰含漱液含漱或擦洗。③病情严重者，局部给予抗真菌药物，成人制霉素含片，50万U/次，一日3次；儿童采用制霉菌素混悬液10万U/10ml，疗程7～14天。

2. 急性红斑型（萎缩型）念珠菌病　①立即停用抗生素或激素；②局部使用弱碱性液体。③抗真菌药物治疗，制霉菌素50万U/片，每日3次，口含化或口服氟康唑，首剂200mg/d，以后100mg/d，每日1次，10～14天为一疗程。

3. 慢性红斑型（萎缩型）念珠菌病 ①改善口腔卫生状况，如戒烟、修改义齿，同时养成睡前摘义齿的好习惯。②局部抗真菌治疗同上。合并有唇及口角炎病变者，可用3%达克宁霜或3%克霉唑软膏局部涂擦。③增生性病变须手术切除，并做病理切片。

4. 慢性增殖性念珠菌病 ①去除诱因，纠正身体异常状态。②口腔局部用抗真菌药物治疗，药物同上。③增生性病变须做活检，确定有无上皮异常增生，局限性损害全部切除。④定期复查，以免癌变。

第四节 天疱疮

天疱疮（pemphigus）是一种严重的、慢性皮肤黏膜的自身免疫性疾病，出现不易愈合的大疱性损害。临床上根据皮肤损害的特点可分为寻常型、增殖型、落叶型和红斑型，其中口腔黏膜损害以寻常型天疱疮最为多见，且最早出现，故口腔医生能够早期诊断有对治疗具有重要的意义。

【病因】

尚不清楚，目前有多种学说：病毒学说、细菌学说、中毒学说、代谢障碍学说、精神创伤学说、内分泌失调学说。确定的是自身免疫病血清中抗棘细胞抗体（IgG）阳性，直接免疫荧光染色，棘细胞周围显示荧光环。

【诊断】

（一）临床表现

1. 寻常性天疱疮 慢性病程，发病缓慢，反复发作，好发年龄40~60岁，无性别差异。

（1）口腔表现：寻常型几乎全部有口腔病损，其发生在牙龈往往误诊为剥脱性龈炎或坏死性溃疡性龈炎。损害可出现在软腭、硬腭、咽旁及其他易受摩擦的任何部位，如咽、翼颌韧带等处。黏膜损害可先于皮肤或与皮肤同时发生。

①好发部位：唇、舌、腭、颊、龈。

②病损特点：1～2个或广泛发生的大小不等的水疱，疱壁薄而透明，水疱易破、出现不规则的糜烂面；破后留有残留的疱壁，并向四周退缩；若将疱壁撕去或提取时，常连同邻近外观正常的黏膜一并无痛性撕去，并遗留下一鲜红的创面；这种现象被称为揭皮试验阳性。若在糜烂面的边缘处将探针轻轻置入黏膜下方，可见探针无痛性伸入，这是棘层松解的现象，对诊断是有意义的。

（2）皮肤好发部位：前胸躯干以及头皮、颈、腋窝、腹股沟等易受摩擦处。外观正常的皮肤上出现水疱，水疱大小不等，壁薄易破，疱液淡黄透明稍黏稠，疱破皮肤表面剥脱露出比疱大的红色糜烂面，全身大面积糜烂时，患者衰弱，可并发败血症、肺炎。疱周缘扩展、尼氏征阳性。

2. 增殖型天疱疮

（1）口腔：与寻常型相同，只是在唇红缘常有显著的增殖。

（2）皮肤：发生在口腔黏膜损害前或后，常见于腋窝、脐部和肛门周围等皱褶部位，仍为大疱，尼氏征阳性，疱破后基部发生乳头状增殖，其上覆以黄色厚痂以及渗出物，有腥臭，自觉疼痛，周围有狭窄的红晕。损害常成群出现，并可融合，范围大小不定，继发感染则有高热。病情时而缓解或加重，身体逐渐衰弱，常死于继发感染。

（3）其他部位黏膜：鼻腔、阴唇、龟头等处均可发生同样损害。

3. 落叶型天疱疮 口腔黏膜完全正常或微有红肿，若有糜烂常不严重。皮肤如寻常型表现为松弛的大疱，疱破后有黄褐色鳞痂，边缘翘起呈叶状，类似剥脱性皮炎。眼结膜及外阴部黏膜也常受累。

4. 红斑型天疱疮 口腔黏膜损害较少见，皮肤表现在面部有对称的红斑及鳞鳕痂，像系统性红斑狼疮的损害，患者一般全身情况良好。

（二）诊断要点

慢性长期疱性病损，壁薄易破，周缘扩展阳性，脱落细胞吉姆萨染色阳性，病理及直接荧光免疫检查阳性。

（三）鉴别诊断

1. 类天疱疮 厚壁疱损，病理表现为上皮下疱，脱落细胞吉姆萨染色阴性，直接荧光免疫基底膜抗体阳性。

2. 多形红斑 发病急，病程短，典型病损为靶形红斑，黏膜大面积充血，渗出多形成伪膜，周缘扩展阴性。

【治疗】

1. 支持疗法 补充蛋白、维生素。

2. 免疫抑制疗法 首选皮质激素，如泼尼松40~60mg/d，当旧病损消失、新病损不出现时开始逐渐减量。还可用环磷酰胺、硫唑嘌呤等。未用皮质激素治疗前死亡率很高，如果皮质激素不能合理使用，病情迁延反复不愈。

3. 局部疗法 止痛、消炎、除常规用洗必泰、利凡诺溶液漱口外，可用皮质激素。

第五节 口腔白斑病

口腔白斑病（oral leukoplakia，OLK）是指发生口腔黏膜上的白色斑块或斑片，不能以临床和组织病理学的方法诊断为其他任何疾病的。新近的定义为口腔白斑是口腔黏膜上以白色为主的损害，不具有其他任何可定义的损害特征；一部分口腔白斑可转变为癌。

临床上可将白斑分为临时性诊断和肯定性诊断两个阶段。发现白色的黏膜斑块，又不能诊断为其他疾病时，即可下临时性诊断，此种临时性诊断可能包括白色角化病的一部分病例。如果去除某些局部因素后，经1～3个月的观察某损害仍持续存在，则可做肯定性诊断，此时的诊断为一种纯粹的临床诊断，不包括组织学含义。进一步的诊断须根据组织活检结果做出组织学诊断。本病多发生在40岁以上中年人，并随年龄的增加而增高，男性患者多于女性，儿童和少年罕见。

【病因】

白斑的发病与局部因素的长期刺激和某些全身因素有关。

1. 吸烟等理化刺激 流行病学的调查显示，白斑的发生率与吸烟史的长短及吸烟量呈正比关系，证明了吸烟与白斑发病关系密切。同时喜欢饮酒、喜过烫或酸辣食物、嚼槟榔等局部理化刺激与白斑发生有关。

2. 念珠菌感染 流行病学的调查显示口腔白斑患者中，白色念珠菌阳性率为34%左右。其中除白色念珠菌外，星状念珠菌和热带念珠菌可能与白斑发生也有密切关系。

3. 全身因素 包括微量元素、微循环改变、易感的遗传素质等。研究发现，机体中的微量元素锰（Mn）、锶（Sr）和钙（Ca）的含量与白斑发病呈显著负相关。其中Mn的含量与白斑的关系更为密切。Mn与酶的形成有关，而白斑的发生与组织代谢异常有关。白斑患者黏膜病损处有微循环障碍，在使用活血化瘀方法治疗，改善了微循环状况后，病变缓解或消失，因此考虑白斑与机体微循环状况有关。上皮代谢与维生素关系密切，维生素A缺乏可引起黏膜上皮过度角化，维生素E缺乏能造成上皮的氧化异常，使之对刺激敏感而易患白斑。

【诊断】

（一）临床表现

中年以上的男性多见。口腔白斑好发于颊部黏膜咬合线区域，舌部次之，唇、前庭沟、腭、牙龈也有发生。患者主观症状有粗糙感、木涩感、味觉减退。局部发硬、伴有溃烂时可出现自发痛及刺激痛。

口腔白斑可分为均质型与非均质型两大类：前者如斑块状、皱纹纸状等，而颗粒状、疣状及溃疡状等均属于后者。

1. 斑块状 口腔黏膜上出现白色或灰色均质型斑块，斑块表面可有皲裂，平或稍高出黏膜表面，边界清楚，触之柔软，不粗糙或略粗糙，周围黏膜多正常。患者多无症状或有粗糙感。

2. 颗粒状 亦称颗粒－结节状白斑，颊黏膜口角区多见。白色损害呈颗粒状突起，致黏膜表面不平整，病损间黏膜充血，似有小片状、点状糜烂，患者可有刺激痛。此型白斑多数可查到白色念珠菌感染。

3. 皱纹纸状 多发生于口底及舌腹。病损呈灰色或白垩色。边界清楚，表面粗糙，但触之柔软，周围黏膜正常。患者除粗糙不适感外，亦可有刺激痛等症状。

4. 疣状 损害呈乳白色，表面粗糙，呈刺状或绒毛状突起，明显高出黏膜，质稍硬。疣状损害多发生于牙槽嵴、口底、唇、上腭等部位，多可找到明显的局部刺激，如义齿基板、残根残冠等。

5. 溃疡状 在增厚的白色斑块上，有糜烂或溃疡，可有或无局部刺激因素，有反复发作史，疼痛。

（二）诊断要点

根据口腔黏膜上白色斑点、白色斑块的临床表现和病理检查，辅以脱落细胞检查及甲苯胺蓝染色，对口腔黏膜白斑作出诊断。

（三）鉴别诊断

1. 白色角化症 又名良性过角化病。长期受到机械或化学因素的刺激而引起的黏膜白色角化斑块。临床表现为灰白色或白色的边界不清的斑块或斑片，不高于或微高于黏膜表面，平滑，柔软，除去病变因素后，病损逐渐变薄，最后可完全消退。组织病理为上皮过度角化，上皮层有轻度增厚或不增厚，固有层无炎细胞或轻度炎性细胞浸润。

2. 白色水肿　表现为前磨牙、磨牙咬合线部位的口腔黏膜呈灰色白色，为一光滑的“面纱样”膜，可以部分刮去，表面粗糙有皱纹。组织病理变化为上皮增厚，上皮细胞内水肿，胞核固缩或消失，出现空泡样变。

3. 遗传性良性表皮内白色角化病　本病为常染色体显性遗传，多于出生一年后发病，口腔病变轻重不一。轻者仅为患处褪色、发白和起皱。重者黏膜增厚、发白、皱襞更多，扪之质地柔软，损害表浅。据此可与黏膜由于长期慢性机械刺激引起的病变相鉴别，临床表现为灰白色、淡白色或白色的边界不清的斑块或斑片。组织病理变化为上皮过度角化。

4. 扁平苔藓　白色损害为条纹状、树枝状、斑块状、丘疹状，可与充血、糜烂损害重叠出现，有的伴有皮肤病损。病理检查可帮助诊断。

【治疗】

1. 去除刺激因素　如戒烟酒，少食烫或酸辣食物，去除残根、残冠、不良修复体等。为避免异种金属修复体产生的电流刺激，可以更换金属修复体。观察 1～3 个月，病损未消失者须做组织活检。

2. 局部治疗　对于非充血、糜烂型的病损可用 0.1%～0.3% 维 A 酸软膏或 1% 维 A 酸衍生物——维胺酸局部涂搽，病情减轻时应减量。50% 蜂胶复合药膜、口腔消斑膜等局部贴敷。对疣型、颗粒型、溃疡型白斑可采取手术、激光、冷冻治疗。

3. 全身治疗　口服维生素 AD（鱼肝油丸）或维生素 A 每日 5 万单位，维甲酸（13 岁以下儿童禁用），13 岁以上少年，每日 35～50mg，分 3 次口服，从第 2～3 周起，逐渐增加至每日 35～60mg，疗程 1～2 个月。维生素 E，每次 50～100mg，每日 3 次。天然胡萝卜胶丸，每次 1 粒，每日 1～2 粒。

4. 中医中药 活血化瘀方是治疗白斑的主要方法，可用于各种类型的白斑，尤其是僵硬粗糙者。方选红花桃仁汤加减，常用药物如红花、桃仁、当归、赤芍、五灵脂、蒲黄等。

第六节 口腔扁平苔藓

扁平苔藓（lichen planus，LP）是一种伴有慢性浅表性炎症的皮肤-黏膜角化异常性疾病，皮肤及黏膜可单独或同时发病。口腔病损称口腔扁平苔藓（oral lichen planus，OLP），是口腔黏膜病中最常见的疾病之一，其患病率约为0.51%。该病好发于中年人，女性多于男性。

【病因】

病因不明，与精神因素、内分泌因素、免疫因素、感染因素等有关。

1. 精神因素 研究证明50%左右的OLP患者有精神创伤史（如失业、亲属亡故、婚姻纠纷等）患者发病前多有不愉快生活事件，其人格特点倾向不稳定型，易焦虑忧郁。对这类患者进行心理治疗，自我身心调节后，病情多可缓解，或痊愈。

2. 内分泌因素 女性患者月经期及绝经期血浆雌二醇（E_2）及睾酮（T）含量降低，临床上可见到女性OLP患者在妊娠期间病情缓解，哺乳后月经恢复时病损又有复发的现象。

3. 免疫因素 OLP上皮固有层有大量淋巴细胞呈带状浸润是其典型的病理表现之一，因而考虑OLP与免疫因素有关。临床上使用皮质类固醇及氯喹等免疫制剂治疗有效，也证明本病与免疫因素有关。

4. 感染因素 病毒可能是致病因素之一，Lipschutz曾发现病损内有包涵体存在，并认为是病毒感染的证据。国内有学者提出扁平苔藓发病与幽门螺杆菌（Hp）感染有关。

5. 微循环障碍因素　对OLP患者及正常人的唇、舌黏膜、舌菌状乳头、眼球结膜等血管微循环的观察发现，OLP患者微血管形态改变明显，其扩张、淤血者显著高于正常组，其微血管的流速亦较正常组明显减慢。

6. 系统疾病因素　扁平苔藓病情与糖尿病、甲亢、肝炎、高血压、消化不良等病情有关。

7. 局部刺激因素　牙源性刺激、不同金属修复体电位差等。

【诊断】

(一) 临床表现

慢性反复发作，病情时轻时重，可迁延数年。

1. 皮肤病损　扁平苔藓是根据皮肤损害的特点而命名，故不符合口腔扁平苔藓的表现。

(1) 皮肤损害为扁平而有光泽的多角形丘疹，呈紫红色或暗红色，表面具有蜡样光泽，粟粒至黄豆大小，微高出皮肤表面，边界清楚。四周皮肤可有色素减退、色素沉着或正常肤色。有的小丘疹可见到白色小斑点或浅的网状白色条纹，即Wickham纹，将石蜡涂于丘疹表面并用放大镜观察，则Wickham纹更加清晰。

病损大多左右对称，以四肢伸侧多见。瘙痒，皮肤有抓痕。发生在头皮时，破坏毛囊可致秃发。

(2) 指（趾）甲病损：多见拇指，甲板萎缩变薄或增厚，变薄似被利刃削去一层。

(3) 生殖器黏膜损害：通常为暗红色圆形或椭圆形斑块，稍高出黏膜面，外阴表面可见对称性不规则灰白网状角化纹或者发生糜烂。

2. 口腔表现

(1) 好发部位：病损可发生在口腔黏膜任何部位，以颊部最为多见，可达87.5%，其次为舌、龈、前庭、唇、腭、口底等部位，病损大多左右对称。

（2）病损形态：针尖大小珠光样白色角化丘疹组成线条状、网状、环状、斑块状，病损还有红斑充血、溃疡糜烂、萎缩、水疱、色素沉着。不同形态病损可同时存在于同一口腔中，最常见的典型表现为稍隆起的灰白色珠光条纹交织成网，其间可有充血、萎缩糜烂。

（二）临床分型

1. 非糜烂型 ①普通型，在基本正常的黏膜上有白色角化斑纹。②充血型，在充血的黏膜上有白色角化斑纹。

2. 糜烂型 表浅糜烂，上覆暗黄色伪膜，周围有充血及白色角化斑纹。

（三）发生部位与类型

1. 颊黏膜与前庭沟 是扁平苔藓最多发生的区域，常见的有六种形态。①短索状：条纹较粗，长1～2cm，每条短索粗细不等，可扭曲、挺直或呈弧状，若干短索可散在或交集。②树枝状：由许多粗条索相互交叉呈扇状扩散似树枝，由后向前沿颊黏膜有时可达口角。③网状：为细而稠密的白纹，由于基底细胞液化变性与固有层大量炎症细胞浸润，多发生充血，并形成上皮下水疱，水疱破裂而形成浅表糜烂，经过局部治疗，糜烂愈合而白纹重新出现。④丘疹：粟粒或针尖状小点，微隆起，有时在其邻近或其他部位可见白纹状损害。⑤环状：呈圆环形，直径在0.5cm以内，圆环的中央与周围是色泽正常的黏膜，多个圆环不丛集，它可伴有其他类型损害。⑥斑块状：多位于舌背两侧对称发生，损害区乳头消失，斑块之间也见色泽正常的黏膜。

2. 舌部 表现为圆形或椭圆形的灰白色或珠光色斑块，周围可见疏密不等的白纹或斑块，有时在舌背正中呈方块状，舌腹与口底常为不规则或圆形网状损害，可发生糜烂。

3. 唇红部 下唇多于上唇，多呈网状，表面有粃糖状鳞屑，发生糜烂极易出血形或黑色血痂，继发感染则成灰褐色脓痂。

4. 腭部 是扁平苔藓好发部位，软腭以粟粒大小的水疱多见，色泽透明，周围可见白纹疱壁薄易破。硬腭常为紫红色的带状损害。

5. 牙龈 红色小点损害或附着牙龈充血水肿呈深红色。

(四) 鉴别诊断

1. 白斑 扁平苔藓的斑块样病损需与白斑鉴别。前者色灰白透蓝色，表面平滑有光泽，质地软有弹性，张力正常，病损常对称发生，在口腔其他部位可找到网状白纹等病损。白斑多单发，白垩色，边界清，表面粗，触之硬，无弹性，无症状，变化少。

2. 盘状红斑狼疮 扁平苔藓的唇部病损需与盘状红斑狼疮鉴别。前者白纹为网状，病损一般不向皮肤扩展，故唇红皮肤线清晰。盘状红斑狼疮典型白纹为放射状平行排列，病损向皮肤扩展，唇红皮肤线不清。两者皮损特点不同，病理、免疫病理不同，直接荧光染色盘状红斑狼疮基底膜有狼疮带。

3. 皮肤腺异位 丘疹样病损需与皮脂腺异位鉴别。扁平苔藓是珠光样白色丘疹，略高出黏膜，异位皮肤腺是油黄色，小米粒大小，在黏膜下方。

4. 其他疾病引起的剥脱性龈炎 扁平苔藓发生在牙龈的病损需与许多病症的剥脱性龈炎表现鉴别，如天疱疮、类天疱疮、银屑病、良性淋巴组织增生病，这些病在牙龈上出现充血、水肿、上皮剥脱、糜烂、敏感等症状。龈扁平苔藓亦有类似病损，结合其他部位可发现网状白纹等典型扁平苔藓病损不难鉴别诊断。

【治疗】

(一) 全身治疗

通过病史、临床与实验室检查结果，针对有关系统疾病因素给予综合治疗。

1. 调节情绪，心理治疗

2. 调节神经及上皮代谢 口服维生素A丸2.5万单位，每日3次，口含后咽下，1～2个月为一疗程，高脂血症禁用。维生素A酸片5mg，每日3次，2～3个月为一疗程。治疗前与治疗中应定期检查肝、肾功能和血、尿常规。

3. 免疫制剂 免疫抑制剂用于长期慢性严重病例，皮质激素、雷公藤、昆明山海棠。免疫调节剂常用左旋咪唑、胸腺肽、转移因子等。

磷酸氯化喹啉0.25g/片，每次半片，每日2次，1～2月为1疗程。定期检查血象，白细胞数降至4000个/mm^2以下时，应停药，停药后白细胞可恢复正常。饭后或饭间服用可减少消化道不良反应。如有持续性耳鸣应停药，否则可发展成不可逆的耳聋。视力障碍是视网膜损害的先兆，最终可导致失明，也应立即停药。

（二）局部治疗

1. 去除刺激因素 除去机械性刺激因子，刮除牙石，避免牙刷毛刺伤损害区黏膜。

2. 保持口腔卫生 用含漱剂如2%～4%碳酸氢钠溶液或洗必泰液交替含漱，每日数次。

3. 局部病损用药 用止痛、防腐、生肌、消炎的膏、膜、散等。

局部封闭：长期不愈病损可局部封闭地塞米松，每周2次，注意加用抗生素。斑块样病损可用维甲酸软膏。

湿敷法：0.1%雷夫诺尔湿敷能使局部消炎，减少渗出，使痂皮脱落，此法适用于唇部损害，湿敷应持续进行，直至痂皮脱落且无渗出为止。

4. 激光、冷冻、治疗

第四章 儿童口腔病

第一节 儿童龋病

儿童龋病是临床上最常见的儿童口腔疾病，因报道者、地区、时间的差异，患龋率为20%～90%。根据1982～1984年全国29个省、市、自治区的中小学龋病抽样调查结果表示：城市为79.55%，农村为58.48%。全国牙病防治组的龋病流行病学抽样调查结果显示：1987年7岁组乳牙患龋率城市为83.65%，农村为58.48%；1998年5岁组儿童城市乳牙患龋率75.69%，农村为78.28%。较公认的是患龋率随时间上升；农村的患龋率有所上升；龋病发病有两个高峰期：第一个高峰为6～8岁的乳牙龋，第二个高峰为15～18岁的恒牙龋；性别和民族对总体影响不大。下面主要阐述儿童龋病的特点、危害、诊断和防治方法。

一、乳牙龋病

乳牙龋病具有发病早、患龋率高和龋蚀进展急速等特点。因其与患病的有关因素和临床表现而获得特殊的名称及分类。临床除行牙体修复等必要的治疗措施外，亦应选用各种预防措施，两者均为乳牙龋病的临床重要内容。

【好发因素】

1. 乳牙形态解剖特点 乳牙颈部收缩，再加上生理间隙的存在，易嵌塞食物；邻牙间是面接触；牙釉质与牙骨质接触为分离状，易患龋。

2. 乳牙组织结构脆弱 乳牙矿化低、牙釉质薄、牙本质小管粗，釉质表面有许多凹陷尤其是乳磨牙窝沟点隙形态复杂不易自洁。

3. 儿童饮食特点 因为生长发育的需要，儿童饮食量相对较多，每天进食次数多，糖类食物居多，如不适当控制食糖量、注意口腔卫生和养成良好卫生习惯，会导致乳牙龋病的发生，而龋病又会进一步引起根尖周病。

4. 口腔自洁和清洁作用差 儿童睡眠时间长，唾液分泌量较少，口腔自洁能力差；同时年龄小，刷牙漱口的清洁能力弱，再加上家长忽视，易患口腔疾病。

5. 早发现、早治疗较困难

【危害】

1. 局部影响 乳牙是儿童的咀嚼器官，咀嚼功能的刺激，可以促进颌骨和牙弓的发育。乳牙龋病可以影响咀嚼功能，引起恒牙萌出异常，引起继承恒牙发育异常如特奈牙（Turner tooth）、牙齿早失、诱发不正常咬合、损伤口腔黏膜等软组织、影响颜面发育等。

2. 对全身的影响 健康的乳牙有助于消化作用，有利于生长发育。乳牙龋病可造成全身抵抗力减弱、牙源性病灶感染、生长发育的迟缓，甚至对儿童身心健康有不良影响等。

【诊断】

（一）临床表现

（1）不同年龄好发部位的特点：1～2岁，上颌乳前牙的唇面和邻面；3～4岁，乳磨牙𬌗面的窝沟；4～5岁，乳磨牙的邻面。

(2) 好发牙位：下颌乳磨牙 > 上颌乳磨牙 > 上颌乳前牙 > 下颌乳前牙。

(3) 好发牙面顺序：第二乳磨牙的𬌗面和近中面 > 第一乳磨牙的𬌗面和远中面 > 乳尖牙的近中面和唇面 > 乳切牙的近中面和唇面。除非在猖獗龋或奶瓶龋，否则下前牙或乳牙的唇舌面很少患龋。第一乳磨牙较第二乳磨牙较早萌出，但其𬌗面却不如第二乳磨牙易患龋，这主要与二者𬌗面形态学的差异有关。第二乳磨牙的𬌗面窝沟较深且常常不完全融合。

(4) 儿童患龋率高，发病年龄小，龋坏范围广，常常波及多个牙齿和牙面，龋病发展速度快，短期内继发牙髓炎、根尖周炎。

(5) 自觉症状不明显，易忽略。

(6) 修复性牙本质形成活跃。

(7) 充填率低，绝大多数报道为 10% 以下，需治疗的患牙数量大。

(8) 龋损不易去净，隔湿困难，洞缘密合度差，充填后继发龋多。

(二) 临床类型

乳牙龋病在临床上与恒牙龋病相比有其独特的临床类型。

1. 环状龋 乳前牙唇面、邻面龋较快发展成围绕牙冠的广泛性的环行龋，呈卷脱状称为环状龋。多见于冠中 1/3 至颈 1/3 处。其原因：①乳牙新生线矿化薄弱；②乳牙牙颈部出生后釉质矿化度低；③局部食物易滞留及自洁作用差。

2. 猖獗龋 关于猖獗龋的定义及临床表现的观点尚未一致，被广泛接受的是由 Massler 定义的猖獗龋：突然发生、涉及牙位广泛，迅速地形成龋洞，早期波及牙髓，且常常发生在不好发的牙齿上。

3. 奶瓶龋 又叫喂养龋，是由于不良的喂养习惯和（或）延长的母乳或奶瓶喂养，超过正常的孩子从戒掉奶瓶过渡到固体食物的时间，可导致较早的、猖獗的龋患。临床上奶瓶龋患牙在孩子2、3或4岁时具有典型的特征。较早的龋患涉及上前牙、上下第一乳磨牙、下尖牙，而下切牙常常不受影响。

（三）诊断要点

1. Ⅰ度龋 牙釉质表面之浅龋。用探针探触，有表面粗糙、卡住或龋窝洞感，深度约为1mm内。

2. Ⅱ度龋 为牙本质浅龋，探及软化牙本质，深度约2mm。病变未涉及牙髓组织，无牙髓病症状。

3. Ⅲ度龋 牙本质深龋。肉眼可见露髓或无明显穿髓点。有牙髓病症状或牙变化。

4. Ⅳ度龋 因龋致牙体组织崩溃而呈残冠或残根。

【治疗】

乳牙龋病治疗的目的是终止病变发展，保护牙髓的正常活力；避免引起牙髓和根尖病变；维持牙列的完整，保持乳牙的正常替换，有利于颌骨的生长发育。

（一）药物治疗

1. 适应证 龋蚀面广泛的浅龋、环状龋。

2. 常用药 2%氟化钠溶液、1.23%酸性氟磷酸钠溶液、8%氟化亚锡溶液、75%氟化钠甘油糊剂、10%硝酸银溶液、38%氟化氨银溶液、氟保护漆等。

3. 作用原理 ①氟+羟磷灰石：氟化钙，再矿化；氟磷灰石，抗酸力提高。②银离子+蛋白质：蛋白银，有凝固蛋白的作用。③氟化氨银+牙：氟化钙和磷酸银，增加牙齿的抗酸力。

4. 操作方法 ①修整外形，应先去除尖锐的边缘和无机釉，并修整外形，使洞型位于自洁区。②清洁牙面，涂药前应先彻底清洁牙面。③隔湿，牙面清洁后需吹干，用棉卷隔湿并辅以吸唾，避免唾液污染牙面或将药物溅到他处，以免造成黏膜损伤。④涂药，涂药时间要足够，使药物浸润牙面。操作时应反复涂擦2~3分钟，每周1~2次，3周为一疗程。

（二）修复治疗

1. 目的　①恢复咀嚼功能；②抑制龋病发展；③保护乳牙牙髓咬合诱导；④保持侧方牙牙冠的近远中宽度，调整咬合关系，保证乳恒牙正常替换；⑤保持口腔清洁；⑥恢复发音功能；⑦审美要求。

2. 修复治疗的特点　①取得家长的认同和患儿的配合。②乳牙牙釉质、牙本质薄，髓腔大、髓角高、牙本质小管粗大，去腐质和备洞时应注意保护牙髓，避免对牙髓的刺激，尽量防止意外穿髓。③乳牙牙颈部缩窄、磨牙殆面颊舌径小易磨耗，修复外形时应考虑生理间隙不必勉强恢复邻接点，但数个牙的牙冠大面积破坏时，应注意恢复咬合高度。④修复材料应对牙髓刺激小，好操作，应有抑龋作用。

3. 修复方法　①成形充填，使用可塑性充填材料充填窝洞。充填材料种类：银汞合金充填、复合树脂修复、水门汀充填（聚羧酸水门汀、玻璃离子水门汀）、复合体充填。②嵌体修复，常见的有金属嵌体、复合树脂嵌体。③冠修复，预成冠、锤造冠等。

二、年轻恒牙龋病

初萌出的年轻恒牙在化学反应活跃性方面近似乳牙，在趋向成熟时，其化学反应性介于乳牙或成熟恒牙之间。萌出过程中，部分龈瓣覆盖于牙冠，菌斑更易滞留，故年轻恒牙亦有易患龋、早患龋的特点。尤其第一恒磨牙在牙列的生长发育中起有关键的作用，而其患龋早、患龋率高，临床应重视儿童时期对年轻恒牙龋病的防治。

【好发部位】

第一恒磨牙的窝沟常常不完全融合，菌斑往往易沉留在缺陷的底部，与暴露的牙本质相接触。当干燥情况下，用探针将食物碎片及菌斑去除，这些缺陷及解剖弱点可被看见。上第一恒磨牙的腭侧沟、下第一恒磨牙的颊侧沟、上切牙的舌侧窝都是龋易发生且迅速发展的部位。

【诊断】

（一）临床表现

（1）儿童时期年轻恒牙龋多见于第一恒磨牙的殆面，尤以下颌第一恒磨牙多发，其次为上颌中切牙之邻面。

（2）乳牙患龋多为严重者，年轻恒牙易早患龋，第一恒磨牙的邻面、颊面亦易患龋。

（3）龋蚀多为急性、湿性，易演变为牙髓病、根尖周病。

（4）深龋近牙髓时，可对冷刺激过敏。

（5）殆面龋蚀范围广，窝洞周边所残留之极少牙体组织被折去后，经咀嚼、摩擦等，可见演变成平坦的停止性龋。

（二）诊断要点

（1）对萌出途中覆有部分龈瓣的低位年轻恒牙，较难分辨其所患的白垩色浅龋，需局部清洁后仔细检查。

（2）用探针检查釉质表面浅龋时，应仔细探查有无粗糙或小点隙窝洞。

（3）必要时可用X线片检查龋蚀之范围及其与牙髓腔之关系、确认有无根尖周病变等。对临床检查难以确诊的邻面龋，必要时亦可做X线片检查。

（4）冷热诊和电活力测定虽能检查深龋的牙髓活力状态。但因年轻恒牙牙髓及其神经组织尚在发育中，儿童又常难以确切表达反应，对结果应予以分析参考。

（5）去龋治疗中牙髓敏感度的表现亦为检测牙髓活力和排除深龋有无并发牙髓坏死等诊断参考之一。

【治疗】

（一）修复治疗

1. 前牙的修复　多用复合树脂充填修复。龋损范围广或涉及切角、切端者可用复合树脂冠成形术。

2. 磨牙的修复 可选用复合树脂或银汞合金充填修复、金合金嵌体修复。

3. 萌出中未全外露之龋洞 可暂用玻璃离子粘固剂等做无创伤性修复治疗，待全萌出、牙龈缘退缩后再作修复。必要时可切除殆面所覆的龈瓣，再做窝洞的修复。

4. 早期龋的处理及抑制 对白垩色斑样早期龋可在局部做氟化物再矿化处理、观察。对易患龋的点隙窝沟，及时用窝沟封闭剂抑制、预防龋的发生。

（二）修复治疗的注意事项

（1）注意年轻恒牙是否已完全萌出、牙龈的附着状态、远中龈瓣是否已完全退缩，若龋损波及龈瓣下时需推开龈瓣，去腐备洞充填，随诊且待完全萌出后进一步永久充填。

（2）注意咬合状态是否已完成咬合关系的建立。

（3）年轻恒牙自洁作用差，需预防扩展，尤其是磨牙的窝沟点隙龋，多采用预防性树脂充填。

（4）年轻恒牙牙本质小管粗大，牙髓易受外来刺激，治疗时要注意保护牙髓，充填垫底材料应对牙髓无刺激。

（5）确认有无露髓和牙髓感染，再做盖髓和垫底。

（6）髓腔宽大，髓角高，多为急性龋，必要时考虑二次去腐法修复，即保留近髓的少量软化牙本质，利用氢氧化钙的抑菌作用和促进修复性牙本质形成的作用。暂时充填注意保持边缘密合。一般 10 ~ 12 周后复诊，患牙无症状，检查无异常，X 线检查可见软化牙本质阴影密度增大或有修复性牙本质形成，就可去除原来暂时充填物，继续去净腐质，检查无意外穿髓后，间接盖髓垫底充填。

（7）萌出不全，上橡皮障困难，隔湿困难，边缘密合性差易发生继发龋。

（8）年轻恒牙存在垂直向和水平向的移动，修复时以恢复解剖形态为主，不强调邻面接触点的恢复。

（9）年轻恒牙牙体硬组织硬度较成熟恒牙差，抗压性差，备洞时应减速切削，另外应注意尽量无痛操作。

第二节 儿童牙髓病

一、急性牙髓炎

乳牙急性牙髓炎是指发生在乳牙牙髓组织中的急性炎症。多发生在受过意外创伤和最近进行过牙体手术的牙齿，来源于龋病的急性牙髓炎则多是慢性牙髓炎急性发作。

【诊断】

（一）临床表现

（1）在患牙未受到任何外界刺激的情况下发生疼痛是急性牙髓炎的重要症状。患儿常在玩耍或睡眠时疼痛，有时可以在熟睡中痛醒。

（2）冷、热温度刺激可诱发疼痛或使疼痛加重，但乳牙对温度刺激的反应不如成人恒牙牙髓炎强烈。

（3）探查龋洞底较为敏感，如探到穿髓孔时即感到疼痛，有的可见少量脓液或血液自穿髓孔中溢出，溢出后疼痛缓解。

（4）慢性牙髓炎急性发作的患牙，炎症已持续较长时间，多有叩诊疼痛。

（5）X线片显示根尖周正常，有的可见牙周膜间隙增宽、硬骨板破损等现象。

（二）诊断要点

（1）患牙出现较剧烈的、影响患儿睡眠的自发痛。

（2）冷、热温度刺激可引起或加重疼痛。

（3）患牙曾有外伤史或有龋病、充填物。

（4）患儿疼痛侧有多个可疑患牙时，应逐一检查，明确急性炎症的患牙，以立即解除疼痛。

【治疗】

（1）去除龋病腐质或充填物，扩大穿髓孔，建立髓腔引流，丁香油棉球安抚镇痛。

（2）待急性炎症消退后行牙髓治疗。乳牙牙髓病治疗原则应力求简便有效，以达到消除感染和炎症的目的，尽量将患牙保存到替换时期。

二、慢性牙髓炎

乳牙慢性牙髓炎是指发生在乳牙牙髓组织中的慢性炎症，多由龋病和急性牙髓炎演变所致。

慢性牙髓炎可根据穿髓与否分为两类，未穿髓者称慢性闭锁性牙髓炎，穿髓者称慢性开放性牙髓炎。慢性开放性牙髓炎又分为慢性溃疡性牙髓炎和慢性增生性牙髓炎。

【诊断】

（一）临床表现

（1）多数患牙疼痛轻微，甚至无明显症状。有疼痛者表明牙髓已有炎症，反之，牙髓已有炎症者不一定都有症状。

（2）冷、热温度刺激，食物碎片嵌入龋洞时可引起疼痛。

（3）深龋穿髓，探查穿髓孔时感觉疼痛。

（4）慢性增生性牙髓炎的患牙，可见增生的牙髓息肉突出穿髓孔，充满整个龋洞。

（5）X线片显示根尖周正常或显示牙周膜间隙增宽、硬骨板破损等异常现象。

（二）诊断要点

（1）患牙疼痛和有温度刺激症状。

（2）患牙有深龋，已穿髓，牙髓仍有活力，是慢性溃疡性牙髓炎的特征。

（3）患牙有深龋，已穿髓，穿髓孔较大，龋洞内有增生的牙髓息肉，是慢性增生性牙髓炎的特征。

（4）深龋未穿髓的慢性牙髓炎须与深龋鉴别，深龋仅有激发痛，并且在刺激去除后疼痛即可消失。

【治疗】

行活髓切断术或失活后断髓术。

由于儿童患者对病史叙述不清，对检查的反应表达不准确以及对温度、电活力试验等反应欠敏感，常难以确定牙髓的状态，故治疗中在不易保存活髓的情况下，尚应重视保存患牙。

三、牙髓坏死与坏疽

乳牙牙髓坏死是指乳牙牙髓组织因感染或因外伤、毒性药物作用等而造成的死亡，常常是牙髓炎症发展的自然结局。牙髓组织因感染而死亡或坏死后继发感染者称牙髓坏疽。

【诊断】

（一）临床表现

（1）一般无疼痛症状，但当引起根尖周组织炎症时可出现疼痛。

（2）牙齿多有变色。

（3）由龋源性牙髓炎症所致的牙髓坏疽，开髓时不痛，牙髓已无活力，探查根髓时也无反应，但多有恶臭。

（4）若牙髓部分坏死，如乳磨牙冠髓坏死，根髓尚有活力；某一根髓已坏死，其他根髓仍有活力等。探诊时浅层牙髓不痛，而深层牙髓可感疼痛。当仅剩小部分根髓尚未坏死时，只在开髓探查根髓时才能发生疼痛。牙髓部分坏死与坏疽的症状取决于尚未坏死的部分牙髓炎症的类型。

（5）X线片显示根尖周或根分叉部位的硬板破损、骨质稀疏现象。

（二）诊断要点

（1）牙髓已无活力。

(2) 有牙髓炎史或牙齿外伤史。

(3) 牙齿变色。

(4) 深龋穿髓无探痛，开髓后多有恶臭为牙髓坏疽。

(5) 浅层冠髓已经死亡，深层冠髓仍有活力；冠髓死亡，根髓仍有活力者均为牙髓部分坏死。

【治疗】

治疗方案为根管治疗术。

治疗原则是通过根管预备和药物消毒，去除根管内感染坏死组织，再用可被吸收的材料充填根管，消除坏死组织对根尖周和根分叉牙周组织的影响。

四、可复性牙髓炎

年轻恒牙可复性牙髓炎是指病变较轻的，主要表现为血管扩张和充血的牙髓炎。此类炎症的牙髓在彻底去除病原刺激因素，并经适当治疗后即可恢复正常状态。

【诊断】

（一）临床表现

(1) 当患牙受冷、热、甜、酸等刺激时，即出现短暂、尖锐疼痛，对冷刺激更敏感。当去除刺激后，疼痛随即消失。

(2) 有深龋，去净龋坏组织无穿髓孔；或前牙外伤冠折近髓，髓角透红。

（二）诊断要点

(1) 患牙对温度刺激，尤其对冷刺激敏感和反应迅速。

(2) 无自发痛史。

(3) 检查可见引起牙髓病变的龋病、牙齿外伤等牙体病损。

(4) 有时与深龋难以区别，但经治疗均可保存全部活髓。

【治疗】

去除病原刺激，消除炎症。当刺激因素被消除后，牙髓的炎症得到控制，机体修复能力得以充分发挥，牙髓组织逐渐恢复正常。

在去除龋坏组织后，洞底覆盖盖髓剂，用氧化锌丁香油糊剂暂时封闭窝洞，观察2周后无症状可更换永久充填材料。

五、不可复性牙髓炎

年轻恒牙不可复性牙髓炎是指牙髓组织较为严重的炎症病变，包括急性牙髓炎和慢性牙髓炎。源于龋病的急性牙髓炎多是慢性牙髓炎急性发作。慢性牙髓炎有慢性闭锁性牙髓炎、慢性溃疡性牙髓炎和慢性增生性牙髓炎。

【诊断】

（一）临床表现

1. 急性牙髓炎

（1）自发性疼痛是年轻恒牙急性牙髓炎的重要症状，早期，疼痛持续时间较短，缓解时间较长；晚期，疼痛持续时间延长，缓解时间缩短。夜间疼痛时患儿不能很好入睡，或从熟睡中痛醒。

（2）冷热温度刺激可诱发疼痛或使疼痛加重，但年轻恒牙对温度刺激的反应不如成人恒牙牙髓炎强烈。

（3）探查龋洞底较为敏感，如探到穿髓孔时即感到疼痛，有的可见从穿髓孔处溢出少量脓液和血液，溢出后疼痛缓解。

（4）慢性牙髓炎急性发作者，炎症已持续相当长时间，多数对叩诊敏感。

（5）X线片显示根尖周正常。随着病变范围的扩展，有的可见根尖周膜腔增宽、硬骨板破损或骨小梁致密等异常现象。

2. 慢性牙髓炎

（1）疼痛症状轻重不一，一般不发生剧烈的自发性疼痛，多数患牙症状轻微，甚至无明显症状。

（2）有的有冷热刺激痛或有较长期的冷热刺激痛，去除刺激后常持续一段时间。

（3）深龋穿髓，探查穿髓孔时感觉疼痛或有少量血液溢出为慢性溃疡性牙髓炎。深龋穿髓，牙髓暴露，增生的牙髓息肉突出穿髓孔或充满于龋洞内为慢性增生性牙髓炎。深龋未穿髓而有不定时的自发性隐痛者为慢性闭锁性牙髓炎。由于年轻恒牙牙体组织较薄，矿化度较低，龋病进展快，易穿通髓室波及牙髓，故慢性闭锁性牙髓炎临床较为少见。

（4）叩诊时可感轻度不适或疼痛。

（5）X线片可见根尖周硬骨板破损、根尖周膜腔增宽或骨小梁致密等现象。

（二）诊断要点

（1）患牙有无自发性疼痛和温度刺激症状。

（2）患牙有无深龋或其他牙体硬组织疾患，深龋是否穿髓，穿髓者有无探痛，未穿髓者探触洞底是否敏感。

（3）当检查龋洞中的牙髓息肉时，需注意与牙龈息肉和牙周膜息肉鉴别。鉴别时，用探针探查息肉蒂部判断其来源即可，或摄取X线片以辅助诊断。

（4）慢性闭锁性牙髓炎需与深龋鉴别，深龋无自发痛，仅有冷热温度刺激性疼痛，并且当刺激去除后疼痛可立即消除。

【治疗】

1. 急性牙髓炎　去除龋病腐质，扩大穿髓孔，建立髓腔引流，丁香油棉球安抚镇痛。待急性炎症消退后，行牙髓摘除术或根尖诱导成形术。

2. 慢性牙髓炎

（1）症状轻微或无明显症状的早期，局部性牙髓炎行活髓切断术。

（2）症状较重或疼痛持续时间较长的晚期、全部性牙髓炎行牙髓摘除术或根尖诱导成形术。

（3）当慢性闭锁性牙髓炎与深龋难以鉴别时，应尽可能地保护牙髓，即于洞底覆盖氢氧化钙制剂，氧化锌丁香油糊剂密封窝洞，观察2周后，如无症状，去除上层氧化锌丁香油糊剂，加磷酸锌粘固剂垫底，永久充填。保存全部牙髓活力，预后是良好的。

年轻恒牙牙髓组织与牙齿的营养、感觉及其发育有密切关系。牙齿萌出后，牙根的继续发育有赖于牙髓的作用。因此，治疗原则是尽量保存活髓组织，如不能保存全部活髓，也应保存根部活髓。如不能保存根部活髓，也应保存牙齿。故年轻恒牙牙髓治疗应尽量选择盖髓术或活髓切断术。

六、牙髓坏死与坏疽

年轻恒牙牙髓坏死是指年轻恒牙牙髓组织因细菌感染或牙齿外伤、正畸矫治施加的过度创伤力、牙体修复使用某些充填料等引起的牙髓组织死亡，常常是牙髓炎症发展的自然结局。其中因感染而引起的牙髓坏死或牙髓坏死后继发感染者称牙髓坏疽。

【诊断】

（一）临床表现

（1）一般无疼痛症状，但常有自发痛病史、外伤史或充填修复史。年轻恒牙牙髓坏死常可引起根尖周炎症而出现疼痛，或咀嚼时疼痛，或在儿童抵抗力下降时感患牙不适。

（2）牙齿多有变色。

（3）龋源性牙髓炎发展所致的牙髓坏死，开髓时不痛，牙髓已无活力，探查根髓时也无反应，有强烈的恶臭。

（4）当牙髓尚未完全坏死之前为牙髓部分坏死，其范围可以是小部分牙髓坏死到大部分牙髓坏死，例如冠髓坏死，根髓尚有活力；某一根髓坏死，其他根髓仍有活力等。

牙髓部分坏死的临床症状取决于尚未坏死的牙髓炎症类型。如果是慢性牙髓炎症就表现为慢性牙髓炎的症状，如果是慢性牙髓炎急性发作就表现为急性炎症的症状。

牙髓部分坏死者，在探诊时，浅层牙髓不痛，而触及深层炎症牙髓时可感疼痛。当根部牙髓仅剩小部分未坏死时，只在开髓后探查根髓时才感疼痛。

(5) X线片可能显示，根尖周硬骨板破损，骨质稀疏或骨小梁致密现象。

(二) 诊断要点

(1) 牙髓已无活力。

(2) 有牙髓炎史或牙齿外伤史。

(3) 牙齿变色。

(4) 穿髓孔无探痛，开髓后有恶臭为牙髓坏疽。

(5) 浅层牙髓已死亡，深层牙髓仍有活力；或冠髓已死亡，某根髓有活力为牙髓部分坏死。

【治疗】

年轻恒牙牙髓坏死或坏疽的治疗方案为根尖诱导成形术。其治疗是在遵循根管治疗原则的基础上，通过清除根管内的坏死组织和感染物质，加强根管消毒，并经根管内药物诱导，使根尖继续形成，缩小根尖孔，封闭根端。

第三节　根尖周病

乳牙根尖周病是指发生在乳牙根尖周围或根分叉部位的牙骨质、牙周膜和牙槽骨等组织的炎症性疾病。乳牙根尖周病绝大多数是由牙髓病或牙髓感染发展而来，通过根管治疗可治愈。由于乳磨牙髓室底根分歧部硬组织薄、副根管多，牙髓感染易通过髓室底扩散，因此乳磨牙根尖周炎症常发生在根分叉下方的根周组织内。

年轻恒牙根尖周病是指发生在年轻恒牙根尖周组织，包括根尖周膜、牙槽骨和牙骨质的炎症性疾病。年轻恒牙根尖周病多为龋病、牙外伤和牙发育异常等所致牙髓感染。多为牙髓炎症或坏死的继发病，感染可经宽阔的根尖孔引起根尖周组织的炎症或病变。若病原刺激强，机体抵抗力弱，局部引流不畅，则可能很快发展为急性根尖周炎。反之，急性炎症又可转为慢性炎症。其中，由于机体抵抗力较强，根尖周组织长时间受到轻微刺激而表现出的根尖周骨小梁密度增大，为年轻恒牙根尖周致密性骨炎。此外，由于年轻恒牙根尖孔粗大，牙髓和根尖周组织疏松，血液丰富，一旦发生炎症，感染易于扩散，如果治疗及时，炎症也易控制和恢复。

一、乳牙急性根尖周炎

【诊断】

（一）临床表现

（1）乳牙急性根尖周炎多为慢性根尖周炎的急性发作，即当引流不畅，根尖周组织破坏严重而机体抵抗力较差时可致急性炎症的发作。牙齿遭受外力的创伤以及牙髓治疗过程中药物或充填材料使用不当等可导致急性根尖周炎症。

（2）有较剧烈的自发性疼痛、咀嚼痛和咬合痛。

（3）穿通患牙髓腔，常见穿髓孔溢血或溢脓。

（4）患牙松动并有叩痛。若脓液从龈沟排出，则加剧患牙松动。

（5）根尖部或根分歧部的牙龈红肿。

（6）颌面部肿胀，相关淋巴结肿大，并伴有全身发热等。

（7）X线片检查若见患牙根尖部和根分叉部有牙槽骨破坏，则为慢性根尖周炎急性发作的表现。

（二）诊断要点

（1）患牙有无自发性疼痛、咀嚼痛、咬合痛。

（2）患牙穿髓孔有无溢脓、溢血。

（3）患牙松动和叩痛。

（4）患牙局部牙龈有无肿胀。

（5）颌面部有无肿胀、局部淋巴结是否肿痛等。

【治疗】

（1）建立髓腔的根管引流。

（2）切开排脓，已形成黏膜下脓肿者需在牙龈肿胀部位做局部切开排脓。

（3）抗生素的全身治疗。

二、乳牙慢性根尖周炎

【诊断】

（一）临床表现

（1）多无明显的疼痛症状，有时感咀嚼痛、咬合痛。

（2）患牙有深龋，或有外伤史、充填史。

（3）牙冠变色，失去光泽。

（4）有的患牙出现牙龈瘘管，瘘管有时溢脓，有时闭合。当根尖周脓液压力大时，闭合的瘘管可再度开放，使患牙有牙龈反复肿胀、反复溢脓的病史。瘘管口大多位于患牙根尖部或根分歧部的唇、颊侧牙龈表面，也有的瘘管口远离于患牙。

（5）X线片可见，根尖部和根分歧部牙周硬骨板破损和牙槽骨的破坏。

（二）诊断要点

（1）患牙有无咀嚼痛、咬合痛。

（2）患牙有无深龋、外伤史、充填修复史。

（3）患牙有无牙龈瘘管，有无牙龈反复肿胀、反复溢脓史。

（4）X线片检查根尖部和根分叉部是否出现牙槽骨破坏

病变。

【治疗】

乳牙慢性根尖周炎的治疗方案为根管治疗术。

治疗原则是通过根管预备和药物消毒，去除根管内感染物质，并用可吸收的材料充填根管，以促进根尖周病愈合。

三、年轻恒牙急性根尖周炎

【诊断】

（一）临床表现

（1）有能明确指出患牙部位的自发性疼痛或剧烈的持续的自发性跳痛。

（2）有咬合痛，初期感患牙伸长或浮出，咬紧患牙可使疼痛暂时缓解，随着炎症发展，咬合患牙反而使疼痛加重。

（3）患牙松动、叩痛明显。

（4）根尖部牙龈充血、肿胀、触痛或出现波动感。

（5）患牙有深龋、牙齿发育异常等牙体缺损，或有外伤史、充填修复史等。若穿通髓室，穿髓孔溢脓、溢血。

（6）牙冠变色，失去光泽。

（7）温度试验、电活力试验均无反应，牙髓失去活力。

（8）患牙相应面颊部软组织呈反应性水肿，有的肿胀较重，例如，上颌前牙急性根尖周炎可引起上唇肿胀；下颌切牙可引起下唇、颏部肿胀；下颌后牙可引起颊部或颌下部肿胀等。所属淋巴结肿大，触痛。

（9）全身感觉不舒适，体温升高。

（10）X线片检查若见根尖周有牙槽骨破坏的透射阴影为慢性根尖周炎急性发作的影像。

（二）诊断要点

（1）患牙的疼痛性质、持续时间、能否定位、有无伸长感和咬合痛等。

（2）患牙对探诊、叩诊、触诊等反应。

（3）患牙有无龋洞或修复体，有无牙体缺损或折裂。

（4）牙髓有无活力，牙冠色泽是否改变。

（5）牙龈有无充血、肿胀。

（6）颌面部有无肿胀，局部淋巴结是否肿痛。

对于年轻恒牙，由于牙髓活力较强，常常见到牙冠色泽未变，牙髓还有活力，而出现牙龈或颌面部肿胀的情况。

【治疗】

（1）建立根管引流。

（2）切开排脓，已形成黏膜下脓肿者需在牙龈肿胀部位做局部切开排脓。

（3）抗生素等控制感染的全身治疗。

四、年轻恒牙慢性根尖周炎

【诊断】

（一）临床表现

（1）患牙多无自觉症状，有时感咀嚼无力或咬合不适。

（2）患牙有深龋、牙齿发育异常或其他牙体组织缺损，或有充填修复史、牙齿外伤史等。

（3）牙冠变色，失去光泽。

（4）温度试验、电活力试验均无反应，牙髓失去活力。

（5）有的患牙出现牙龈瘘管，大多数瘘管口位于根尖部的唇、颊侧牙龈表面，也有的位于舌、腭侧牙龈处，偶尔可见远离患牙。

有的患牙出现皮肤瘘管，例如，儿童下颌切牙的根尖周脓肿，可穿破颏部皮肤形成颏瘘；下颌磨牙根尖周脓肿可穿破颊侧骨壁和皮肤形成颊瘘，穿过颌下部皮肤形成颌下瘘等。

（6）X 线片可显示根尖周牙槽骨破坏的透射影像。

（二）诊断要点

（1）患牙有无咀嚼痛、咬合痛。

(2) 患牙有无牙体硬组织缺损、充填修复史或牙齿外伤史。

(3) 有无牙龈反复肿胀，反复溢脓，有无牙龈瘘管或皮肤瘘管。

(4) X 线片检查是年轻恒牙慢性根尖周炎诊断的主要依据。

【治疗】

年轻恒牙慢性根尖周炎的治疗方案为根尖诱导成形术。

根尖诱导成形术是在遵循根管治疗原则的基础上，通过消除根管内感染物质，增强根管消毒，并经根管内药物诱导，使根尖继续形成，缩小根尖孔，封闭根端的治疗。其治疗原则是消除残留牙髓和根尖周组织的炎症，并通过药物诱导的作用，恢复根尖部的活髓、牙乳头和上皮根鞘的正常功能，促进牙根继续发育和根端闭合。

第四节 牙外伤

一、乳牙外伤

乳牙外伤主要发生在乳前牙，多见于 1～2 岁的幼儿。由于乳牙根较短，根尖因尚未形成或处于生理性吸收状态而呈非尖细状；乳牙周围之牙槽骨较薄而疏松，且具弹性；患儿又往往难以配合对外伤牙的检查和治疗，故临床所见乳牙外伤的类型、对外伤牙的检查诊断和治疗原则、方法等具有其特点。

【诊断】

(一) 临床表现

(1) 外伤牙的发生上颌多于下颌。

(2) 外伤牙以上颌乳中切牙多见，其次为上颌乳侧切牙。

(3) 临床表现为伸长、嵌入、部分脱臼及唇舌向移位等类型者多见于牙体折断型。

(4) 患儿对临床检查有恐惧感，在外伤严重或伴局部软组织损伤者尤为明显。

(二) 诊断要点

(1) 了解外伤发生的日期、场所、过程及有无全身症状。

(2) 先行视诊及必要的 X 线片检查，再做临床触及外伤牙的检查，以免检查引起的疼痛感增加恐惧心理。而且先行视诊或 X 线片检查可以为随后的检查和诊断可供参考。

(3) 注意外伤牙周围有无软组织损伤。

(4) 外伤牙有无牙冠折断，折断者有无露髓。

(5) 注意外伤牙伸长、嵌入、倾斜、移位、脱臼为何种类型及其程度以及松动度。

(6) 牙髓活力检查仅作观察参考，3 岁以内患儿不宜做。

(7) 咬合关系是否正常、有无咀嚼障碍。

(8) X 线片所示牙体、牙槽骨有无折断。注意患牙牙根的发育状态和外伤后之脱臼程度以及外伤乳牙与后继恒牙牙胚的关系。

【治疗】

(1) 牙受震荡，或有 1 度松动，但无脱位、无牙体硬组织折断或缺损，做定期观察，注意患牙的变化。

(2) 松动 2 ~ 3 度但无明显移位，做固定并定期观察。

(3) 部分脱位，有倾斜、伸长、嵌入等移位者，做复位、固定并定期观察。嵌入部分小于牙冠 1/3 者可先观察其自行萌出情况，再做处理。

(4) 牙体折断

①牙冠折断但未露髓，选做间接盖髓、牙冠修复并定期观察。仅釉质少许折去，可磨光局部锐缘。

②牙冠折断并有露髓，选用直接盖髓、活髓切断、牙髓摘除和根管充填等后做牙冠修复。

③牙根折断者选用观察、固定患牙后观察、处理牙髓后观察或拔除患牙做间隙保持器。

（5）牙已全部脱出，乳牙一般不做再植术，酌情做间隙保持器。

（6）外伤牙的定期观察应注意牙冠有无变色或内吸收现象。一旦发现牙髓、根尖周有病变时，应及时处理、治疗。患牙经治疗而失败则应拔除并考虑做间隙保持器，保持失牙间隙和发挥暂时的咀嚼功能。

（7）对伴软组织损伤者，应注意局部的情况，给予抗生素，必要时注射破伤风抗毒素，以防局部感染、破伤风感染。

（8）不忽视全身性其他症状的进一步检查与治疗。

二、年轻恒牙外伤

年轻恒牙外伤主要出现于恒前牙，多见于7～9岁的学龄儿童，男孩多发于女孩。由于年轻恒牙的牙根尚处于发育形成时期，其周围的牙槽骨也不如成熟恒牙所处牙槽骨致密，故外伤易致部分脱臼、脱出。随牙根形成趋于完善及其周围牙槽骨致密度、硬度的增强，外伤牙发生牙体折断的类型增加。

年轻恒牙牙髓与成熟恒牙牙髓相比，因其所含有髓神经数少，牙本质疼痛的感受性差，加之受伤后牙髓表现为“休克”状反应，在外伤牙的检查、定期观察评估牙髓活力状态时，应考虑这一因素的干扰。

应重视对年轻恒牙外伤的及早、及时处理并积极采取保守治疗。并应重视预防年轻恒牙外伤的发生，尤其在学校中加强对师生的教育。

【诊断】

（一）临床表现

（1）年轻恒前牙的外伤上颌多以于下颌。

（2）外伤牙以上颌中切牙多见，其次为上颌侧切牙。

(3) 可伴有局部软组织损伤或牙槽骨骨折。

(4) 牙体折断可发生牙冠折断、牙根折断或冠根联合折断。牙体折断可露髓或未露髓。

(5) 年龄偏低、初萌出的牙根形成度低的年轻恒牙外伤后易呈松动、部分脱位、移位或全部脱出。

(6) 牙根折断多见于牙根基本已形成之恒前牙，发生于牙根中 1/3 区较多，在根尖较少，近牙颈部尤少见。

(7) 陈旧性外伤牙可见牙体变色，演变为牙髓病、根尖周病。

(二) 诊断要点

(1) 了解外伤发生的日期、场所和有无全身症状。

(2) 检查局部软组织有无损伤、损伤类型和程度。

(3) 外伤牙的松动度及有无伸长、嵌入和移位，咬合关系有无异常。

(4) 牙冠是否见裂纹，牙冠折断之组织深度及范围的广度。

(5) 牙髓有无外露，露髓组织的充血、水肿、出血、颜色及其感觉反应。

(6) X 线片观察外伤牙牙根已形成的程度、牙体有无折断及折断类型、患牙有无部分脱臼、牙槽骨有无骨折，陈旧性外伤牙之根尖周有无骨质破坏。

(7) 牙髓活力检测仅作参考。

【治疗】

(1) 牙冠出现微细裂纹：可涂以无刺激性的涂料保护。

(2) 牙冠折断

①釉质部分折断，可用复合树脂修复，若缺损轻微，可磨光锐利釉质、观察。

②牙本质部分折断，但未露髓，可用复合树脂修复，若缺损范围广、又近牙髓腔，可做间接盖髓后牙体修复，也可

暂时用带环或塑料冠套予以保护，经观察后再做修复。

③牙本质部分折去，并已露髓。

露髓点在 1mm 左右，露髓时间短，可试行直接盖髓术，修复牙体。

露髓点较大，露髓时间短，可做活髓切断术后修复牙体。

露髓时间长，牙髓已明显感染，可做牙髓摘除术或经根管治疗后行根尖诱导成形术。

（3）牙根折断

①根尖部 1/3 区或根中部 1/3 区折断，两断面无明显移位，且可使之紧密接触，做固定、观察。

②根近颈部 1/3 区折断，若可行则去除断端的牙冠，所留之根髓做部分切断，尽可能留部分根髓以利于根尖继续形成；或摘除牙髓后做根尖诱导成形术，日后再行牙冠永久修复；需要时，在牙根形成后做根管内牵引，稍使牙根移向龈端，便于牙冠修复；但若断面在龈下 4mm 以上则宜拔除。

（4）牙受震荡，松动在 1 度之内，牙体完整，无部分脱位。做定期观察。

（5）松动 2～3 度，牙体完整，给予复位、固定。

（6）外伤牙位置异常，出现伸长或移位，试做复位固定。牙根未形成牙嵌入轻度时，可观察其是否“再萌出”。若观察 2～3 个月未见动向，应做矫正牵引术。

（7）外伤牙完全脱出，可考虑做再植术。

（8）外伤牙在治疗前均需认真观察，明确其牙髓是否发生不良演变，一旦牙髓和根尖周组织发生病变，需做及时处理。

（9）对外伤牙患者有无全身症状，是否需控制感染或防止破伤风感染等均不应忽视。

第五节　牙 龈 炎

儿童因牙龈组织上皮薄、角化差；乳牙牙冠近颈部隆起、牙颈部明显收缩；乳牙列存在生理间隙；萌出期常有暂时性牙列不齐以及口腔清洁卫生自身难以完善等因素，牙龈易感染发生炎症。虽然儿童牙龈炎的患病率较高，但对儿童牙龈炎的防治亟需在社会和临床工作中加以重视。

一、萌出性龈炎

【诊断】

（一）临床表现

（1）是乳牙萌出时常见的暂时性牙龈炎。

（2）多见于乳牙和第一恒磨牙。

（3）一般无明显的自觉症状，常随牙齿的萌出而渐自愈。

（4）患儿喜用手指、玩具等对局部牙龈做触摸或咀嚼的动作。

（5）局部感染严重时，患儿可伴发热。

（二）诊断要点

（1）炎症发生于萌出中牙之周围牙龈、覆盖的龈瓣或黏膜。

（2）牙冠周围常积有牙垢或食物残屑。

（3）牙冠周围龈缘或所覆盖的龈瓣充血、肿胀，龈瓣或有被咀嚼致损伤样。

（4）有时可见乳牙萌出前，覆盖其上的黏膜呈青紫色肿胀。因其内含血液和组织液，有似血肿、囊肿样，称为“萌出性囊肿”。

【治疗】

（1）重视口腔卫生，进食后由家长用棉球蘸温开水清洗口腔。

（2）感染处可用1%过氧化氢等拭洗或冲洗牙龈缘沟和龈瓣下。

（3）局部涂碘甘油。

(4) 萌出性囊肿样病例，若萌出受阻，可做局部切开或去除部分组织，使牙冠外露。

二、慢性龈炎

【诊断】

(一) 临床表现

(1) 多见于口腔卫生较差、不能掌握正确刷牙方法的幼儿，3~5岁幼儿多发。

(2) 一般为慢性炎症表现。

(3) 患病后仍忽视口腔卫生、未及时治疗或受全身因素的影响，有可能演变为牙周炎。

(二) 诊断要点

(1) 感染区见牙垢、食物残渣等明显地附积于牙龈缘、牙间乳头和牙的表面。

(2) 牙龈缘及牙龈乳头充血、肿胀，后者红肿尤为明显。

(3) 牙龈触及时易出血。

(4) 乳前牙及乳磨牙区均以唇颊侧炎症明显。

【治疗】

(1) 局部清除食物残渣、牙垢、牙石。

(2) 用1%过氧化氢溶液等拭洗或漱口。

(3) 局部涂碘甘油。

(4) 重视按年龄由家长代为或指导清洁口腔，预防感染。

三、口呼吸引起的增生性龈炎

【诊断】

(一) 临床表现

(1) 多见于有鼻咽部疾患、习惯性口呼吸和口周肌肉松弛者。

(2) 空气直接刺激致上颌前牙区唇侧症状较为明显。

(3) 炎症随病程持续和日久的空气刺激，局部可趋向肥厚、增生的表现。

(4) 口腔卫生状况差者牙龈症状明显。

(二) 诊断要点

(1) 口唇长期开启，口轮匝肌松弛。

(2) 牙龈黏膜表面干燥呈脱水状，唾液较稠。

(3) 牙面、牙龈表面见食物残屑附着，自洁作用差。

(4) 牙龈炎症易演变为肥厚，黏膜表面粗糙，有小裂纹。

(5) 病情严重者牙龈乳头可呈蕈状肥大，甚至遮盖牙面，似把牙齿埋入其中。

(6) 牙龈的患病部位与正常处分界较明确。

【治疗】

(1) 重视口腔清洁卫生。

(2) 去除局部软垢、牙石和控制感染。

(3) 需要时请耳鼻喉科检查治疗鼻咽部疾患。

(4) 酌情确定是否做口轮匝肌训练或戴用前庭盾功能矫治器。

(5) 必要时做牙龈切除术。

四、牙列拥挤性龈炎

【诊断】

(一) 临床表现

(1) 发生于牙列拥挤、排列不齐的患儿。

(2) 因牙列不齐，局部自洁作用差且刷牙不便，故口腔卫生差。

(3) 炎症的轻重与牙列不齐的严重程度有关。

(4) 经牙列矫治或替牙期暂时性牙列不齐自行调整后，炎症会减轻、消失。

(二) 诊断要点

(1) 牙列拥挤、不齐，以上颌前牙区多见。

（2）软垢、食物残渣积留牙龈表面，拥挤严重或舌腭向位明显呈凹陷状牙的牙面和龈面，软垢滞留尤为明显。

（3）牙龈充血、肿胀。

（4）牙列拥挤严重和局部感染明显，病程长时可见牙龈乳头呈肥厚状肿大。

【治疗】

（1）清除牙面和牙龈上附着的软垢、食物残渣和牙石。

（2）指导患者保持口腔卫生。

（3）选用含漱剂和局部涂抹药物。

（4）按适应证做矫治。

（5）属替牙期暂时性牙列不齐者需观察牙列变化。

第六节　黏膜病

一、急性假膜型念珠菌口炎

急性假膜型念珠菌口炎是指因白色念珠菌感染所致的口腔黏膜组织的炎症性疾病。因其炎症的黏膜表面形成凝乳状的假膜，故又有“雪口”之称。

【诊断】

（一）临床表现

（1）好发于婴幼儿唇、颊、舌、软腭等部位的黏膜。

（2）最初，受损黏膜充血、水肿，随后表面出现散在凝乳状斑点，并逐渐扩大而相互融合，形成色白微突的片状假膜。假膜由纤维蛋白、脱落的上皮细胞、炎症细胞等构成，内含白色念珠菌菌丛。

（3）稍用力可擦去凝乳状假膜，如强行擦去，则可见假膜出血面，不久可在出血面上再度形成凝乳状斑片。

（4）患儿全身反应多不明显，部分婴儿可有低热、哭闹、拒食表现，有的患儿口内有酸腐味。

(5) 若病变蔓延至咽、喉部，患儿可能出现哭声嘶哑、吞咽和呼吸困难等表现，此时应警惕引起窒息。

(二) 诊断要点

(1) 根据病史、发病年龄和口腔黏膜病损特征，不难作出诊断。其病损特征是口腔内出现凝乳状白色斑点或斑块，不易擦去，强行擦去后可留下出血的创面。

(2) 可疑者，可做涂片检查，如见到细菌菌丝和孢子则可确认是真菌感染。

(3) 细菌培养，如培养出白色念珠菌可予以确诊。

(4) 白色念珠菌口炎需与白喉鉴别。白喉患者的全身症状明显，高热、萎靡、乏力、恶心、呕吐、面色苍白、呼吸急促、脉数等，若采用涂片和培养可查到白喉杆菌。

【治疗】

(1) 去除因抗生素等应用的医源性诱发因素。

(2) 局部用药。

① 2% 碳酸氢钠液轻轻擦洗口腔。

②用 1% 克霉唑液、10 万 U/ml 制霉菌素混悬液等局部涂布。

(3) 全身用药，口服克霉唑、制霉菌素等。

(4) 消毒喂乳器和食具。

(5) 母乳喂养者需清洁乳房和勤换内衣。

二、口角炎

口角炎是口角部位皮肤和黏膜出现潮红、脱屑、糜烂及皲裂的病损，好发于儿童。

【诊断】

(一) 临床表现

(1) 最初可见口角部位皮肤和黏膜潮红、脱屑、湿润性苍白，随后形成糜烂面，发生皲裂。

(2) 皲裂呈水平状，其深浅、长短不一，严重者可向内侧黏膜或向皮肤延伸数毫米，无疼痛感，愈合后出现灰白色瘢痕。

(3) 皲裂有渗出液，其渗出液可结成淡黄色痂，但如继发感染，则可化脓结成黄褐色痂，张口可导致痂皮裂开出血、疼痛，影响患儿的说话与进食。

(4) 口角炎可以是单侧性，也可以是双侧性，但一般是双侧性。因咬铅笔、钢笔和咬手指等不良习惯摩擦口角所引起的口角炎则多为单侧性。

(5) 维生素 B_2 长期缺乏者，有可能发生典型的皮肤黏膜损害。

(二) 诊断要点

口角的皮肤和黏膜出现潮红、脱屑、湿润性苍白、糜烂和皲裂等表现。

【治疗】

根据病因，决定治疗方案。

(1) 有不良习惯的患儿，应戒除不良习惯。

(2) 由缺乏维生素 B_2 引起者，应给予维生素 B_2。

(3) 疑有白色念珠菌感染时，应给予制霉菌素药物。

(4) 消炎防腐药物局部擦拭、洗涤。可选用碳酸氢钠液、过氧化氢液、高锰酸钾液、金霉素甘油等。

三、婴幼儿创伤性溃疡

婴幼儿创伤性溃疡是因局部刺激和不良习惯引起的口腔黏膜损害。

【诊断】

(一) 临床表现

(1) 下颌乳中切牙萌出过早，乳切牙切缘与舌系带和舌腹部摩擦造成局部黏膜溃疡，溃疡表面不平，呈灰白色，边缘清晰。病程长者，溃疡边缘隆起，局部质硬、苍白，影响舌运动。此类溃疡位于舌系带中央的两侧，左右对称，又称 Riga-Feda 病。

(2) 因吸吮拇指、橡胶乳头或玩具等摩擦造成上腭黏膜损伤，损伤为浅在性溃疡，呈圆形或椭圆形，单侧或双侧，又称 Bednar 溃疡。

(3) 有明显急剧外伤史的黏膜损害，多有急性炎症表现。咬硬物出现的血疱，壁薄，易破溃出血，破溃后呈现鲜红的表皮剥脱糜烂面，有烧灼样痛，进食或吞咽时痛，所属淋巴结肿大，1 周左右即可趋愈合。

(4) 腐蚀性药物造成的黏膜损害为急性炎症表现，疼痛较明显。

(5) 由乳牙残根引起的黏膜损害，早期黏膜鲜红，呈糜烂状，逐渐发展成溃疡，有渗出液。陈旧性损害，组织呈暗红色或紫红色，中央凹陷，底部有黄白色或灰白色膜状物。长期未治疗者，出现深在溃疡，溃疡呈圆形或不规则形，边缘不均匀隆起，基底稍硬，溃疡面与刺激物相邻或相吻合。

(二) 诊断要点

(1) 有创伤史和损伤因素。

(2) 有与损伤因素相吻合的病损部位、形态和特征。

(3) 去除损伤因素后病损均能迅速好转和愈合。

【治疗】

1. 去除致病因素 调磨锐利的乳牙切缘，拔除松动早萌的下乳切牙及根尖外露的乳牙残根、残冠，去除不良习惯和一切可疑的刺激因素。

2. 局部用药 局部涂布消毒防腐药物，防止继发感染，例如，金霉素药膜局部贴敷。

3. 保持口腔清洁 无刺激的漱口液或凉开水清洗口腔，

保持清洁。

4. 全身用药 继发感染者，应给予抗生素治疗，烫伤面积大者，尤其是咽部烫伤时，应给适量激素，以防咽喉水肿引起窒息。

四、疱疹性口炎

疱疹性口炎是指发生在口腔黏膜的单纯疱疹病毒感染。当累及牙龈时称疱疹性龈口炎。

【诊断】

（一）临床表现

（1）好发于出生后6个月至5岁儿童，2~3岁达最高峰。多为原发性，亦有复发性。口腔各部位黏膜均可发生，包括角化良好的牙龈、舌背和硬腭等处的黏膜。

（2）发病时多有发热、烦躁、拒食、咳嗽或全身不适等先驱症状，2~3日后出现口腔体征。

（3）初起时，口腔黏膜充血，发红，并在发红黏膜上出现成簇的水疱，1~2mm大小，疱壁薄很易破裂。疱破后形成小溃疡，小溃疡可扩大融合成稍大溃疡，或由簇集的小水疱破裂后融合成大的溃疡。

（4）溃疡边缘不规则或呈多环状，溃疡面上有灰白色或黄白色假膜。溃疡面大小、数目不等，在成簇的溃疡周围还可看到散在的小溃疡。

（5）当累及牙龈时，牙龈充血、肿胀、易出血。

（6）当小水疱破裂形成小溃疡时，患儿感剧痛，哭闹、拒食、流涎。

（7）颌下淋巴结肿大，触痛。

（8）发病后的3~5天症状最重，口腔体征出现后，全身症状逐渐消退。

（二）诊断要点

（1）充血的口腔黏膜上出现数目众多，散在或丛集成簇并融合的小溃疡。

（2）累及牙龈时，牙龈充血、肿胀、易出血。

（3）患儿哭闹、拒食、流涎。

（4）可疑时检查病毒包涵体，可观察到含有嗜伊红色包涵体的多核巨细胞。

【治疗】

1. 全身用药

（1）口服板蓝根冲剂、病毒灵（盐酸吗啉胍）等。

（2）口服维生素 C、复合维生素 B 等。

（3）抗生素药物预防继发感染。

2. 局部治疗 选用金霉素甘油、碘苷滴眼剂、无环鸟苷滴眼剂等局部涂布。硫酸锌液等含漱或局部湿敷。

五、地图舌

地图舌是指发生在舌背上的浅层慢性剥脱性炎症，其特征是由白色环状角化圈围绕有炎症的红色乳头剥脱区。形似地图的边界线，构成一块块区域局限的病变。因其形状经常变化，似在游走，故又称为区域剥脱性舌炎或游走性舌炎。

【诊断】

（一）临床表现

（1）多发生于舌尖、舌背和舌侧缘，也有的发生于舌腹，多数见于舌前 2/3 区，一般不超越人字沟。

（2）发病时，先出现灰白色微突起的圆形斑片，不久，白色斑片的中央出现红色区域，故病变区表现为红白相间，即出现白色环状角化区围绕着红色乳头剥脱区的现象，然后，剥脱区范围逐渐扩大，向周围蔓延，与邻近的病变区相互融合成较大的剥脱区。

（3）红色剥脱区域凹陷，光滑发亮，丝状乳头扁平或消失，红色剥脱区域的外围为白色或淡黄色边缘，微微凸起，随着剥脱区的不断扩大而扩大，病变区的形状可呈圆形、椭圆形或不规则形，渐渐剥脱区愈合，局部恢复正常。

（4）病变位置经常移动，移动速度不一，有的病变在同一部位可停留数日，有的经过数小时即发生移行。

（5）病变区角化过度，剥脱和恢复交替出现，此起彼伏，顽固复发，病程可延续数月或数年。不少患儿在幼儿期后其病变渐渐消失。

（6）一般无明显自觉症状，有时遇刺激性食物有烧灼感。

（二）诊断要点

（1）舌背出现形状各异，形似地图，红白相间的病变，以及病变区的丝状乳头边剥脱边修复，位置经常移动的特征。

（2）病程长，可延续数日或数年。

【治疗】

（1）无自觉症状，可予以观察。

（2）分析发病因素，针对病因加以检查和调整，如检查肠道寄生虫并进行驱虫治疗。

（3）避免刺激性食物，保持口腔清洁。

（4）局部用药：2%碳酸氢钠液、2%硼酸钠液等轻轻擦拭舌背。2.5%金霉素甘油涂布。

（5）全身用药：口服复合维生素B、维生素C等。

第七节　乳牙列异常

为能形成正常的、有良好咀嚼功能的恒牙列，儿童时期牙列的生长发育和及时管理是关键。乳牙的萌出、脱落和咬合关系的形成等对乳牙列有直接的影响；乳牙的龋病、牙髓病、根尖周病、外伤、异常牙和不良习惯等对乳牙列的形成也起有不可忽视的作用；在乳牙列、混合牙列至恒牙列形成的动态过程中，作为牙列生长发育的起始阶段，乳牙列形成期和乳牙列期又是混合牙列和恒牙列的基础。因此临床对防治乳牙列异常、重视咬合诱导工作甚为必要。

一、乳牙过早丧失

【诊断】

（一）临床表现

1. 乳前牙过早丧失

（1）上颌乳切牙因龋或外伤等形成过早丧失最为多见。

（2）过早丧失牙的后继恒牙，若牙冠已形成，处于活跃的萌出期，失牙间隙较少缩小。反之，可见邻牙向失牙间隙移动和倾斜。

（3）在过早丧失牙的邻牙发生移位和倾斜的病例，可因间隙缩小，随早失牙之后继恒牙萌出，压迫移位邻牙的牙根，使后者发生牙根吸收，又导致其过早丧失。此类现象可见于乳侧切牙继乳中切牙后，因牙根受压，吸收而过早丧失。

（4）乳尖牙因龋、外伤所致过早丧失较少。

（5）乳尖牙因恒侧切牙压迫其牙根、使其吸收而过早丧失的病例，下颌乳尖牙比上颌乳尖牙易见。

2. 乳磨牙过早丧失

（1）乳牙过早丧失中，乳磨牙因萌出后即易患龋、患龋率高，而在乳牙过早丧失中多见。

（2）乳磨牙过早丧失所致间隙缩小的现象和缩小量，上颌乳磨牙比下颌乳磨牙明显。

（3）间隙缩小与丧失后的时间有关。在早失后的 6 个月内缩小量明显，1 年以后缩小量少。

（4）间隙缩小与第一恒磨牙有关。在第一恒磨牙萌出前乳磨牙过早丧失后，间隙缩小明显。此倾向在下颌比上颌尤为明显，且在早期缩小明显者，有持续缩小的倾向。

（5）乳磨牙过早丧失之间隙的缩小，在上、下颌均由其后牙之近中移位和前牙之远中移位所致。

(6) 第一乳磨牙过早丧失时，在上颌多见其后牙之近中移位；在下颌可见其前牙向远中移位。

(7) 第二乳磨牙过早丧失时，第一恒磨牙处于颌骨内也可见其近中移动，尤其近口腔内时移动度更明显。

(8) 乳磨牙过早丧失后，间隙的缩小度最明显的是上颌第二乳磨牙、下颌第二乳磨牙，其次是上、下颌的第一乳磨牙。

(二) 诊断要点

(1) 鉴别缺失乳牙是否属过早丧失。

①缺失时是否处于脱落期。表4-1为乳牙脱落期与顺序。数据非绝对值，且有个体差异，故为大致范围。

表4-1 乳牙脱落期与顺序

	牙类	男（岁）	顺序	女（岁）	顺序
上颌	乳中切牙	7.32±0.05	3	7.01±0.01	3
	乳侧切牙	8.17±0.06	4	7.69±0.05	4
	乳尖牙	10.26±0.07	8	9.55±0.06	8
	第一乳磨牙	9.89±0.08	6	9.52±0.08	7
	第二乳磨牙	10.89±0.09	10	10.69±0.09	10
下颌	乳中切牙	6.76±0.03	1	6.52±0.02	1
	乳侧切牙	7.28±0.04	2	6.99±0.04	2
	乳尖牙	9.72±0.06	5	8.91±0.05	5
	第一乳磨牙	10.18±0.10	7	9.47±0.09	6
	第二乳磨牙	10.86±0.15	9	10.58±0.12	9

②了解缺失牙的缺失原因及患牙病史。

③排除先天缺失牙和埋伏牙。

④检查对侧同名牙的生理状态，如松动度和牙根吸收状况，以作对比。

(2) X线片检查后继恒牙的发育状态和萌出状况。

(3) 制造石膏模型检测分析牙列状况。缺牙间隙有无缩小；邻牙有无移位；末端平面是否受影响及所呈类型；前牙之覆𬌗覆盖状况；缺失牙的对𬌗牙有无伸长；上、下颌咬合关系是否正常；牙列周长有无缩短及左右的对称性有无明显差异。

【治疗】

（1）虽说乳前牙过早丧失不如乳磨牙过早丧失的影响大，但因上、下颌之咬合关系、美观、发音、心理等因素，尤其是多个牙缺失、乳尖牙缺失时，应制作间隙保持器。

（2）乳磨牙过早丧失易致牙列不齐，尤以第二乳磨牙为甚，故应制作间隙保持器。

（3）一般可选用的间隙保持器有下列几种。

①活动式间隙保持器：适用于多个乳前牙缺失，形如义齿状既有助于咀嚼、发音、美观，又能保持间隙。

②丝圈式间隙保持器：适于个别乳磨牙缺失后，保持其间隙用。

③远中导板间隙保持器：适用于第二乳磨牙缺失，既能保持其间隙，又能对尚未萌出或萌出中的第一恒磨牙作诱导。

④舌弓式间隙保持器和 Nance 腭弓间隙保持器：用于多个乳磨牙缺失、维持间隙及牙弓周长。

二、乳前牙反𬌗

【诊断】

（一）临床表现

（1）乳前牙反𬌗多为下颌过度前伸所致的功能性反𬌗或伴上下切牙错位的牙性反𬌗。下颌闭合道非圆滑曲线，息止𬌗位时面形正常，下颌骨由肌接触位（MCP）至牙尖交错位（ICP）时，下颌前伸，形成前牙反𬌗，并出现反𬌗颜貌；下颌骨可能后退至前牙切呈对刃关系；常伴有咬合障碍或前伸下颌、异常吞咽等不良习惯。

（2）少数患者因遗传因素有骨性Ⅲ类畸形的趋势，已表现出颅颌面结构异常：下颌角大，上前牙唇倾、下前牙舌倾以代偿颌骨关系不调；下颌闭合道呈圆滑曲线，下颌骨不能后退至前牙对刃，伴有明显颜面异常。

（3）上颌乳牙列的长度小于正常𬌗者，下颌前段牙弓长度和宽度均大于正常𬌗者。

（4）末端平面以垂直型多见，近中型为次，远中型最少。

（二）诊断要点

（1）判断患者是否存在上下牙弓及颌骨矢状向不调，上颌前牙与对𬌗牙是否呈反𬌗关系。

（2）根据 Moyers 对Ⅲ类畸形的分类，明确所属类型。

①牙源性Ⅲ类畸形者上下颌骨形态、结构正常，仅由牙、牙槽错位形成，可表现为上切牙舌向错位、下切牙唇向错位或两者皆有。个别前牙反𬌗对颅颌面生长发育无明显影响，而多数前牙反𬌗将影响颌骨发育，有形成骨性Ⅲ类畸形的倾向。

②功能性Ⅲ类畸形是由于下颌骨运动受𬌗障碍、不良习惯等影响，发生功能性前伸，形成多数前牙反𬌗，非因上颌骨或下颌骨的发育异常而引起。

③骨性Ⅲ类畸形是由颌骨的形态发育异常、位置异常而引起。其上下颌骨的异常结构主要表现为上颌正常，下颌前突；上颌后缩，下颌正常；上颌后缩，下颌前突。

【治疗】

矫治异常的切牙间关系或调整异常的颌间关系，通过改变上颌中切牙倾斜度，使下颌向下后旋转达到矫正乳前牙反𬌗目的。一般在 4 岁左右，患儿可以合作时尽早矫治。

1. 咬撬法 适用于局部牙齿刚萌出阶段，反覆𬌗较浅者。此法对个别牙反𬌗有效。可用木制的压舌板或扁宽的冰棍棒，放在反𬌗牙的舌面，用下前牙作支点，向唇面撬动，每次撬动 10 分钟，每天至少做 3～5 次，直到反𬌗解除并且与对𬌗有正常覆𬌗覆盖关系。

2. 调骀法 适用于正中骀位时反覆盖、反覆骀较小，有早接触、骀干扰，导致下颌前伸者。用咬合纸检查患者从正中关系至习惯骀位运动时的干扰点，分次调磨早接触点，直至正中关系位时前牙建立正常的覆骀、覆盖关系。

3. 下颌联冠斜面导板 适用于功能性前牙反骀，反覆骀深、反覆盖小者。联冠斜面导板包括下颌6个乳前牙，其角度约45°，斜面与上切牙舌面接触，引导患儿放弃原来的习惯性骀位而至正中关系位。一般戴用2周左右。

4. 上颌骀垫矫治器 适用于上前牙舌向错位造成的乳前牙反骀，反覆盖较大，反覆骀中度者。

后牙需要有足够的固位牙，矫治器前部每个舌向错位的牙上做双曲舌簧，通过其调整加力，推上前牙向唇侧并后退下颌。骀垫的高度以脱离前牙反骀的锁结关系为宜，注意双曲舌簧的弹簧平面应与上切牙长轴垂直。当反骀解除后应及时磨低骀垫以免压低后牙，并注意调磨早接触点。7～10天复诊加力一次，吃饭时必须戴矫治器。待骀垫全部磨除后再戴2周保持。一般在3个月内即可完成矫治。

5. 头帽、颏兜 对于反覆盖过大的乳前牙反骀者，可先戴头帽、颏兜，沿颏联合至髁突连线的生长方向牵引下颌向后并抑制下颌骨的生长，待反覆盖有所减小再选择合适的矫治器同时进行治疗。

6. 下颌后退位骀垫 适用于由于干扰等原因造成的下颌功能性前伸，下颌前牙有散在间隙的患者。骀垫在患者下颌后退至正中关系的位置上制作，前部加双曲唇弓，通过其加力内收下前牙而达到矫治反骀目的。

三、后牙反骀

【诊断】

（一）临床表现

（1）后牙反骀可发生在乳牙列期或恒牙列期，有个别牙反𬌗，也有多数牙反𬌗；可发生在单侧，也可发生在双侧。

(2) 单侧多数后牙反𬌗，常合并前牙反𬌗，其下切牙中线，颏部及下颌多偏向反𬌗侧，导致颜面左右不对称。

(3) 双侧多数后牙反𬌗，上牙弓及上颌骨宽度发育受限，上牙弓狭窄，面部表现狭长，但左右对称。

(二) 诊断要点

通过临床检查和模型测量，判断后牙反𬌗是上颌后牙舌向错位，还是下颌后牙颊向错位，明确反𬌗牙数和反𬌗侧。

【治疗】

(1) 下颌偏斜患者常因乳尖牙磨耗不足引起的𬌗干扰所致，可采用调𬌗的方法，去除乳尖牙的干扰以矫正下颌移位。

(2) 一侧后牙反𬌗者，可戴单侧𬌗垫矫治器，即在正常𬌗的一侧后牙上做𬌗垫升高咬合，使反𬌗侧脱离锁结；在反𬌗侧上颌后牙的腭侧置双曲舌簧，调整加力使反𬌗侧上颌后牙向颊侧移动以矫治反𬌗。后牙𬌗垫在解除反𬌗后，应及时分次磨减，直到完全磨除。注意矫正过程的调𬌗，以利建𬌗。

(3) 双侧后牙反𬌗或单侧后牙反𬌗由于上牙弓狭窄所致者，可选用带分裂簧的活动矫治器、螺旋簧分裂基托矫治器或固定四角舌弓扩展牙弓。

四、深覆𬌗

【诊断】

(一) 临床表现

(1) 上切牙垂直或内倾，上尖牙唇向倾斜。

(2) 上下牙弓呈方形，牙弓长度变短。

(3) 面下1/3高度较短，一般呈短方面形。

(4) 上下颌骨一般发育正常，下颌角小，磨牙常呈远中错𬌗关系。

(二) 诊断要点

(1) 判断患者上前牙切缘覆盖下前牙牙冠唇面长度是否

超过 1/3 以上，或者下前牙切缘咬合上前牙牙冠舌面是否超过 1/3 以上。

（2）根据深覆𬌗的类型特点，明确所属类型。

①牙型主要是上下颌前牙及牙槽过长，后牙及后牙牙槽高度发育不足。颌骨的形态大小基本正常，面部畸形不明显。

②骨型不仅有牙型的表现，还伴有颌骨与面部的畸形。

【治疗】

（1）治疗原则是改正切牙长轴，抑制上下切牙的生长，促进后牙及后牙牙槽的生长。常用上颌活动矫治器，设计双曲舌簧和平面导板。

（2）针对病因，采用矫治器纠正吮咬、异常吞咽等不良习惯；找出𬌗干扰，调磨干扰牙尖，使神经、肌肉功能恢复正常，调整下颌位置而建立正常的咬合关系。

第八节　混合牙列异常

混合牙列期是儿童颌骨和牙弓主要生长发育期，也是恒牙𬌗建立的关键时期，预防错𬌗畸形，早期矫治，诱导建立正常𬌗是这一时期的重要任务之一。治疗混合牙列异常的目的是尽早纠正已存在的或发展中的牙齿、骨骼和肌肉不调，特别是发育中的功能性长、宽、高三个方向的牙弓关系不调，使恒牙正常萌出，形成正常恒牙列。

一、第一恒磨牙前移导致间隙不足

【诊断】

（一）临床表现

（1）由于第二乳磨牙早失引起第一恒磨牙前倾并且可能伴有舌向扭转。

（2）第一恒磨牙的前移占据了前磨牙萌出所需要的间隙，

导致拥挤。

（二）诊断要点

对照正常殆牙弓长度，通过临床检查、模型测量等手段分析牙列状况，确定第一恒磨牙是否前移以及丧失间隙的大小。

【治疗】

（1）上颌第一恒磨牙前移

①单侧第一恒磨牙前移：采用活动矫治器。设计时最好选用固位良好的箭头卡环固位，在前移的第一恒磨牙近中设计指簧推其向远中。

②双侧第一恒磨牙前移：一般选用口外弓推前移磨牙向远中，使磨牙远中倾斜移动或整体移动。使用口外弓应尽量保持施力的恒定，力值不宜过大。口外弓的每天戴用时间应在14小时以上。

（2）下颌第一恒磨牙前移选用下颌唇挡矫治器。唇挡位于下牙弓唇侧，后端的U形曲抵住下颌第一恒磨牙颊面管，唇挡通过改变下唇位置，使唇肌压迫唇挡产生一个远中移动的力推下颌恒磨牙向远中。

二、正中间隙

【诊断】

（一）临床表现

（1）在混合牙列早期，上颌恒前牙萌出时常见左右两中切牙间存在明显的空隙，称为正中间隙。

（2）生理性正中间隙是由于上颌恒中切牙萌出时，牙齿长轴向远中唇侧倾斜所致，随着侧切牙、尖牙的萌出，间隙将缩小闭合。

（3）因上唇系带肥厚、埋伏牙等所致的正中间隙，难以自行闭合。

（二）诊断要点

（1）通过临床和X线检查，明确正中间隙是生理性还是由于其他原因所致的非生理性。

（2）临床检查上唇系带位置是否异常或肥厚。可进行Blanche试验来确定。

（3）拍摄X线片检查是否有多生牙、埋伏牙。

【治疗】

（1）生理性正中间隙，需向家长解释原因，嘱其观察。

（2）正中间隙由于多生牙、埋伏牙引起者，应该尽早拔除。必要时可采用“2×4”固定矫治，使正中间隙得以关闭。

（3）正中间隙由于上唇系带肥厚，附丽过低所致者，应先采用唇系带延长术，再用正畸治疗关闭间隙。

三、开䝙

【诊断】

（一）临床表现

（1）混合牙列期开䝙可因口腔不良习惯引起的牙性开䝙，也可以是骨性开䝙。

（2）开䝙的范围有大有小，有前牙区开䝙和后牙区局部开䝙。

（3）上下牙弓形态、大小、位置可能不协调，上下牙弓明显狭窄。

（4）上颌骨形态可能正常或宽度发育不足，下颌骨发育不足。

（5）严重开䝙者呈长面形，面下1/3过长，面宽度减小。

（二）诊断要点

（1）判断患者是否存在上下牙弓及颌骨垂直向发育异常，上下颌牙在正中䝙位及下颌功能运动时无䝙接触。

（2）确定所属类型

①牙型主要为牙及牙槽骨的问题，即前牙萌出不足、前牙牙槽骨发育不足，或者后牙萌出过度、后牙牙槽骨发育过

度，面部无明显畸形，颌骨发育基本正常。

②骨型主要表现为下颌骨发育异常，如下颌支短，下颌角大等。

【治疗】

（1）因口腔不良习惯引起的开𬌗者，可采用矫治器消除口腔不良习惯。年幼儿童一般在纠正后，上下切牙可自行调整生长。

（2）患者如为前牙萌出不足，可在上下切牙粘托槽，进行垂直牵引；如为后牙萌出过多，可在后牙区加𬌗垫以压低后牙。

（3）混合牙列期是功能矫治轻度骨性开𬌗的主要时期，可以是多种功能矫治器联合应用，常选用带屏的功能矫治器，去除口周肌肉的不良影响。若需要，可在后期采用固定矫治器。

四、前牙反𬌗

【诊断】

（一）临床表现

（1）混合牙列期的前牙反𬌗有功能性、牙源性或骨源性。

（2）牙源性多因牙齿萌出或替换过程中的局部障碍所致。反覆盖较小，磨牙为中性𬌗或轻度近中错𬌗关系。上下颌骨关系无明显异常，颜面基本正常，下颌可自行后退至前牙对刃关系。

（3）功能性前牙反𬌗，磨牙多为轻度近中错𬌗关系，一般反覆盖较小，反覆𬌗较深，下颌骨大小、形态基本正常，但位置前移。表现为轻度的下颌前突，下颌可后退至上下前牙对刃关系，当下颌后退或处于息止𬌗位时，侧貌较正中𬌗时改善。

（4）骨源性多由于遗传和疾病等因素所致，反覆盖大，磨牙为近中错𬌗关系；伴有颌骨畸形，可表现为下颌角钝，下颌体大，下颌支短或上颌前部发育不足，颏部明显前突，下颌常不能自行后退，颜面多呈凹面形，有时还伴开𬌗畸形。

（二）诊断要点

（1）通过临床检查、模型分析和X线头影测量等有效手段，了解病因，根据前牙反𬌗的类型进行鉴别诊断。

（2）混合牙列期前牙反𬌗的诊断要点与乳牙列期基本相同。

【治疗】

（1）矫治方法的选择及其效果，与患者年龄和畸形程度有关。应及早矫治前牙反𬌗关系，保证上下颌骨正常的生长发育。

（2）牙源性前牙反𬌗可使用活动矫治器或功能矫治器，将舌倾的上切牙矫治到正常位，内收前突的下切牙；对于伴有轻度拥挤、扭转的患者，也可采用“2×4”固定矫治。

（3）功能性前牙反𬌗在混合牙列期通常选用FRⅢ型功能矫治器，可达到良好的矫治效果。

（4）下颌前突型，其矫治目标是抑制下颌骨向前生长，后移下颌骨，或者通过改变下颌生长方向来协调上下颌基骨的长度和位置。可采用功能矫治器或颏兜进行矫治。

（5）上颌发育不足的矫治原则是促进上颌骨的向前生长发育，根据患者年龄和畸形程度选择相应的功能矫治器或前方牵引矫治装置。

五、牙列拥挤

【诊断】

（一）临床表现

（1）单纯性拥挤表现为牙齿因间隙不足而排列错乱，并影响牙弓形态与咬合关系，一般不伴颌骨及牙弓间关系不调，磨牙关系为中性𬌗，面形基本正常。

（2）少数患者除牙量不调造成的拥挤外，还存在颌骨、牙弓间关系不调，影响面形，有时还伴有口颌系统功能异常。

（二）诊断要点

（1）应明确是暂时性还是永久性的牙列拥挤。

（2）上颌中切牙萌出时牙冠向远中倾斜；而侧切牙萌出后，牙冠向远中倾斜。均属暂时性错𬌗畸形。

（3）采用混合牙列间隙分析法，预测拥挤度。

【治疗】

（1）混合牙列期的暂时性牙列拥挤，应定期观察，不做治疗。

（2）轻、中度牙列拥挤者。

①定期观察，可利用乳恒牙替换过程中的替牙间隙，或者利用恒牙萌出使颌骨生长时所增加的牙弓长度和宽度自行调整。

②若影响乳恒牙正常替换，有咬合创伤，需及时治疗，可采用“2×4”固定矫治或扩弓治疗。

③若有唇肌、颏肌张力过大，妨碍牙弓前段发育，可用唇挡矫治器。

（3）重度牙列拥挤者，如果适应证合适，并且患者及家长要求矫治的心情迫切，应向其解释清楚，让其了解矫治的疗程、预后以及在恒牙列期可能尚需再矫治等问题后，采用系列拔牙法。对单纯拥挤病例也可采用固定矫治器治疗，疗程短，效果好。

六、前牙深覆盖

【诊断】

（一）临床表现

（1）上前牙切端至下前牙唇面的最大水平距离超过3mm。

（2）上前牙唇向错位，下前牙舌向错位，磨牙多为远中错殆关系，常伴有前牙深覆殆。

（二）诊断要点

明确前牙深覆盖的所属类型。

（1）牙性主要是因为上下前牙位置或数目异常造成，一般无上下颌骨之间以及颅面关系的不调。

（2）功能性是由于神经－肌肉反射引起的下颌功能性后缩，上颌骨一般正常。当下颌前伸至磨牙呈中性殆关系时，上下牙弓矢状关系基本协调，面型明显改善。

（3）骨性是由于颌骨发育异常，磨牙呈远中错殆关系。

【治疗】

（1）尽早去除病因，对牙性前牙深覆盖，可采用活动矫治器关闭上前牙前突及其散在间隙，排齐下前牙舌向倾斜及其拥挤。

（2）下颌后缩者多采用功能矫治器，促进下颌磨牙伸长和向近中移动。

（3）上颌发育过度者多采用口外弓和头帽，限制上颌骨向前发育，使之与下颌骨相协调。要求患者每天至少戴用12小时以上。

第五章 口腔颌面部感染

第一节 智齿冠周炎

智齿冠周炎（pericoronitis）又称下颌第三磨牙冠周炎，是智齿在萌出过程中由于萌出位置不足而致阻生，智齿萌出不到位，当其牙冠周围软组织发生炎症时称为智齿冠周炎，多见于青年人。

【病因】

在人类进化过程中，由于食物渐趋精细，使得下颌骨的功能退化、体积缩小，致使智齿萌出时所占空间即下颌第二磨牙到下颌支间的距离不足使萌出受阻而不能到位，其牙冠或多或少被牙龈覆盖，牙龈与牙冠间形成盲袋。食物残渣进入盲袋后极难清除。这些食物残渣既可作为刺激牙龈的异物又是细菌的培养基，在口腔适宜的湿度和温度下以及在机体抵抗力下降的情况下，优势菌乘机繁殖，冠周软组织发生炎症。当局部牙龈被咬合创伤时，更给细菌的侵入创造了条件。

【诊断】

（一）临床表现

智齿冠周炎最多见于下颌第三磨牙萌出期的青年人。初期局部有不适感，用舌尖或手指触有轻微疼痛。此时若能充分休息和得到有效治疗，则很快痊愈。反之则炎症趋于严重，局部跳痛，向耳颞部放射；吞咽疼痛，口臭明显；全身不适，倦怠，畏寒肢冷，不思饮食。

查体：全身发热，张口困难。以口镜拉开患侧口角，常可探及阻生的第三磨牙，其上覆盖的龈瓣糜烂，有触压痛，轻探盲袋可有脓液溢出。有时舌侧牙龈、舌腭弓、咽侧壁红肿。患侧淋巴结肿大、有明显的触压痛，白细胞总数升高。

炎症未得到及时控制和处理，在磨牙后区骨膜下形成脓肿，脓液可向邻近间隙蔓延，向前沿外斜线在下颌第一磨牙颊侧前庭沟处形成脓肿，脓肿突破黏膜成瘘。如果下颌第一磨牙为病牙，则易误诊为其根尖或牙周病变；沿咬肌前缘颊肌后缘的薄弱处向外扩散，常引起咬肌前下角部皮下脓肿，当脓肿未得到切开引流而自行破溃时，便成为经久不愈的面颊瘘；沿下颌支外侧扩散致咬肌间隙感染；沿下颌支内侧扩散引起翼颌乃至咽旁间隙感染；向下扩散形成颌下间隙感染。

（二）诊断要点

根据临床症状和体征一般不难做出诊断。如张口受限，智齿所覆龈瓣肿胀，龈袋溢脓，用探针于龈袋内可探及阻生的智齿。借助X线片（牙片或颌骨曲面断层片）确定诊断及治疗。合并面颊部脓肿者应与皮脂腺囊肿继发感染相鉴别。局部持续肿胀者有必要与恶性肿瘤相鉴别。

【治疗】

智齿冠周炎的早期常表现为局部微痛或不适，此时施以治疗，选择口服适当足量的抗生素可控制感染，然而此期常易被患者所忽视不予治疗。故常致感染迅速发展甚至引起扩散。

治疗原则：急性期以消炎、镇痛、建立引流、增强全身抵抗力为主。感染转入慢性期后，应根据第三磨牙的阻生情况，考虑清除病灶的外科手术。

1. 全身药物治疗 智齿冠周炎的急性期应全身给予抗生素和止痛药。

2. 局部治疗

（1）盲袋冲洗：盲袋内的食物残渣坏死组织及脓液既不能自洁也难以自动向口腔引流，应给予局部清洁和尽可能引流。以钝针头入袋中，不要刺破组织，生理盐水与1.5%～3%过氧化氢溶液交替反复冲洗，至洗出液不再浑浊时以棉球拭干或辅以气枪吹干并以少量2%碘甘油入袋内，每日1～2次，一般需坚持3～5天。

（2）口腔清洁：用口泰、高渗盐水等每日含漱2～3次。

3. 切口引流 如龈瓣附近形成脓肿或相关间隙感染形成脓肿应及时切开引流，生理盐水冲洗并置引流条，常规换药。待冠周炎好转后拔除阻生智齿，方可获得彻底治愈。

4. 其他 智齿萌出位置正常、磨牙后区有足够位置、对颌牙位置正常的可行龈瓣切除术，以消除盲袋，暴露牙冠使其行使正常功能。合并面颊部脓肿或面颊瘘者，在行脓肿切开引流或瘘管搔刮术的同时应酌情择期处置阻生智齿，以免面颊部脓肿或面颊瘘复发。

第二节 颌面部间隙感染

一、概述

颌面部间隙感染是指发生在面部及颌骨周围包括颈上部肌肉、筋膜、皮肤之间的疏松结缔组织的急性化脓性炎症的总称。炎症弥散者称为蜂窝织炎，局限者称为脓肿。

口腔颌面部的深层知名的组织结构各自被一层致密的筋膜所包裹，各组织结构之间存在着或大或小的筋膜间隙，这些间隙被脂肪组织或疏松结缔组织所充满，其中常有神经血管走行。当有感染发生时，间隙内抵抗力相对较低的脂肪结缔组织首当其冲，很快发生坏死液化，真正的间隙方始显现。

【病因】

常为邻近组织的感染所累及，因而常是继发感染。多为细菌的混合性感染或合并厌氧菌感染。

【诊断】

（一）临床表现

感染可以是一个间隙，由于各间隙彼此相通连，所以可由一个间隙扩散到相邻的多个间隙感染。一般为急性炎症过程，局部红、肿、热、痛及功能障碍。全身高热，乏力，白细胞总数增高。当化脓性感染趋于局限时，较浅者可触及波动感，深在者局部压痛明显，穿刺可抽出脓液。

腐败坏死性感染局部肿胀明显，皮肤充血及皮温升高不明显，早期即可出现广泛性水肿，正常组织与水肿之间无明确的分界线，可触及捻发音。全身中毒症状明显，体温可以不高，表情淡漠，呼之不应，甚至出现昏迷及中毒性休克。白细胞总数偏低，临床表现和炎症程度不一致，这一点可与化脓性炎症相鉴别。

（二）诊断要点

耐心细致询问病史，认真检查局部情况，以期找到感染来源。根据局部解剖知识，判断是那一个或哪几个间隙感染。根据穿刺有无脓液、脓液的状况以及白细胞总数及分类计数、脓液细菌培养加药敏试验判断是哪一类感染并指导治疗。局部超声及CT检查有助于诊断。

【治疗】

根据致病菌种、炎症当前所处的时期以及全身反应状况决定治疗方案，最好是全身治疗和局部治疗相结合。

（一）全身治疗

1. 支持疗法　适当休息，鼓励患者进食，食品营养要全面，进食困难者可静脉补充营养，提升机体抵抗力。对于体弱贫血者可输新鲜血液或血浆蛋白以增强体质。维持水电解质平衡，根据检验结果缺什么补什么，缺多少补多少。

2. 应用抗生素 抗生素的应用能有效地控制感染，是治疗感染疾病的主要措施之一，但不能用于代替治疗感染的其他措施，还应了解抗生素的不良反应，如毒性反应、过敏反应、二重感染及细菌的耐药性。在选用药物时，严格掌握各种抗生素的适应证和毒副反应；在患者首次就诊，未获得病原菌株之前，可结合诊断、患者的全身情况、感染的轻重、细菌产生耐药的可能性，选用已知的敏感抗生素；争取在治疗开始前做脓液的细菌培养或涂片检查，疑为败血症者，取血做细菌培养，获得病原菌，找到敏感药物，调整抗生素的使用；适当的剂量和足够的疗程可防止耐药和复发；感染较重时可联合用药以增加疗效。

3. 对症处理 如体温超过38.5℃，可冷敷、酒精浴或用退烧药；肿胀引起呼吸道梗阻应紧急进行气管切开术解除窒息；抢救中毒性休克；配合物理疗法解除感染引起的开口困难。

（二）局部治疗

炎症处于急性渗出期时应减少局部活动，避免不良刺激。外敷药有六合丹、二味拔毒散，可用50%的硫酸镁湿敷，可选择红外线、超短波等理疗。

一旦脓肿形成，应及时行切开引流术，以使脓液排出体外，减少毒素吸收，减轻局部肿胀，降低局部张力，从而缓解局部疼痛，防止炎症扩散，避免边缘性骨髓炎的发生，口底及舌根部脓肿早期切开可减轻其对呼吸道的压迫，防止出现窒息。

脓肿切开引流的指征是全身有发热，白细胞增多，局部跳痛，红肿，触痛明显并有波动感。深部感染不能触及波动感的，以局部红肿、压痛、指凹性水肿为依据，以穿刺有脓来确诊。切开引流应注意以下几点。

（1）为使引流顺利，切口部位应选在脓肿的最低位，切口内外径一致，引流途径越短越好。

（2）切口位置隐蔽，首选口内，必须在面部做切口时要顺皮纹切开以减少愈合时的瘢痕量，尽可能在颌下、颌后或发际内等。

（3）切开不可过深，到皮下或黏膜下即可，用血管钳钝分离直达脓腔。

（4）建立并维持引流，据脓腔的大小深浅选用引流物，一般口内、脓腔较小的用橡皮条，脓腔深而大的用乳胶管，切口广泛的腐败坏死性感染可用盐水纱条引流。换药频度视脓液多少而定，每次换药都要更换引流条并记录清楚，根据情况可选用生理盐水、1%～3%过氧化氢溶液、抗生素溶液行脓腔冲洗。当脓腔变浅且无明显分泌物时，则不要再冲洗和放置引流物。

二、颏下间隙感染

颏下间隙位于舌骨上区、颏下三角内。前界为下颌骨颏部正中联合，后界为舌骨，两侧界为二腹肌前腹，顶为下颌舌骨肌，表面为颈深筋膜浅层、颈阔肌及颈前筋膜所覆盖。颏下间隙的蜂窝织炎多继发于颏下淋巴结炎，也可来源于下前牙、口底或下唇、颏部皮肤的各种炎症、口腔黏膜溃疡、损伤等也可引起颏下淋巴结炎，然后继发颏下间隙感染。

【诊断】

（一）临床表现

（1）可有下前牙、口底、下唇、颏部的损伤、溃疡、炎症表现或原有颏下淋巴结肿大、压痛的慢性炎症历史。

（2）颏下间隙呈弥漫性肿胀、变硬、压痛，皮肤发红；

局部可有波动。

（3）患者可伴发热等全身症状。

（二）诊断要点

（1）颏下区肿胀、压痛，皮温升高。

（2）局部有波动时穿刺抽出脓液，证实脓肿形成。

（3）患者全身发热、体温升高、白细胞增多。

【治疗】

（1）全身应用抗生素及必要的支持疗法。

（2）脓肿形成时，及时颏下横行切开引流，但脓肿可能仅局限于淋巴结内，故切开时应分开淋巴结包膜。

（3）对可能引起颏下淋巴结炎的病因做相应处理。

三、眶下间隙感染

眶下间隙位于眼眶下方，上颌骨前壁与面部表情肌之间。其上界为眶下缘，下界为上颌骨牙槽突，内界为鼻侧缘，外界为颧骨。眶下蜂窝织炎，多由尖牙和第一前磨牙的化脓性炎症引起；小儿眶下蜂窝织炎，一般由乳尖牙及乳磨牙炎症引起。

【诊断】

（一）临床表现

（1）以眶下区为中心肿胀、压痛，可出现上下眼睑水肿，睑裂变窄，睁眼困难，鼻唇沟消失。

（2）病源牙的根尖部前庭沟红肿、压痛、丰满。

（3）患者可伴发热等全身症状。

（二）诊断要点

（1）以眶下区为中心肿胀、皮温升高、压痛，伴眼睑水肿，睑裂变窄，鼻唇沟消失。

（2）口内上颌尖牙和前磨牙区前庭沟丰满膨隆，触到波动感时，可穿刺出脓液。

(3) 患者可有发热、白细胞总数增高。

【治疗】

(1) 全身应用抗生素及必要的支持疗法。

(2) 脓肿形成时，从口腔内上颌尖牙或前磨牙根尖部前庭沟最膨隆处切开直达骨面后，建立引流。

(3) 急性炎症消退后，治疗病灶牙。

四、颊间隙感染

颊间隙位于上下颌骨间相当于颊肌所在的部位。上界为颧骨下缘，下界为下颌骨下缘，前界为口轮匝肌，后外侧界浅面相当于咬肌前缘，深面是翼下颌韧带前缘。颊间隙蜂窝织炎多由上、下颌磨牙的根尖脓肿、牙槽脓肿、淋巴结炎症、颊部皮肤和黏膜感染等引起，也可由相邻颞下、翼下颌、咬肌、眶下间隙等感染引起。

【诊断】

(一) 临床表现

(1) 感染在颊黏膜与颊肌之间时，磨牙区前庭沟红肿、触痛明显，皮肤红肿较轻。

(2) 感染在颊部皮肤与颊肌之间时，面颊皮肤红肿严重、发亮。

(3) 红肿压痛的中心一般在颊肌下半部位置为重。

(4) 脓肿形成时，可触及波动感，可穿刺出脓液。

(5) 患者可伴发热等全身症状。

(二) 诊断要点

(1) 以颊肌所在位置为中心红肿、压痛明显，皮温升高，可有凹陷性水肿，张口轻度受限。

(2) 脓肿形成时，可穿刺出脓液。

(3) 患者可有发热、白细胞增高。

【治疗】

(1) 全身应用抗生素及必要的支持疗法。

（2）脓肿形成时，根据脓肿的部位从口腔内或由面部脓肿区顺皮纹方向切开引流；脓肿位置较低者，也可由下颌下切开，向上潜行分离至脓腔建立引流。

（3）急性炎症消退后，治疗病灶牙。

五、颞间隙感染

颞间隙位于颧弓上方，颞肌所在的部分，分为颞浅和颞深两间隙。颞浅间隙是在颞肌与颞深筋膜之间，颞深间隙在颞骨颞窝与颞肌之间，其内均存在脂肪组织。颞浅间隙感染常由同侧颞、顶部皮肤感染引起，而颞深间隙感染则多由牙源性其他间隙感染或耳部化脓性疾病引起。

【诊断】

（一）临床表现

（1）颞肌部位肿胀、疼痛。

（2）张口明显受限。

（3）脓肿形成时，有凹陷性水肿，可触及波动感，而颞深间隙感染，波动感不明显。

（4）患者可伴发热等全身症状，颞深间隙感染者，更为明显。

（二）诊断要点

（1）有颞顶部皮肤的感染、外伤、上后牙牙源性感染史；颞深间隙感染也可能与耳源性感染、全身菌血症、脓毒血症有关。

（2）临床表现颞肌部位的肿胀、疼痛，张口受限。

（3）有脓肿形成时，颞浅间隙可有凹陷性水肿，可触及波动感，而颞深间隙感染由于颞肌间隔，波动感不明显，主要靠全身感染体征，局部持续肿痛及5~7天以上的病程，经穿刺抽出脓液证实，有条件者可经CT辅助诊断。

（4）患者高热、头痛，白细胞总数增高，颞深间隙感染者更明显。

【治疗】

(1) 静脉给予大剂量、有效抗生素；最好能有药敏试验结果参考，全身支持疗法是必需的。

(2) 脓肿形成时，及时广泛切开引流；由于颞间隙位于骨质菲薄的颞骨鳞部，其感染有继发颞鳞部骨髓炎及颅内感染的可能，故应积极切开引流，引流应广泛有效，特别颞深间隙脓肿原则上应将颞肌附着分离，以保证引流的彻底性。

六、颞下间隙感染

颞下间隙位于颞下窝内。上界为蝶骨大翼下方的颞下面，下界为翼外肌下缘，前界为上颌骨的后外侧面及上颌骨颧突的后面，后界为下颌骨髁突、茎突及其所附着的肌，内界为蝶骨翼突外板的外侧面及咽侧壁，外界为下颌支上份内侧面、喙突及颧弓。颞下间隙内充满着脂肪结缔组织，并有众多神经、血管通过与周围间隙相通，一旦发生炎症，易向相邻的间隙（如翼下颌间隙和颞间隙等）扩散。颞下间隙感染多来自相邻间隙感染扩散，也可由于上、下颌磨牙区的病灶牙以及上颌结节、圆孔、卵圆孔的阻滞麻醉时引起。

【诊断】

（一）临床表现

(1) 由于颞下间隙位置深在隐蔽，感染发生后，外观不明显，仔细检查可发现患侧上颌结节黏膜转折处红肿、压痛，颧弓上下及颌后靠上部有肿胀压痛；常有相邻间隙感染的存在而出现相应症状，如果出现同侧眼球前突、眼球运动障碍、眼睑水肿、头痛、恶心等症状则应警惕海绵窦血栓性静脉炎的可能。

(2) 张口受限明显。

(3) 5～7 天病程后可有脓肿形成，此时经颧弓下缘或上颌结节外上穿刺出脓液。

(4) 患者的全身中毒症状明显，出现发热等全身症状。

(二) 诊断要点

1. 病史 有牙源性感染或局部注射史。

2. 临床表现 张口受限，患侧上颌结节黏膜转折处红肿、压痛，颧弓上下及颌后靠上部有肿胀压痛；脓肿形成时，可穿刺出脓液；患者的全身中毒症状明显，高热、头痛。

3. 周围血检验 白细胞总数增高，中性粒细胞明显升高。

4. CT 检查 CT 检查可见颞下区结构肿胀，边界不清，脓肿形成时可有局限低密度区。

【治疗】

(1) 全身给予大剂量、有效抗生素及全身支持疗法。

(2) 脓肿形成时，及时进行切开引流。单侧颞下间隙脓肿，可经上颌结节外侧切开；或伴翼下颌间隙感染时，由下颌下切开贯通翼下颌间隙及颞下间隙，达到有效引流；如同时伴有颞间隙感染，应由颞上线切开颞肌下达颞下间隙直至下颌下缘的上下贯通引流。

(3) 急性期过后，治疗病灶牙。

七、咬肌间隙感染

咬肌间隙位于下颌支外侧骨壁与咬肌之间。前界为咬肌前缘，后缘为下颌支后缘，上平颧弓下缘，下界为咬肌在下颌支的附着。感染的来源主要来自下颌智齿冠周炎及下颌磨牙的根尖周炎、磨牙后三角黏膜炎症扩散而进入咬肌间隙。

【诊断】

(一) 临床表现

(1) 以咬肌为中心的红肿、跳痛、压痛明显。

(2) 张口受限严重。

(3) 脓肿形成，不易扪及波动感，有凹陷性水肿。

（4）患者可伴发热等全身症状。

（二）诊断要点

1. 病史　常有急性下颌智齿冠周炎史。

2. 临床表现　以咬肌为中心的红肿、跳痛、压痛，张口受限严重；当脓肿形成，凹陷性水肿明显，因咬肌肥厚，不易扪得明显波动，可根据5～7天病程结合穿刺抽出脓液证实患者高热、白细胞总数增高。

【治疗】

（1）全身给予大剂量抗生素。

（2）脓肿形成时，应及时沿下颌角下缘做弧形切口，分开咬肌附着进行引流。

（3）炎症缓解后，治疗病灶牙。

八、翼下颌间隙感染

翼下颌间隙位于下颌支内侧骨壁与翼内肌之间。前界为颞肌、颊肌及翼下颌韧带，后界为下颌支后缘及腮腺，上界为翼外肌下缘，下界为翼内肌所附着的下颌角内侧处。翼下颌间隙感染主要来源于下颌智齿冠周炎及下颌磨牙尖周炎症的牙源性感染以及相邻颞下、咽旁等间隙感染扩散，也可见于下牙槽神经阻滞麻醉后。

【诊断】

（一）临床表现

（1）翼下颌韧带区红肿、疼痛。

（2）颌后区皮肤肿胀、压痛，下颌角内侧深压痛。

（3）张口受限，吞咽疼痛，进食不适。

（4）5～7日病程以上常有脓肿形成，可由下颌角内侧穿刺出脓液。

（5）患者呈急性病容，发热、白细胞总数增高。

（二）诊断要点

1. 病史　多有急性下颌智齿冠周炎病史。

2. 临床表现 翼下颌韧带区红肿、压痛；颌后区及下颌角内侧肿胀、压痛；张口受限；患者呈急性病容，发热、白细胞总数增高。

【治疗】

（1）全身给予大剂量抗生素及支持疗法。

（2）脓肿形成时，及时由下颌角下做弧形切开，切开部分翼内肌附着进行引流；也可由翼下颌韧带外侧纵行切开进入翼下颌间隙建立引流。

（3）炎症缓解后，治疗病灶牙。

九、舌下间隙感染

舌下间隙位于舌腹口底黏膜与下颌舌骨肌之间。上界为舌腹口底黏膜，下界为下颌舌骨肌及舌骨舌肌，前界及两外侧界为下颌舌骨肌线以上的下颌骨体内侧面，内侧界为颏舌骨肌及舌骨舌肌，后界止于舌根部。舌下间隙感染多由于下颌牙源性感染以及口底黏膜的外伤、溃疡、舌下腺及下颌下腺的腺管炎症等引起。

【诊断】

（一）临床表现

（1）一侧舌下肉阜区及口底颌舌沟黏膜水肿，舌下皱襞肿胀，口底抬高，舌体移向健侧。

（2）患者进食、吞咽、讲话困难，严重时有张口障碍和呼吸不畅。

（3）脓肿形成，可由口底扪及波动并穿刺出脓液；有时脓肿可由口底自行溃破溢脓。

（4）患者可伴发热等全身症状。

（二）诊断要点

（1）一侧舌下肉阜区及口底颌舌沟黏膜水肿，舌下皱襞肿胀，口底抬高，舌体移向健侧，扪诊压痛明显，下颌下淋巴结可有肿大压痛，下颌下腺腺体也受炎症激惹，有肿大变硬、压痛。

（2）患者进食、讲话困难、语言不清，似含橄榄状，重者表现为呼吸不畅。

（3）脓肿形成，口底可扪及波动感，穿刺抽出脓液。

【治疗】

（1）全身给予大剂量抗生素。

（2）脓肿形成时，及时由口底丰满波动区进行切开引流。

十、咽旁间隙感染

咽旁间隙位于咽腔侧方翼内肌、腮腺深部与咽上缩肌之间，呈倒立锥体形。底向上通颅底，尖向下达舌骨大角平面；内界为咽上缩肌，外界为翼内肌和腮腺深叶，前界在上方有颊咽筋膜与翼下颌韧带，下方在下颌下腺之上，后界为椎前筋膜的外侧份。咽旁间隙感染多来源于牙源性的炎症，特别是下颌智齿冠周炎，也可由邻近组织（如腭扁桃体炎）或邻近间隙感染扩散引起。

【诊断】

（一）临床表现

（1）咽侧壁红肿，可波及软腭、舌腭弓和咽腭弓，腭垂被推向健侧。

（2）局部疼痛剧烈，吞咽和进食时更甚；如伴喉头水肿则可出现声音嘶哑以及不同程度的呼吸困难和进食呛咳。

（3）颈部舌骨大角平面肿胀、压痛。

（4）张口受限。

（5）患者可伴发热等全身症状。

（二）诊断要点

（1）有急性下颌智齿冠周炎或急性扁桃体炎，或有邻近间隙感染史。

（2）咽部表现：咽侧壁红肿，局部疼痛剧烈，吞咽和进食时更甚。

（3）颈部表现：颈部舌骨大角平面肿胀、压痛，下颌下及颈深上淋巴结肿大、压痛。

（4）张口受限。

（5）脓肿形成，可穿刺出脓液。

（6）患者呈急性病容，发热、白细胞总数增高。严重时可出现语言不清、呼吸急促、脉搏浅快。

【治疗】

（1）全身给予大剂量、有效抗生素及支持疗法，必要时给氧。

（2）脓肿形成时，张口不受限患者应及时由翼下颌韧带稍内侧纵行切开，进行引流；张口受限患者应由下颌角以下做弧形切开，向前上、内分离进入脓腔建立引流。

（3）炎症控制后，治疗病灶牙。

十一、下颌下间隙感染

下颌下间隙位于下颌下腺所在的由二腹肌前、后腹与下颌骨下缘形成的颌下三角内。底为下颌舌骨肌与舌骨舌肌，表面为皮肤、浅筋膜、颈阔肌和颈深筋膜浅层，下颌下间隙经下颌舌骨肌后缘与舌下间隙相续。下颌下间隙感染常来源于下颌智齿冠周炎及下颌后牙根尖周炎、牙槽脓肿等牙源性感染，也可继发于下颌下淋巴结炎、化脓性下颌下腺炎等腺源性感染。

【诊断】

（一）临床表现

（1）下颌下三角区肿胀、压痛，如波及舌下间隙则出现同侧口底肿痛体征。

（2）脓肿形成，皮肤潮红，区域性凹陷性水肿，可触及波动感，穿刺抽出脓液。

(3) 患者可有发热等全身症状。

(二) 诊断要点

(1) 有下颌磨牙的化脓性根尖周炎、智齿冠周炎、牙周炎或下颌下淋巴结炎史。

(2) 下颌下三角区肿胀、压痛。

(3) 脓肿形成，皮肤潮红，可触及波动感，穿刺抽出脓液。

(4) 患者有发热、白细胞总数增高。

【治疗】

(1) 全身给予大剂量、有效抗生素。

(2) 脓肿形成时，及时进行切开引流。

(3) 急性炎症控制后，治疗病灶牙。

十二、口底多间隙感染

口底多间隙感染指双侧下颌下间隙、舌下间隙及颏下间隙同时发生的广泛感染，是口腔颌面部筋膜间隙感染中最严重者。因致病菌和病理过程的不同分为化脓性和腐败坏死性两种。前者主要是葡萄球菌、链球菌感染，而后者则是以厌氧性、腐败坏死性细菌为主的混合感染，其感染多源自下颌牙源性感染，也可继发于颌下腺或下颌下淋巴结炎以及口底软组织和颌骨的损伤和感染灶。

【诊断】

(一) 临床表现

1. 化脓性　下颌下、口底和颏下广泛、弥散性肿胀，自发性疼痛和压痛，局部体征与颌下、舌下、颏下间隙蜂窝织炎相似。

2. 腐败坏死性　发病急，发展快，肿胀范围非常广泛，可上至面颊部，下至胸部，皮肤红肿、变硬、发绀，有瘀斑，压迫皮肤有明显难于恢复的凹陷，皮下有气体产生，故可扪及捻发音；舌体抬高，口底丰满、膨隆，黏膜水肿，黏膜下瘀斑，舌下皱襞肿大发亮，前牙开骀，口涎外溢，语言不清，吞咽困难，严重者呼吸困难，甚至发生窒息。

3. 全身症状严重 高热寒战，甚至出现中毒性休克。

（二）诊断要点

（1）局部表现下颌下、口底和颏下广泛、弥散性肿胀，压痛明显。

（2）病情的发展迅速，红肿范围可短期内波及颈部、上胸、面部。

（3）全身症状严重，发热、寒战、烦躁或嗜睡，体温可达 39～40℃以上，白细胞总数升高，核明显左移。全身抵抗力差时，体温可不升高，但全身中毒症状明显。

【治疗】

（1）全身支持疗法：由于口底多间隙感染患者局部及全身症状重，应及时掌握患者生命体征，水、电解质状态及重要脏器功能，并警惕败血症及中毒性休克出现，及早给予输液，保证水电解质平衡，必要时输血和补充蛋白质。

（2）全身给予大剂量、有效抗生素（根据化脓性和腐败坏死性感染的病原菌特点，选择药物种类，细菌药敏结果对用药有帮助）。

（3）保持呼吸道通畅、吸氧，如有重度呼吸困难，可做气管切开。

（4）及时进行切开引流，达到减压和排除坏死物质，减轻机体中毒目的。化脓性口底多间隙感染应在脓肿部位切开，而腐败坏死性者则应做下颌下区广泛切开，以利腐败坏死组织的及时引流；并用3%过氧化氢冲洗。

（5）对腐败坏死性病菌感染者，有条件者，尚可在引流术后辅以高压氧治疗。

第三节　颌骨骨髓炎

颌骨骨髓炎（osteomyelitis of the jaws）是细菌或理化因素对颌骨施加影响而引起的颌骨炎症病变。颌骨骨髓炎除指骨髓的炎症外，还应包括骨膜和骨皮质的炎症。根据感染微生物的不同将其分为化脓性和特异性颌骨骨髓炎，包括理化因素造成颌骨坏死后的继发细菌感染。根据病程的长短分为急性颌骨骨髓炎和慢性颌骨骨髓炎。

牙齿植根于颌骨内，牙齿的根尖和牙周病变引起的颌骨骨髓炎最多见；其次是近年来放射治疗成为恶性肿瘤的重要治疗手段，其所导致的颌骨坏死继发感染的情况有所增加；特异性感染和其他理化因素致颌骨坏死而继发感染的情况相对少见。

一、化脓性颌骨骨髓炎

化脓性颌骨骨髓炎（pyogenic osteomyelitis of jaws）的发病年龄以成年人居多，下颌骨多于上颌骨，婴幼儿则以上颌骨骨髓炎多见。以混合感染多见。牙源性感染是化脓性颌骨骨髓炎的主要来源；其次是颌周间隙化脓性感染的波及；损伤性感染见于开放性颌骨骨折而长时间未得到正确处理者；血行感染见于婴幼儿，即其他部位的化脓感染经血行播散导致颌骨骨髓炎。

【诊断】

（一）临床表现

急性期全身高热、寒战、乏力、食欲不振、尿量减少、白细胞总数增高。局部跳痛，口腔前庭丰满、压痛，病源牙松动、叩痛，牙周袋溢脓。相应面颊部软组织红肿，甚至可继发邻近间隙的感染。慢性期全身症状转轻，一般情况较平稳，消瘦、贫血、精神不振。局部轻度肿胀，轻微压痛，触之稍硬，相应口腔黏膜或面部皮肤有瘘口不时溢脓，病源牙轻度叩痛。

临床上根据其感染始发部位不同将化脓性颌骨骨髓炎划分为中央性颌骨骨髓炎和边缘性颌骨骨髓炎两种类型。

1. 中央性颌骨骨髓炎 上颌骨骨髓炎多为急性局限型。当急性化脓性根尖周炎继续发展则导致急性化脓性颌骨骨髓炎。上颌骨有窦腔存在，骨板薄，骨质疏松，脓性分泌物易穿透骨壁骨膜黏膜成瘘，从而缓解了炎症向周围发展的势头，局部肿痛明显减轻。上颌骨血供丰富，抵抗力强，也限制了炎症的扩散。急性弥散型多见于下颌骨，当根尖炎发展为牙槽脓肿时，由于下颌骨骨质致密，骨皮质厚，脓液不易穿破骨外板而得以引流，炎症在骨髓腔顺下牙槽神经管蔓延扩散而累及一侧下颌体，表现为下颌多牙松动、叩痛、牙周袋溢脓，有时出现下唇麻木，全身症状更为明显。

如果颌骨骨髓炎在急性期未得到合理有效的治疗，其结果包括：①全身抵抗力差，脓液未得到及时引流而在局部继续发展蔓延，引起全身败血症甚至危及生命；②全身抵抗力强，脓液虽得到引流但不通畅，炎症被局限而进入慢性期，瘘管存在，反复溢脓，经久不愈，拍 X 线片可见有死骨形成。

当颌骨骨髓炎进入慢性期，保守治疗几无治愈的可能。拍 X 线片明确有无死骨和死骨的范围，采用手术的方法去除大块死骨。对死骨完全分离者，沿其边界摘除即可；对于死骨未完全分离者，可在死骨缘外 0.5cm 的正常骨组织上切除。如此可望缩短病程。

2. 边缘性颌骨骨髓炎 多发于下颌支外侧，其急性期表现与咬肌间隙感染相同。边缘性颌骨骨髓炎实际上是咬肌间隙感染的慢性阶段。化脓性咬肌间隙感染进入化脓阶段而脓液未能及时引流，骨膜长时间受到脓液的浸润而发生骨膜炎，进而骨膜溶解，骨面彻底暴露。失营养的骨皮质发生点状坏死，坏死骨软化脱落，骨面变得粗糙不平。其外部表现为腮腺咬肌区肿胀，触之较硬，轻度压痛，张口受限。全身症状轻微。

临床上，边缘性颌骨骨髓炎可见两种类型即增生型和溶解破坏型。增生型颌骨骨髓炎的骨面未遭溶解破坏，反而呈反应性增生。X线片显示骨表面葱皮样增生钙化影；溶解破坏型颌骨骨髓炎其骨膜骨皮质遭到溶解破坏，有死骨形成。X线片显示骨皮质破坏，稀疏脱钙，骨面粗糙。

（二）诊断要点

根据反复发作的智齿冠周炎等病史以及全身高热、白细胞升高、局部肿胀、张口受限等临床表现，参考X线片显示阻生智齿、骨质破坏等情况诊断不难。不过颌骨骨髓炎早期的X线片无明显变化，数月后方可见骨质破坏影。慢性颌骨骨髓炎应与颌骨恶性肿瘤相鉴别。

【治疗】

急性颌骨骨髓炎早期治疗，可望迅速获愈。在全身症状和局部症状严重的情况下，要全身治疗和局部治疗并举。全身治疗包括给予足量有效的抗生素；加强营养，进食高营养食物，必要时静脉补给；及时纠正水电解质平衡等。局部治疗包括局部物理疗法、局部药物湿敷、局部切开引流、处理原发病灶如开髓引流牙周袋冲洗等。

对慢性边缘性颌骨骨髓炎应充分暴露病骨骨面，彻底搔刮，生理盐水冲洗，放置引流物，常规换药，待其痊愈。

二、婴幼儿上颌骨骨髓炎

婴幼儿上颌骨骨髓炎属于非牙源性感染的化脓性炎症，发病急，全身和局部症状明显。感染来源：①血源性感染，身体他处感染经血液循环引起上颌骨化脓性炎症；②口腔颌面部的损伤感染扩散；③母体产道炎症＋婴儿局部损伤；④上颌骨相邻区域组织器官感染的波及。致病菌多为金黄色葡萄球菌、溶血性链球菌、肺炎双球菌。

【诊断】

（一）临床表现

发病急，高热、哭闹、烦躁、拒食甚至呕吐，严重者可出现嗜睡，表情淡漠，对外界反应降低。患侧眶下红肿，上、下眼睑肿胀，睁不开眼，睑结膜水肿，感染累及眶内时眼球突出，前房积脓，有时内眦或眶下皮肤穿破成瘘，有脓性分泌物溢出。婴幼儿上颌骨发育尚不成熟，上颌窦尚未发育，脓肿很快波及口内前庭沟黏膜及腭黏膜而出现红肿，破溃成脓瘘。炎症穿破鼻腔黏膜则有脓性分泌物自鼻腔流出。有时炎症穿破骨外板形成眶下区骨膜下脓肿乃至皮下脓肿，此时可明显触及波动感。

婴幼儿上颌骨骨质疏松，骨皮质较薄，炎症容易突破而向外发展，所以很少形成大块死骨。但如果未得到恰当治疗而炎症未得到有效控制，脓液长时间积存于上颌骨内会对乳牙胚造成破坏而影响其萌出。

目前婴幼儿上颌骨骨髓炎不是很多见，而且分别有儿科、眼科、耳鼻喉科、口腔科的临床表现，能及早确诊，正确治疗，非常重要。

（二）诊断要点

初期明确诊断上颌骨骨髓炎比较困难，不易与眶周蜂窝织炎相鉴别。随着病情的发展，根据临床表现是可以诊断的。拍 X 线片不易操作而且因牙胚重影影响诊断而意义不大。

【治疗】

选用有效足量的抗生素，纠正水、电解质紊乱，支持疗法。眶下脓肿尽可能不予切开，用粗针头抽出脓液，注入适量生理盐水，荡洗后抽出，反复多次直至抽出的液体清亮为止，每日一次。口腔内的瘘口保持清洁不使堵塞即可，尽可能不要给予分离和搔刮，以免伤及牙胚。若确有小块死骨或松动牙胚堵塞瘘管可予轻柔搔刮并用小镊子或蚊式血管钳轻轻夹出。清除鼻腔脓液保持通畅。眶内感染用0.25%氯霉素眼药水点眼，有前房积脓者请眼科会诊协助处理。

三、放射性颌骨骨髓炎

由于生活水平提升，口腔颌面部肿瘤患者就诊就治率增加。随着医疗水平的不断进步，放射治疗业已成为治疗肿瘤的主要手段之一。放射线辐射后引起的颌骨坏死及颌骨骨髓炎有增多趋势。

【病因】

放射线不能够有选择性地杀伤肿瘤细胞，往往在致死肿瘤细胞的同时，对含有丰富矿物质的颌骨也造成损害。观察表明：①放射线可导致颌骨内及骨膜的动脉内膜损伤、肿胀、栓塞，引起局部骨营养障碍以致坏死。②放射线对颌骨细胞的直接损伤，导致细胞代谢紊乱、坏死。此即经辐射后骨组织三低现象（低细胞、低血管、低氧）。

经辐射后黏膜及黏膜下组织坏死、缺损，坏死的颌骨暴露，当有细菌感染时即称作放射线颌骨骨髓炎。在未感染细菌之前坏死的颌骨呈无菌坏死状态。不过，对于坏死后的颌骨，机体会将其作为异物进行排斥，排异反应产生的分泌物会将其表面的软组织穿破成瘘与外界相通，这也给细菌感染提供便利。

【诊断】

（一）临床表现

放射性颌骨坏死病程较长，早者数月，晚者数年。开始时局部有刺痛感进而黏膜破溃，颌骨外露，或呈白垩色或灰黑色。如继发感染，则局部溢脓，即使多次换药，仍经久不愈。周边黏膜不正常，呈深红色或红褐色。由于遭到辐射后的颌骨再生能力低下，所以死骨长期暴露而不松动，可持续数年乃至十几年。下颌支部位的放射性骨髓炎可引起不同程度的张口受限。

放射性颌骨坏死和颌骨骨髓炎病程较长，患者常呈慢性消耗状态——乏力、贫血、消瘦、精神萎靡。

（二）诊断要点

根据有颌面部肿瘤放射治疗史，有口内或口外瘘管长期存在、颌骨坏死部分长期暴露等临床表现。X线片有助于诊断。应注意与肿瘤复发相鉴别，必要时取活检做病理检查。

【治疗】

1. 全身治疗 选用足量有效的抗生素以控制感染；加强营养，适当锻炼，增加机体抵抗力，必要时静脉给新鲜血、白蛋白、脂肪乳等。给予高压氧治疗以改善局部乏氧状态，增强组织修复能力。

2. 局部治疗 每日以生理盐水+3%双氧水行瘘口或暴露死骨创面冲洗；对已分离松动的死骨予以摘除，骨残端稍加搔刮，放置引流条，任其自愈。对于放射性颌骨骨髓炎者，参照影像资料，在死骨界外0.5cm正常骨组织上切除，不健康的黏膜和皮肤等软组织予以切除，行血管吻合软组织瓣移植或以血管为蒂的组织瓣移植以修复软组织缺损。如下颌骨横断切除，即刻用钛板或骨肌皮瓣进行修复。

第四节 颌面部疖痈

颌面部皮肤富含毛囊、汗腺、皮脂腺，这部分皮肤经常暴露于外界，受到刺激、损伤和污染的机会相对较多，这给疖痈的发生提供了比较适宜的条件。一个毛囊及其附件的化脓性感染称之为疖（furuncle）。相邻多个毛囊及其附件的可累及深层软组织的化脓性感染称之为痈（carbuncle）。

【病因】

正常的毛囊、皮脂腺、汗腺的开口处有金黄色葡萄球菌、白色葡萄球菌、溶血性链球菌生存，当机体的抵抗力下降，如营养不良、持续极度疲劳、糖尿病或者颌面部皮肤欠清洁时，一旦遇到虫咬、抓伤等不良刺激便可诱发。

【诊断】

青壮年皮脂代谢旺盛，是疖的好发人群。疖初起时为皮肤上的红肿小硬结，逐渐隆起呈锥形，周边充血发红，触压痛明显。3 日内圆锥上部的中央组织坏死溶解化脓，外观呈白色，有跳痛。最后白色的圆锥上端自行破溃，脓液排出，疼痛顿消，创口自愈。病程中一般无全身症状。不恰当处理如热敷、切开引流等或不良刺激如挤压、强力擦划、搔抓、指挖等会使红肿范围迅速增大，跳痛加重，发展成局部蜂窝织炎或由疖变痈。

痈多发于上唇，有唇痈之称，男性多于女性，此乃男性上唇皮肤附件更为丰富发达、皮脂分泌更加旺盛之故。痈可以是疖的发展蔓延，也可以是开始即为多个毛囊皮脂腺的感染及其周围组织的坏死。痈感染有一定深度，可波及皮下组织达肌层，表现为紫红色炎性浸润硬块。随着炎症的发展，局部肿胀愈明显，硬块变得松软，逐渐出现多个黄白色脓头，破溃后流出脓血性分泌物即所谓“桃花脓”。脓头间的皮肤也有坏死，致痈的中央区坏死脱落，愈后遗留瘢痕。唇部有丰富的血液循环，强大的再生能力局限了坏死的范围，这是有利的一面。痈感染未得到有效控制或遭到错误处理，可向深度和广度发展，引发败血症、脓毒血症及颅内感染等严重并发症。全身高热、乏力、食欲减退。区域淋巴结肿大、压痛。白细胞总数升高。

【治疗】

疖以局部处理为主，痈局部处理和全身治疗并重。

（一）局部治疗

疖在未出现脓头前局部涂擦2%碘酊，片刻用75%酒精脱碘，既经济方便有效又不致影响美观。保持局部清洁，避免局部摩擦。严禁挤压、挑刺、药物烧灼、热敷。在疖的顶部发白时，可用小镊子夹破或用尖刀片轻轻划破少许，使脓液排出，以棉签或棉球轻拭，而后任其自愈。切忌进行挤压和分离。

唇痈患者应减少说话，进营养丰富的流质饮食以减少局部活动。用3%高渗盐水纱布和抗生素纱布交替进行湿敷直至痊愈，不要过早停止。脓栓难以自行脱落者可用小镊子轻轻夹出，不要热敷和挤压。唇痈中央化脓发白皮肤变薄，可予保守切开，不放引流物。

（二）全身治疗

（1）对症处理包括退热止痛等。

（2）选用足量有效的抗生素，必要时进行细菌培养和药敏试验以加强用药的准确性。

（3）支持疗法包括卧床休息、加强营养，必要时静脉给予新鲜血浆、白蛋白等。合并严重并发症者应采取综合措施进行抢救，如吸氧、吸痰、纠正水电解质紊乱、酮症酸中毒、血液循环衰竭等。

第五节　面颈部淋巴结炎

口腔颌面部及颈部淋巴系统发达，参与构成严密的区域防御系统。按解剖规律将面颈部淋巴系统划分为环行链和纵行链，它不但引流相应区域的淋巴液，还收纳该区域的病原微生物、部分炎症产物及小颗粒异物等引流到各级淋巴结，导致各级淋巴结的急、慢性炎症。在临床上属于常见病。

【感染来源】

口腔颌面部、上呼吸道等每个部位的化脓性感染包括细菌感染和病毒感染、口疮、损伤等都将波及面颈部的淋巴系统，引起相应部位的淋巴结炎症。病原微生物以金黄色葡萄球菌、溶血性链球菌多见，厌氧菌参与的混合性感染也不少见，也可见到病毒感染及一些特异性感染者。

【诊断】

（一）临床表现

1. 急性化脓性淋巴结炎　多见于6岁以下的幼儿，春秋季节多见，常继发于口腔颌面部或上呼吸道的急性炎症。初期淋巴结内充血、渗出，腔窦扩张，淋巴结实质内有淋巴样增生、白细胞浸润。临床上表现为淋巴结肿大，触之稍硬，压痛明显，周界清楚，可活动，与周边组织无粘连。当炎症突破淋巴结被膜，则出现相应部位间隙急性蜂窝织炎，局部肿胀弥散，边界不清，皮肤充血发红。全身表现有高热、寒战、头痛、乏力、食欲不振、白细胞总数升高等。如果患者具备一定的抵抗力或经过一定的治疗，面颈部淋巴结炎可得到缓解或转为慢性淋巴结炎。

2. 慢性化脓性淋巴结炎　可由于面颈部急性化脓性淋巴结炎未能彻底治愈而转为慢性化脓性淋巴结炎。也可由于口腔颌面部慢性炎症病灶的存在，相应淋巴结长期少量收纳炎症因子，患者抵抗力强，致使炎症在淋巴结内缓慢发展而形成。表现为结内慢性增生性炎症。局部可触及肿大淋巴结，较硬，活动，轻度压痛，与周边组织无粘连。全身无明显症状。这种状态可长期存在，一旦机体抵抗力处于较低水平时，似乎沉睡的慢性化脓性淋巴结炎可突然急性发作而转为急性化脓性淋巴结炎、急性化脓性淋巴结周围炎甚至相应间隙的蜂窝织炎。

3. 慢性特异性淋巴结炎　比较常见的是面颈部结核性淋巴结炎，多为口腔颌面部黏膜皮肤的损伤或溃疡、牙周袋等感染结核杆菌而引起。青少年多见、无显著性别差异。临床表现为颏下、两侧颌下、颈部可触及多个大小不等的淋巴结，光滑，质地中等，轻度压痛，可活动，无粘连。如感染突破被膜发展成淋巴结周围炎，则肿大的淋巴结相互粘连融合成团，与周边组织及皮肤粘连，不能移动。有时淋巴结中心发生干酪样坏死、液化，形成结核性冷脓肿。其表面皮肤呈暗红色。经切开引流或自行破溃流出豆渣样米汤样或奶样脓液，形成瘘口，经久不愈。有的虽经治疗获愈，但局部遗留明显瘢痕。全身表现为体质虚弱、营养欠佳、贫血、低热盗汗、倦怠消瘦等。

（二）诊断要点

急性面颈部淋巴结炎一般能找到原发灶，多发生在幼儿；慢性化脓性面颈部淋巴结炎常有反复发作史，抗生素治疗一般有效。淋巴结核除临床表现特点外，可参考全身结核病史、脓液涂片抗酸杆菌染色检查或结核菌培养法检查、结核菌素皮肤试验。慢性面颈部淋巴结炎应与颈部恶性淋巴瘤、淋巴结转移癌相鉴别，必要时行针吸细胞学检查或手术取淋巴结活检。

【治疗】

急性化脓性面颈部淋巴结炎选择足量有效的抗生素；慢性淋巴结炎全身治疗和局部理疗相结合；淋巴结核全身应用抗结核药治疗，已化脓者可穿刺抽脓生理盐水冲洗并注入抗结核药物。

第六节 面颈部淋巴结核

颈部淋巴结结核，中医称瘰疬，多发生于儿童和青年，15～30岁为多见。该病是由结核杆菌通过口腔、鼻腔及咽部侵入，经淋巴管到达淋巴结而引起；少数患者也可继发于肺或支气管结核病变。以脊副链淋巴结及颈深上淋巴结为最常见。

【诊断】

（一）临床表现

（1）可扪及大小不等、成串肿大的多个淋巴结，淋巴结质硬、界清、可活动。

（2）淋巴结内发生干酪样坏死、液化，形成冷脓肿，可自行穿破形成一个或多个瘘道，流出稀薄分泌物，混有干酪样物，瘘道经久不愈，瘘口周常形成瘢痕。

（3）病程可长达数年，有时好时坏的特点，一般无明显主观症状。

（4）如有肺结核存在，则可有体质虚弱、营养不良、贫血、盗汗、疲倦、消瘦等症状。

（二）诊断要点

（1）病程较长，无明显主观症状。

（2）淋巴结质地稍硬韧、活动，可表现为多个成串淋巴结肿大，对一般抗炎药物治疗无效。

（3）如破溃形成经久不愈瘘道，有干酪样物排出，此时淋巴结可发生粘连固定。

（4）穿刺做细胞学检查和结核菌素皮肤试验（OT 试验）的结果能协助诊断。

【治疗】

1. 抗结核治疗　进行正规抗结核药物治疗。

2. 手术治疗　对体积较大的结核性淋巴结肿大，经过抗结核药物治疗效果不明显者，可在抗结核治疗的同时施手术切除，术后还应进行抗结核治疗。

3. 辅助性治疗　加强营养，注意休息。

第六章 口腔颌面部肿瘤

第一节 概　　述

肿瘤（tumor）是机体中正常细胞，在不同的始动与促进因素长期作用下所产生的增生与异常分化所形成的新生物。根据生物学行为，肿瘤可分为良性与恶性两大类。良性肿瘤，一般称为“瘤”。恶性肿瘤来自上皮组织者称为“癌”；来源于间叶组织者称为“肉瘤”；胚胎性肿瘤常称为母细胞瘤。在临床上除良性与恶性肿瘤两大类以外，少数肿瘤形态上属良性，但常浸润性生长，切除后易复发，多次复发有的可出现恶性变，其生物学行为介于良恶性之间，称为交界性或临界性肿瘤。

口腔颌面部肿瘤系头颈肿瘤的重要组成部分。国际抗癌联盟（UICC）的临床分类中，头颈部癌瘤正式分为七大解剖部位，即唇、口腔、上颌窦、咽（鼻咽、口咽、喉咽）、唾液腺、喉和甲状腺，其中大多部位均位于口腔颌面部。

【病因】

肿瘤的病因尚未完全了解，通常被认为是致癌因素与促癌因素长期作用的结果，近年来分子生物学研究指出，肿瘤也属于基因分子疾病，是一种极为复杂的生物学现象。

(一) 外界因素

1. 化学因素 烷化剂、多环芳香烃类化合物、氨基偶氮类、亚硝胺类、真菌霉素和植物毒素已基本公认为致癌物，可致癌变、突变和畸形。研究证实口腔癌与吸烟密切相关，吸烟者（特别是大量吸烟及饮酒者）口腔癌的发生率及死亡率比不吸烟者均高。另外，咀嚼烟叶同样可导致口腔癌的发生。

2. 物理因素 电离辐射、紫外线、长期慢性刺激等均可称为致癌因素。如舌及颊黏膜癌可发生于残根、锐利的牙尖、不良修复体等的长期刺激部位；唇癌多发生于长期吸雪茄烟及烟斗的人；灼热可引起皮肤癌；户外工作者因接受过量的紫外线辐射多发生唇癌及皮肤癌等。

3. 生物性因素 实验证明部分恶性肿瘤可以由病毒引起，如鼻咽癌、恶性淋巴瘤、恶性黑色素瘤和某些肉瘤。

4. 营养因素 营养不良或营养过度均与癌症的发生有一定的关系。某些维生素如维生素A和维生素B、E类缺乏与口腔癌的发生有关，微量元素硒、铜、锌等在体内的含量和比值也与癌瘤的发生、发展有一定关系。

(二) 内在因素

1. 内分泌因素 内分泌功能紊乱可引起肿瘤发生，如女性乳腺癌后，口腔唾液腺癌发病率明显升高；生长激素与青少年恶性肿瘤的发生发展有刺激作用。

2. 精神因素 严重的精神创伤、长期高度精神紧张可导致人体功能失调，成为肿瘤发生发展的有利因素。研究表明，人工冬眠可以使动物肿瘤的生长受到抑制。

3. 免疫因素 先天或后天免疫缺陷者易发生恶性肿瘤；长期使用全身免疫抑制治疗者发生恶性肿瘤的概率比一般人高；头颈部鳞癌中淋巴细胞大量浸润者预后较好。实验室和临床均证明机体的免疫状态在恶性肿瘤的发生发展中起着一定的作用。

4. 遗传因素 与人类癌症的关系虽无直接证据，但癌症有遗传倾向性，即遗传易感性，如相当数量的口腔鳞癌、鼻咽癌患者有家族史。

【病理】

肿瘤为不受机体控制而生长的新生物，恶性者在细胞学上可见到去分化或不典型增生（间变），表现为浸润生长与转移。

1. 恶性肿瘤的发生发展过程 包括癌前期、原位癌及浸润癌三个阶段。从病理形态上看，癌前期为上皮增生明显，并伴有不典型增生。原位癌上皮增厚，表面可有可无角化，个别细胞也可有角化或角化珠形成，但基底层常整齐，基底膜完整。上皮细胞有明显的异型性，核分裂象常见。

2. 肿瘤细胞的分化 WHO根据细胞的增殖和分化，将口腔鳞状细胞癌分为三级。①一级为分化好的鳞状细胞癌，组织病理呈现为较多的上皮角化珠、上皮角化和细胞间桥。每高倍视野不超过2个核分裂组。细胞和细胞核异型性不明显，罕见多核瘤巨细胞。②二级为中等度分化的鳞状细胞癌，组织病理极少见上皮角化珠，甚至无。上皮角化现象和细胞间桥都不存在。每高倍视野有2～4个核分裂象。中等度的细胞和细胞核异型性，多核巨细胞少见。③三级为高度间变（异型性）鳞状细胞癌，组织病理罕见角化珠，每高倍视野有4个以上的核分裂象。细胞和细胞核异型性显著，多核瘤巨细胞常见。

3. 生长方式 良性肿瘤多为外生性或膨胀性生长，挤压周围纤维组织，形成纤维包绕，呈包膜样，彻底切除后不复发。恶性肿瘤除外生性和膨胀性外，主要呈浸润性生长。肿瘤沿组织间隙、神经纤维间隙或毛细淋巴管而扩展，境界不分明。实际扩展范围较肉眼所见为大，局部切除后易复发。

肌肉侵犯是最常见的，特别是舌和口底癌，癌组织在软组织内扩展的确切范围很难确定。

4. 转移　恶性肿瘤的转移方式为直接蔓延、淋巴或血性转移以及种植三大类。①直接蔓延为肿瘤细胞向与原发灶相连续的组织扩散生长，如舌癌侵及口底组织。②淋巴道转移，多数情况为区域淋巴结转移，但也可出现“跳跃式”，口腔癌患者中颈部淋巴结有无转移以及转移病变的情况是影响生存率的重要因素之一。颈淋巴结转移率和原发病变的部位有关，口腔癌中以口底癌转移率最高，其次为舌及牙龈，唇癌转移率最低。

【诊断】

肿瘤的临床表现决定于肿瘤性质、发生组织、所在部位以及发展程度。一般早期多无明显症状。如口腔黏膜癌最初表现为上皮增殖性硬结或表浅糜烂、溃疡，此期易被忽略而按一般黏膜溃疡对待。但仔细触诊会感到溃疡表面粗糙，边缘稍硬，病变进一步发展，可出现溃疡边缘不规则隆起，弹坑样缺损或菜花样增生，患者此时自觉疼痛症状明显，同时伴有相应功能障碍，如舌癌伴有舌体固定，语言不清，牙龈癌导致邻近牙齿移位、松动、脱落等，肿瘤此时进入中晚期。

诊断方法除一般病史与体检外，可结合 B 超、CT 等影像学辅助检查，对腺源性肿瘤还可加行针吸细胞学检查，对肿物初步定性，确诊的方法是做活体组织检查，明确肿物性质。但目前缺乏理想的特异性强的早期诊断方法，尤其对深部肿瘤的早期诊断更为困难。结合病史与体检及各种检查的综合诊断是当前早期诊断的有效方法。

【治疗】

目前对口腔癌的治疗仍然采取以手术为主的综合治疗手段，有效而及时的放疗、术前诱导化疗即目前提倡的新辅助化疗、术后辅助化疗、生物性靶向治疗等方法可巩固治疗效果，对于晚期患者，因为原发灶所在的部位及其所涉及的解剖结构难以彻底清除，治疗上存在一定的困难，往往需要口腔颌面外科、放疗科、化疗科、影像科、病理科和中医科等不同科室的医务人员共同讨论，根据患者的特点，制订一个比较合理的治疗方案，因为第一次治疗是决定恶性肿瘤患者预后的关键。

良性肿瘤一般以外科治疗为主，手术时沿包膜完整摘除肿物，标本送病理检查，明确无恶变。恶性肿瘤应根据肿瘤的组织来源、生长部位、分化程度、发展速度、临床分期、患者机体状况等全面考虑后，选择适当的治疗方法。

（一）手术治疗

手术目前仍是治疗口腔颌面肿瘤主要和有效的方法，适用于良性肿瘤或用放疗及化疗不能治愈的恶性肿瘤。决定做外科手术治疗的病例，必须对患者做详细的局部和全身检查。局部检查除对病变性质必须明确外，对病变所累及的范围应充分估计。全身检查应注意有无其他系统疾患，特别是心血管系统，肝、肾功能及有无糖尿病，并应排除转移灶存在的可能。

手术中除严格遵循无瘤原则外，还应注意：①应完整地全部切除肿瘤。如残留肿瘤组织未能全部切除则手术毫无价值，患者所处的境况会比手术前更坏。②在根除肿瘤的原则下彻底切除肿瘤。不要盲目扩大手术范围而牺牲可保留的组织，尽可能维持近乎正常的生理功能。③手术前做过放射治疗或化学治疗而使肿瘤缩小，切除范围应根据在这些治疗前所显示的范围。④组织缺损修复的原则应是在不影响功能的情况下，尽量用简单方法解决而不要复杂化。

近年来，由于肿瘤生物学和免疫学等的成就和目前综合治疗手段的增加，颈部淋巴结转移灶的术式多采取改良性颈清除术，其术式包括舌骨上或肩胛舌骨上颈淋巴结切除、单纯摘除颈部转移淋巴结、仅保存副神经等。对某些晚期恶性肿瘤仍有可能切除时，虽会引起功能障碍及造成严重的颜面畸形，但这是唯一有可能治愈的机会，对这类患者仍应考虑行扩大根治性切除术。对可疑肿瘤残存组织或未能切除的肿瘤，可辅以电灼、冷冻、激光、局部注射抗癌药物或放射等治疗。对晚期肿瘤患者可以采取姑息性手术疗法，以解除并发症，如肿瘤有严重出血，需做颈外动脉结扎或栓塞术。

（二）放射治疗

放射线照射组织，可引起一系列的细胞电离，使病理组织受到破坏，特别是分化较差的细胞，更容易受到放射线的影响，正常组织细胞虽也可受到一定的损害，但仍可恢复其生长和繁殖的能力，而肿瘤细胞则被放射所破坏，不能复生。

放射治疗使用的放射源主要有三类：①放射性核素射出的α、β、γ射线。临床上常用^{60}钴治疗机，即是^{60}钴源的γ线。②X线治疗机和各类加速器产生的不同能量的X线。③各类加速器产生的电子束、质子束、中子束、负π介子束以及其他重粒子束等。放射治疗的方法有体外照射和体内照射两种，体内照射分为组织间照射和腔内照射，体内照射近年来多采用后装技术，即将无放射源的源容器装入人体腔内或插入组织内，然后在有防护屏障的条件下利用自动控制的方法将放射源输入源容器进行放射治疗。

术前中等量放疗能够杀死大多数肿瘤周边细胞，和手术切除肿瘤中心有活力的瘤细胞相配合，可大大减少肿瘤复发或播散的危险。术后放疗则多用于手术不能全部切除的癌和有些已复发的癌瘤，以减少局部复发，一般应在伤口愈合后及早开始。

放疗前准备：应拔除口内病灶牙及肿瘤邻近的牙，拆除金属套冠及牙桥，这样既可以减少感染及肿瘤坏死的可能性，又可使肿瘤受到放射线的直接照射。同时要注意口腔卫生，防止放射性骨髓炎的发生。

（三）化学药物治疗

化学药物治疗口腔颌面部恶性肿瘤有效已经临床和实验证实，主要表现为肿块缩小，疼痛减轻，但持续时间较短，一般为3～6个月。一些对照研究表明，化学治疗对实体瘤有一定的效果，但在提高生存率方面并未改善。为达到更好的治疗效果，多药联合应用、大剂量冲击给药等方案相继出台。实践经验表明单一药物常规剂量的治疗效果并不逊色于联合化疗或大剂量应用。

1. 化学治疗药物 口腔颌面部恶性肿瘤常用的化疗药物有甲氨蝶呤、顺铂、5-氟尿嘧啶、平阳霉素、长春新碱、环磷酰胺等。

（1）甲氨蝶呤（MTX）是叶酸抗代谢药，主要作用于细胞增殖周期S期。常见的不良反应为口腔黏膜炎、胃肠道黏膜溃疡、腹泻和骨髓抑制。MTX的常用剂量为15～50mg/m^2，一周2次，口服或静脉注射。或15mg/m^2，5天连续用，每2～3周一次，静脉或肌内注射。

（2）顺铂（CDDP）是铂的金属络合物，属细胞周期非特异性药物，能杀伤增殖周期中的各期细胞。主要不良反应是对肾脏和听神经的毒性反应。CDDP常规剂量为20～30mg/m^2，静脉滴注连用5天为一疗程，停药2周后可再用，用药前大量补液。

（3）5-氟尿嘧啶（5-FU）为嘧啶抗代谢药，可作用于细胞增殖周期的S期。不良反应有口腔炎及胃肠道反应，亦有骨髓抑制毒性反应。5-FU常做静脉滴注，一般给予500～1000mg，每日或隔日一次，总剂量8～15g。

（4）平阳霉素为细胞周期非特异性药物，对G_2和M期作用尤强。不良反应为发热、皮肤角化、色素沉着、指甲增厚及脱发。肺纤维化较常见，无骨髓抑制作用。常用剂量为每日 10～15mg，静脉或肌内注射，每日或隔日 1 次，一疗程总剂量为150～300mg。

(5) 长春新碱（VCR）是植物抗癌药，对 M 期作用较显著。不良反应为抑制骨髓造血功能，对神经系统的毒性更明显，可产生四肢麻木、感觉异常甚至肠麻痹等。成人每次用 1～2mg，用 5% 葡萄液注射糖做静脉冲入或加生理盐水 20ml 静脉注射，每周 1 次，总量 6～10mg。此药刺激性较大，注射时不可漏出血管外。

(6) 环磷酰胺（CTX）为烷化剂抗癌药，属细胞增殖周期非特异性药物，对增殖期内的细胞都有杀伤。不良反应为消化道反应、脱发及白细胞下降，骨髓功能低下及肝、肾功能不全者禁用。CTX 一般每次 200mg，静脉推注，每日或隔日一次，总量 8～10g。

2. 化学药物治疗方式　根据肿瘤细胞动力学理论、药物的性质以及肿瘤的病理特点来制订化学治疗的时间及方式。目前化学治疗已作为癌治疗全过程中的一个组成部分，治疗方式有下列三种。

(1) 术前诱导化疗，又称新辅助化疗，是在放射治疗或手术治疗前给予化疗，其优点是如患者全身状况较佳、瘤床局部血运好，则能较好地耐受治疗。缺点是如果诱导化疗无效，肿瘤势必进一步生长，化疗药物的毒性反应也会影响下一阶段的治疗。诱导化疗常以顺铂为基本治疗药物，单用或与甲氨蝶呤、平阳霉素等联合应用，有效率为 70%。

(2) 共同治疗：即将化学药物作为放射治疗增敏剂，在化学治疗的同时做放射治疗。采用的药物有甲氨蝶呤、5-FU、平阳霉素及顺铂等。均属单一给药，同时放射治疗。

(3) 辅助治疗：是在主要治疗手段如手术或放射治疗完成后给予化疗，目的是提高生存率，然而其效果尚未确定。如果手术彻底，特别是 T_1 及 T_2 病变，没必要在有效治疗后做辅助化疗。

(四) 其他治疗方法

1. 冷冻治疗 临床经验证明，低温治疗对表浅肿瘤的近期疗效较好，肿瘤经过反复的、迅速深低温冻结和缓慢融化，可引起细胞和细胞膜的破裂死亡。此外，血流淤滞和血栓形成导致组织局部缺血坏死。冷冻治疗一般仅适用于局限性、小而表浅的病变。其缺点是冷冻治疗后组织坏死可产生浓烈的臭味，坏死组织脱落时出血倾向增加。

2. 激光治疗 激光光源主要由 CO_2 激光、Nd-YAG 激光、氩离子激光。它对生物组织能起到凝结、气化和切割的作用，是一种理想的毁坏组织或有计划地切除组织的光源。术后瘢痕轻微，几乎无疼痛反应。对小而局限、表浅性的病变有一定的治疗价值。缺点是必须在明视下进行并保持术野干燥，组织周围有大于0.5mm 直径的血管则不能被 CO_2 激光束所凝结。

3. 加热治疗 癌细胞对热的抵抗力微弱，当温度升至42.5℃以上时可对细胞产生显著的杀伤作用。乏氧细胞对放疗的抵抗性比富氧细胞大 2～3 倍，却对加热敏感，故放疗和加热疗法结合可发挥同步化协同作用。加热可改变细胞膜性结构的通透性，使化疗药物易进入细胞，发挥杀伤作用，加热还可使肿瘤周边的血循环改善，增加血流量及局部药物浓度，从而能使化学药物有效地杀伤肿瘤细胞。但重复加热不如首次加热效果好。

4. 其他治疗 免疫治疗、营养治疗、基因治疗和中药治疗等。

第二节 口腔颌面部囊肿

一、皮脂腺囊肿

皮脂腺囊肿为皮脂腺排泄管阻塞而形成的潴留性囊肿。

【诊断】

（一）临床表现

（1）青壮年男性多见。

（2）常见于颜面部，也可见于胸壁、背部、四肢等，小者如黄豆大小，大者可达数厘米。

（3）一般生长缓慢，多无自觉症状，继发感染时可有疼痛。

（4）囊肿圆形、质软，界限清楚，位于皮内，顶部与浅面皮肤紧密粘连，可不同程度高出皮肤。特征性表现为囊肿表面皮肤见一色素沉着点。

（5）内容物为乳白色粉粒状或油脂状。

（6）少数可恶变为皮脂腺癌。

（二）诊断要点

（1）皮下圆形囊性肿物，部分与皮肤粘连，其上皮肤见一色素沉着点。

（2）穿刺物为乳白色粉粒状或油脂状。

【治疗】

手术摘除。注意切除与囊肿粘连的皮肤。

二、皮样、表皮样囊肿

皮样、表皮样囊肿为胚胎发育时期遗留于组织中的上皮细胞发展而形成的囊肿；表皮样囊肿还可因损伤或手术植入上皮细胞而形成。皮样囊肿囊壁含皮肤附件，如毛发、毛囊、皮脂腺、汗腺等；表皮样囊肿囊壁无皮肤附件。

【诊断】

（一）临床表现

（1）多见于儿童及青年，好发于口底、颏下、眼睑、额、眼眶外侧及耳后等部位，生长缓慢，多无自觉症状。

（2）大小不一，圆形或卵圆形，边界清楚；触诊有面团样感觉，与四周无粘连，无触痛。

（3）位于下颌舌骨肌上的囊肿，可使口底及舌抬高，影响口腔功能。

（4）穿刺可抽出乳白色豆渣样穿刺物。

（二）诊断要点

（1）触诊为特征性面团样质感。

（2）乳白色豆渣样穿刺物。

（3）位于下颌舌骨肌之上的囊肿应与舌下腺囊肿鉴别，发生于其他部位者应与相应部位发生的特征性囊性肿物鉴别，如甲状舌管囊肿、鳃裂囊肿、口外型舌下腺囊肿等鉴别，发生于额眶部者需与先天性颅裂（脑膨出）相鉴别。

【治疗】

手术摘除。

三、甲状舌管囊肿

甲状舌管囊肿为胚胎时甲状舌管退化不全的残留上皮发育而来的先天性囊肿。

【诊断】

（一）临床表现

（1）多见于1～10岁儿童。

（2）可发生于颈正中线自舌盲孔至胸骨切迹的任何部位，但以舌骨上下最为常见。

（3）生长缓慢、圆形、质软、无粘连。位于舌骨以下者可随吞咽及伸舌动作而移动。

（4）可反复继发感染破溃，或因切开引流而形成甲状舌管瘘，称继发性甲状舌管瘘；出生后即表现为瘘者称原发性甲状舌管瘘。

（5）穿刺可抽出透明或微浑浊的黄色液体并略带黏性。

（6）对甲状舌管瘘行碘油造影可显示瘘管的方向。

（二）诊断要点

（1）出生后不久即在颈正中线或附近出现柔软囊性包块。

（2）生长缓慢，无粘连，位于舌骨下者可随吞咽上下移动。

（3）可扪及包块与舌骨之间的软组织条索。

（4）穿刺液为透明或微浑浊略带黏性的黄色液体。

（5）舌骨上的甲状舌管囊肿应与口底正中的皮样或表皮样囊肿、肿大的淋巴结、鳃裂囊肿等鉴别。甲状舌管囊肿应特别注意与舌异位甲状腺鉴别，后者常位于舌根部，呈瘤状突起，表面紫蓝色，质地柔软。患者有典型的“含橄榄”语音，较大时有不同程度的吞咽及呼吸困难。核素^{131}I扫描可见有核素浓集。

【治疗】

手术行囊肿摘除术与瘘道切除术。

四、鳃裂囊肿

鳃裂囊肿为胚胎发育时鳃裂残余组织所形成囊肿。

【诊断】

（一）临床表现

（1）常见于10～50岁。

（2）囊肿位于颈部侧方，生长缓慢，上呼吸道感染时易继发感染。

（3）囊肿质地柔软，有波动感，无搏动感。

（4）穿刺可抽出黄绿色或棕色的清亮液体，含或不含胆固醇结晶。第一鳃裂囊肿穿刺液可伴皮脂样分泌物。

（5）囊肿可因继发感染或切开引流穿破而长期不愈，形成鳃裂瘘；也有先天未闭合者，称原发性鳃裂瘘。鳃裂瘘可同时有内外两个瘘口。第一鳃裂内瘘口在外耳道；第二鳃裂内瘘口通向咽侧扁桃体窝；第三、四鳃裂内瘘口则通向梨状窝或食管上段。碘油造影可显示瘘管走行及开口部位。

（二）诊断要点

（1）颈侧方生长缓慢，有波动感的囊性肿物；穿刺液为含或不含胆固醇结晶的黄绿色或棕色的清亮液体，第一鳃裂囊肿穿刺液可伴皮脂样分泌物。

（2）发生于下颌角部水平以上及腮腺区者，常为第一鳃裂来源；发生于颈中上部者多为第二鳃裂来源；发生在颈下部者多为第三、四鳃裂来源。其中以第二鳃裂来源的最多见，多位于舌骨水平，胸锁乳突肌上1/3前缘附近。

（3）碘油造影显示瘘管方向及内瘘开口部位。

（4）鳃裂囊肿要与腮腺囊肿（囊液有淀粉酶）、囊性水瘤（囊液为淋巴液）、甲状腺转移癌（可抽出棕色液）及其他囊性转移癌等鉴别；质地坚实的鳃裂囊肿要与颈部肿大的淋巴结或其他实性肿块鉴别；第一鳃裂瘘需与耳前瘘鉴别。

【治疗】

手术摘除囊肿或切除瘘管。

五、牙源性颌骨囊肿

牙源性颌骨囊肿由成牙组织或牙演变而来。临床上分为根端囊肿、始基囊肿、含牙囊肿和角化囊肿。有人认为，始基囊肿与含牙囊肿为同一性质的同义词。

【诊断】

（一）临床表现

（1）颌骨内的囊性肿物，一般生长缓慢，早期无症状，逐渐增大可使颌骨膨隆造成面部畸形，同时骨质受压变薄，触诊时可有乒乓球样感。

（2）根端囊肿系因龋坏致根尖肉芽肿演变而形成，囊肿处有死髓牙（牙已拔除者称残余囊肿）。

（3）始基囊肿为成釉器发育的早期阶段，星形网状层发生变性，液体渗出、蓄积形成囊肿，囊内无牙。多见于青年人，好发于下颌第三磨牙及下颌支部，可伴有缺牙。

（4）含牙囊肿为牙冠和牙根形成之后，在缩余釉上皮和牙冠面之间出现液体渗出而形成的囊肿，好发于下颌第三磨牙及上颌尖牙区，可有缺牙。

（5）角化囊肿源于原始的牙胚或牙板残余。该囊肿多见于青年人，好发于下颌第三磨牙及下颌支部。特点是较其他颌骨囊肿有更大的侵袭性，易继发感染。在口腔内形成瘘。约1/3病例囊肿向舌侧发展。角化囊肿如伴有皮肤基底细胞痣、肋骨畸形、小脑镰钙化、蝶鞍融合可诊断为痣样基底细胞癌综合征或多发性基底细胞痣综合征；如仅为多发性角化囊肿而无基底细胞痣（癌）等症状时，称角化囊肿综合征。

（6）穿刺可得草黄色液体，内含胆固醇结晶；但角化囊肿内容物为乳白色角化物或皮脂样物质。

（二）诊断要点

（1）颌骨内有一含液体、生长缓慢、早期无症状的囊性肿物。骨质受压变薄，触诊时可有乒乓球样感。

（2）穿刺液为草黄色液体，内含胆固醇结晶；但角化囊肿内容物为乳白色角化物或皮脂样物质。

（3）根端囊肿在口腔内可发现深龋、残根或死髓牙；其他牙源性囊肿可能伴缺牙。

（4）X线片见圆形或卵圆形透光阴影（可为单房或多房），周围可有一白色骨质反应线（骨白线）。根尖囊肿为单房阴影，根尖在囊腔内；始基囊肿单房或多房，不含牙；含牙囊肿单房或多房阴影，含牙，牙冠在囊腔内；角化囊肿单房或多房阴影，一般不含牙，常表现为沿颌骨长轴呈轴向生长。

（5）应特别注意与成釉细胞瘤等牙源性肿瘤鉴别。

【治疗】

（1）手术摘除囊肿。囊腔内的牙根据具体情况拔除或行根管治疗。囊肿巨大时可先行袋形缝合术，待囊肿缩小后再行手术。

（2）角化囊肿易复发、可恶变，手术不应过于保守。骨腔可用石碳酸烧灼或冷冻治疗。多次复发应行颌骨部分切除术。

六、非牙源性发育性囊肿

以前认为囊肿系源于胚胎期面突融合处的上皮残余。近年来现代胚胎发育学的观点不支持面裂来源的观点，故病理上改称非牙源性发育性囊肿。根据发生部位不同分为球上颌囊肿、鼻腭囊肿、正中囊肿、鼻唇囊肿四种。

【诊断】

（一）临床表现

（1）多见于儿童及青少年，生长缓慢，临床症状与牙源性囊肿相似。

（2）不同部位的囊肿可出现相应的局部症状。球上颌囊肿发生于上颌侧切牙与尖牙之间，牙被推压移位，鼻唇沟处黏膜膨隆，X线片见囊肿阴影在牙根之间。鼻腭囊肿位于切牙管内或附近，X线片见上颌骨中线部切牙管扩大的阴影，在咬合片上囊肿位于切牙后方；如果囊肿发生在切牙孔而不涉及切牙管其他部分，称为腭乳头囊肿。正中囊肿位于切牙管之后，腭中线的任何部位，X线片上见腭中缝间圆形囊性阴影，边界清楚，与牙无关。鼻唇囊肿位于上唇底和鼻前庭内，处于骨表面，在口腔前庭外侧可扪及囊性肿块，X线片上骨内无囊性阴影。

（二）诊断要点

（1）颌骨或软组织内生长缓慢的囊性肿物。

（2）部位有特征性，即发生在不同的解剖部位。

（3）依据特定的部位及与牙本身的关系与牙源性囊肿

鉴别。

【治疗】

手术摘除。术式与牙源性囊肿相同，一般从口内进行手术。

第三节　良性肿瘤和瘤样病变

一、牙龈瘤

牙龈瘤来源于牙周膜及颌骨牙槽突结缔组织增生。非真性肿瘤，但手术不彻底则易复发。先天性牙龈瘤为牙胚发育异常所致。根据病理结构和临床表现，可将牙龈瘤分为肉芽肿型牙龈瘤、纤维瘤型牙龈瘤、血管型牙龈瘤、先天性牙龈瘤。

【诊断】

（一）临床表现

（1）纤维型牙龈瘤不易出血，呈灰白色，有弹性较硬，有蒂，表面呈分叶状。

（2）肉芽肿型牙龈瘤多为牙龈乳头肿块，易出血，为粉红色肉芽组织，有蒂或无蒂，基底宽。

（3）血管型牙龈瘤极易出血，紫红色，柔软，有蒂或无蒂，妊娠所致者可多发。

（4）先天性牙龈瘤多见于新生儿，牙龈上有肿物，上颌前牙区好发，表面光滑。

（5）牙龈纤维瘤病表现为上下颌牙龈弥散性增生，质地坚韧，色泽正常与牙龈相似，可使牙移位或将牙冠大部或全部覆盖。

（二）诊断要点

（1）好发于牙龈乳头部；唇、颊侧较舌、腭侧多见；好发于前磨牙及前牙区。

（2）通常位于龈乳头部，有蒂或无蒂，牙有时可松动或被压迫移位，局部常有刺激因素存在，如残根、结石与不良修复体。

（3）牙龈瘤与内分泌有关。妊娠妇女可发生牙龈瘤；分娩后则缩小或消失。

（4）先天性龈瘤见于新生儿的牙槽嵴部；大小数毫米至数厘米不等。

【治疗】

（1）除妊娠性龈瘤外，应彻底切除，否则易复发。并应去除局部刺激因素，包括龈上、龈下洁治，去除不良修复体等。对牙片提示牙周膜明显增宽者或是复发者，应拔除相关病牙，刮除牙周膜。

（2）妊娠性龈瘤只有在分娩后仍不消退时，才行手术处理。

二、成釉细胞瘤

成釉细胞瘤可来源于成釉器或牙板的残余上皮以及牙周组织中的上皮剩余或牙源性角化囊肿，含牙囊肿。颌骨成釉细胞瘤约占牙源性肿瘤的60%。

【诊断】

（一）临床表现

（1）多发生于20~40岁的青壮年，男女性别无明显差异。

（2）有80%~90%的肿瘤发生在下颌骨，其中以发生在下颌体和下颌支的交界处最为多见，其次为下颌体与颏部同时受累，少数发生于上颌骨，约占10%。

（3）肿瘤生长缓慢，初期无自觉症状，逐渐发展使颌骨膨大，后期可导致面部明显畸形。

(4) 肿瘤不断增大时可引起相应功能障碍，如牙松动脱落、患侧下唇麻木感、咬合错乱、病理性骨折等。巨大的肿瘤甚至可发生吞咽、咀嚼、语言和呼吸障碍。

(5) 肿瘤较大骨壁变薄时，触诊可有乒乓球样弹性感。

(6) X线表现大小不一的多房型X线透光区，分隔彼此交错，牙槽间隔骨吸收等为典型的成釉细胞瘤特征。牙根可呈侵蚀成锯齿状或截根状吸收。

(二) 诊断要点

(1) 根据病史、临床表现、X线片特点及穿刺检查，即可做出初步诊断。

(2) 穿刺液检查一般成釉细胞瘤的囊液呈黄褐色，无脱落的上皮细胞，根据此点可与含牙囊肿、根尖囊肿或角化囊肿鉴别。

(3) 确诊依靠病理组织检查。

【治疗】

(1) 一般应自肿瘤边缘最少0.5cm处做整块截骨术，对发生在下颌骨者截骨后可即时植骨修复缺损，以维持外形和功能。

(2) 下颌骨成釉细胞范围较小，下颌骨体部下缘可保留1.5cm以上者，可选择做箱状切除以保存下颌骨的连续性。

(3) 下颌骨单囊性或壁性成釉细胞瘤可考虑做保守性的摘除术，并定期复查。

三、血管瘤和血管畸形

血管瘤起源于胚胎时期，为血管内皮细胞增殖活跃，但具有自然消退趋势的真性良性肿瘤。血管畸形起源于胚胎时期，为血管内皮细胞无增殖现象，不能自然消退的一种血管发育异常畸形病变。

【诊断】

(一) 临床表现

1. 血管瘤　主要来源于毛细血管的毛细血管瘤，少数源于静脉或两种混合。主要临床表现通常出生时不存在，大多数发生在出生后1个月内，初时表现为一红色小点，犹如“蚊虫叮咬”，以后数月里迅速增大成一红色斑块，即所谓的快速生长期。病变略突起于皮肤，边界清楚，呈鲜红色，可伴有皮温升高，大多数在1岁以内快速增长后许多红色点密集融合成“草莓”状结构，即传统称为“草莓状血管瘤”。随着患儿发育，毛细血管进一步增大，表现为边界相对明显的红色斑块，其中病变中央正常皮肤间隔逐渐增宽、增多，病灶变成“满天星”状红色斑点，最终红色斑点逐步消失、淡化，留下正常皮肤。此现象即为完整的血管瘤自然消退现象。

2. 血管畸形 依据血管来源及组织学上的分类有毛细血管畸形（传统分类的葡萄酒色斑，鲜红斑痣）、静脉畸形（海绵状血管瘤）及动静脉畸形（蔓状血管瘤）。多数是在出生时发现，无快速增长期，随年龄增长而增大，不会自然消退。发生在黏膜和表浅的静脉畸形为蓝色或紫色病变。发生在深在的静脉畸形通常根据其瘤腔的大小、血液回流多少可表现为瘤腔压缩试验弱阳性或强阳性；低头体位移动试验弱或强阳性，可扪及静脉石。动静脉畸形常发生于颞部或头皮下组织，肿瘤高起呈念珠状，表面温度较正常皮肤为高。有搏动，扪诊有震颤感，听诊有吹风样杂音。

（二）诊断要点

1. 毛细血管瘤 出生后1月内出现红色小点，1岁内快速增长，呈略突起表面的草莓状形态，大部分有自然消退趋势，组织病理检查血管内皮细胞增殖活跃。

2. 血管畸形 出生后即有，无快速增长期，随年龄增长而增大，不会自然消退。毛细血管畸形病变呈鲜红或紫红色，即葡萄酒色斑状或鲜红斑痣，与皮肤表面平，周界清楚。

3. 静脉畸形 黏膜及表浅病变呈蓝色或紫色；深部病变表皮色泽正常，扪之柔软，可扪及静脉石，肿块压缩试验及体位移动试验阳性；穿刺有血液；瘤腔造影或磁共振血管成像（MRI或MRA）显示病变范围、大小及毗邻关系。

4. 动静脉畸形　病变常突起表面呈念珠状，扪诊表面皮温升高，有搏动和震颤感，听诊有杂音；动脉造影可显示病变范围及其吻合支的情况，MRA可协助诊断。

【治疗】

1. 观察　对明确诊断是真性血管瘤尤其是婴幼儿期，基本能自行消退，应行严密随访观察。

2. 药物治疗　对生长迅速的婴幼儿血管瘤可口服泼尼松或泼尼松瘤腔注射，有时可得到肿瘤明显缩小，停止生长，甚至消退的结果；对静脉血管畸形，可选择病变腔内注射治疗，如5%鱼肝油酸钠等。应用激素治疗过程无效时应停药。如患者有结核或急性感染时也应禁用。

3. 手术治疗　适用于各型能手术切除者，也是动静脉血管畸形的主要治疗方法。肿瘤切除后的创面，可用各种整复手段恢复。

对于巨大型静脉血管畸形，术前必须先行瘤腔造影或MRI、MRA检查，了解波及范围及侧支循环。目前，多采用综合治疗，手术仅是其中一种治疗手段。

对于动静脉血管畸形，术前更应周密计划，行颈动脉造影后，了解有否与颅内交通。可采用选择性或超选择性栓塞术后，再进行手术切除。

4. 冷冻治疗　适用发生于黏膜的血管畸形。

5. 激光治疗　对静脉血管畸形可采用Nd：YAG激光。对葡萄酒斑型可选用氩离子和氪离子激光光动力学治疗即光化学疗法（PDT）。

四、淋巴管畸形

淋巴管畸形被认为系来自淋巴管组织的一种发育性良

性病变。

【诊断】

（一）临床表现

淋巴管畸形临床上可分为毛细管型、海绵型和囊肿型。

（1）毛细管型好发于舌、唇、口腔黏膜内，软组织表面可见黄色透明物突起，小圆形囊性结节状呈点状病损，无色柔软，无压缩性。

（2）海绵型好发于颊部皮下组织，可波及皮肤全层，扪诊柔软，周界不清，压之体积无缩小。

（3）囊肿型又称囊性水瘤，多为出生时即发现，90% 的病例在出生 2 周时发现，颈后三角区为好发部位，为多房性囊肿。扪诊柔软，有波动感，穿刺可见淡黄色清亮液体，体位移动及压缩试验均为阴性。

（二）诊断要点

（1）为先天性、生长缓慢的肿块。常有继发感染史。

（2）好发于舌、唇、颊及颈部。肿瘤表浅者常呈淡黄色。

（3）毛细管型主要侵犯黏膜；海绵型常侵犯面颊部全层组织；囊肿型主要位于深层组织中。

（4）有二型以上淋巴管瘤同时存在时，称混合型淋巴管畸形；淋巴管畸形同时伴发血管畸形者，称淋巴血管畸形。

【治疗】

1. 手术治疗 是主要治疗手段。对能全部切除者，宜早期施行根治术；对巨大不能切除者，可做部分切除或分期切除，以改善功能与外形。

2. 注射疗法 平阳霉素注射是毛细管型和海绵型的可选治疗手段。也可结合手术治疗。

3. 冷冻或激光治疗 适用于较局限的毛细管型淋巴管畸形，也可用激光行切除术。

4. 综合治疗 对巨大的淋巴管畸形可采用上述各法的综

合治疗。

五、神经纤维瘤

神经纤维瘤是起源于神经纤维组织的良性肿瘤。

【诊断】

（一）临床表现

（1）青少年多见，好发于额、颞、头皮，也可见于颈部和腮腺区，口内多见于舌部。

（2）生长缓慢，质地软。

（3）颌面部神经纤维瘤表现为皮肤呈大小不一的棕色斑或呈黑色小圆形成片状病损。肿瘤呈多发的结节或丛状生长，皮肤松弛呈悬垂样下垂，造成面部畸形。如来源于感觉神经可有明显压痛。肿瘤质地软，血管丰富，但不能压缩。

（4）若为多发，全身皮肤均有色素斑点或皮下结节，称神经纤维瘤病，有家族史，为染色体显性遗传。

（二）诊断要点

（1）多见于青少年。可有家族史。

（2）好发于额、颞、头皮部。

（3）皮肤呈大小不一的棕色或灰黑色小点状或片状病损，肿瘤松弛呈悬垂状，瘤内可有多个结节。

【治疗】

（1）较小或局限性肿瘤应尽可能一次切除。

（2）巨大肿瘤应根据具体情况设计手术方案：可做部分切除；也可做较彻底切除，立即整复。原则上应以改善畸形及功能为治疗目的。

（3）神经纤维瘤手术时出血较多，应做好充分准备。

六、牙骨质瘤

牙骨质瘤来源于牙胚的牙囊或牙周膜，发生的原因有人认为与内分泌和局部炎症刺激有关。

【诊断】

(一) 临床表现

(1) 见于青年，女性较多。常见于下颌切牙和磨牙区。

(2) 肿瘤生长缓慢，一般无自觉症状，如肿瘤增大时，可发生牙槽骨膨胀，或在发生神经症状、继发感染、X线检查中或拔牙时始被发现。

(3) 有家族史（常为常染色体显性遗传）的牙骨质瘤，且多呈对称性生长，称为家族性多发性牙骨质瘤。较大者可引起颌骨膨隆，故又称为巨大型牙骨质瘤。

(二) 诊断要点

(1) 无症状性牙槽骨区域性膨大，黏膜质地正常无疼痛。

(2) 受累牙有活力，可与其他根尖病变鉴别。

(3) X线摄片显示根尖周围有不透光阴影，与牙根紧贴，可单发，也可多发，巨大牙骨质瘤可致患牙或相邻牙移位。

【治疗】

(1) 牙骨质瘤若无临床症状者可不予处理。

(2) 出现症状或患牙发生病变，瘤体小者常可通过拔牙摘除；大者则可由口内途径做切口连同患牙一并摘除。

(3) 巨大性牙骨质瘤可考虑口外入路，甚至行颌骨部分切除术。

七、牙源性黏液瘤

发生在颌骨内的黏液瘤中因有少量散在的牙源性上皮条索或似牙骨质小体的团状钙化物，而称为牙源性黏液瘤。肿瘤虽属良性，但常无包膜，且具局部侵袭性。组织学证实肿瘤可能来自牙胚中的牙乳突或牙周膜，肿瘤常伴有缺牙或牙齿发育异常。

【诊断】

（一）临床表现

（1）多见于年轻人，性别无明显差异，上下颌骨内均可发生，但以下颌骨为多，肿瘤多位于磨牙或前磨牙区。

（2）无自觉症状，生长缓慢。当肿瘤扩展累及牙根时，相应的牙可有移位、松动甚至脱落。侵犯下颌神经管时可表现下唇麻木，发生于上颌骨者可累及上颌窦而出现相应症状。

（3）常见先天性牙缺失，颌骨可逐渐膨隆，表面光滑，呈结节状，一般质硬无压痛，穿破骨皮质后可浸润至颌骨周围的软组织中，扪之有柔软感。

（二）辅助检查

X线片上可见肿瘤界限清楚的透光区，呈单个或蜂窝状和泡沫状阴影，大小不等，边缘多不整齐，有纤细分隔条纹穿越密度减低的区域，条纹为直线或弯曲形，使透光区呈圆形、长方形或三角形。肿瘤长大可穿破骨皮质。病变部位的牙根呈扇形分离，可有牙根侵蚀吸收，肿瘤内可有埋伏牙存在。

【治疗】

由于牙源性黏液瘤无完整的包膜并具有局部浸润生长的特点，因此应根据不同发病部位，在距肿瘤边缘0.5～1cm处，施行各类型的截骨术。下颌骨做节段切除后可立即植骨。

八、骨化性纤维瘤

骨化性纤维瘤来源于颌骨内成骨性结缔组织。视骨组织与纤维结缔组织所占比例又称骨纤维瘤或纤维骨瘤。

【诊断】

（一）临床表现

（1）生长缓慢，常造成面部畸形。

（2）上下颌骨均可发生。肿瘤质硬，大多界限不清。

（二）诊断要点

（1）大多数在儿童期发病。

（2）X线片表现与骨纤维异常增殖症很难鉴别，可表现为骨质膨胀，骨小梁正常结构消失，同时伴有密度减低影与不同程度的钙化，有的呈毛玻璃状，有的呈棉絮状，有的近似骨瘤样，有的则呈多房状囊性阴影。

（3）下颌骨骨化性纤维瘤有时可继发感染伴骨髓炎而导致临床漏诊。

（4）临床上很难与骨纤维异常增殖症鉴别，须结合病理检查确诊。

【治疗】

（1）能全部切除而对功能影响不大者，宜早期手术切除为宜。

（2）不能全部切除或切除后对功能影响较大者，应在青春期后做部分切除，以改善外形与功能。

（3）如无继发感染，下颌骨切除后一般可以立即植骨。对于伴有感染者，有条件时可行血管化骨移植修复骨缺损；上颌骨全部切除后，可用赝复体恢复外形与功能。

第四节　口腔颌面部恶性肿瘤

一、牙龈癌

牙龈癌是口腔癌中多见的癌之一，主要为鳞状细胞癌。

【诊断】

（一）临床表现

（1）肿瘤位于牙龈部，临床可表现为溃疡或乳头状突起。

（2）牙早期松动、移位，甚或脱落。

（3）可有白斑或不良修复体同时存在。

（二）诊断要点

（1）早期牙龈癌易与慢性炎症混淆，可通过X线、CT或活组织检查相鉴别。

（2）对上颌牙龈癌，应注意是否已与上颌窦相通。

（3）晚期上颌牙龈癌应与原发性上颌窦癌相鉴别。

（4）注意检查淋巴结的个数、大小及性质。

（5）活组织检查以确定肿瘤病理性质。

【治疗】

以手术治疗为主。上颌牙龈癌未侵犯上颌窦时，做上颌骨部分切除术，如已侵犯上颌窦黏膜时，酌情做上颌骨次全及全切除术。下颌牙龈癌患者X线片无骨质破坏时做下颌骨方块切除术，如果X线片显示牙槽骨破坏时，应做下颌骨节段性切除术。未分化癌可考虑先应用放射治疗。上颌牙龈癌有颈淋巴转移者，应同期施行手术治疗；下颌牙龈癌多同时行选择性颈淋巴清扫术。

二、舌癌

舌癌是指舌体（舌前2/3）癌而言。以鳞状细胞癌最多见，好发于舌中1/3侧缘。

【诊断】

（一）临床表现

（1）好发于舌侧缘中1/3部位，局部有溃疡或浸润块；常有明显自发痛及触痛，且可反射至耳颞部。

（2）肿瘤广泛浸润时，可波及舌及舌下神经和舌外肌群而有舌感觉麻木与运动障碍。

（二）诊断要点

（1）肿瘤相应部位常有慢性刺激因素存在，如残根或锐利牙嵴等；也可存在有白斑等癌前病变。

（2）位于舌中、后部者常早期出现颈淋巴结转移，以颈深淋巴结上群、位于下颌角水平二腹肌之下的淋巴结为最多见；亦可呈跳跃式或直接（原发灶位于舌尖时）转移至颈深淋巴结中群的肩胛舌骨肌淋巴结。

（3）活组织检查以明确肿瘤病理性质。

（4）MRI、CT以明确肿瘤浸润范围。

【治疗】

（1）对溃疡范围局限、表浅、浸润较小并发生在舌前中1/3区域的原发灶（T_1、T_2）患者可用冷冻治疗、激光治疗、间质内放疗或手术切除；晚期病例（T_3、T_4），则应以手术治疗为主，辅以术前化疗和术后放疗。

（2）根据不同情况，颈部淋巴结可予以观察或行治疗性或区域性清扫术。

（3）对放射治疗不敏感或其他原因不宜做放射治疗者，原则上应行“根治性”切除术。

（4）舌缺损1/2以上者，有条件时应行组织移植舌成形术。

（5）过中线的晚期舌癌，根据不同情况可行双侧颈清，或患侧根治性对侧功能性颈清术。

三、颊黏膜癌

颊黏膜癌以鳞状细胞癌最多，腺癌次之。

【诊断】

（一）临床表现

颊黏膜有糜烂、溃疡或肿块。可同时伴有白斑或扁平苔藓存在，或相应部位存在慢性刺激因素，如残根、不良修复体等。

（二）诊断要点

（1）晚期侵犯颊肌、颌骨甚至皮肤时可致张口受限。此时应行X线或CT检查。

（2）溃疡型者应与糜烂型扁平苔藓相鉴别。

（3）活组织检查以明确肿瘤病理性质。

【治疗】

（1）除局限性、浸润范围小的原发灶（T_1）可考虑用冷冻治疗外，均应以手术治疗为主，术前可辅以化疗。也可考虑同时行选择性颈淋巴清扫术。

（2）颈部转移灶应以手术治疗为主。术后辅以放疗。

（3）无论黏膜缺损或全层洞穿性缺损，都应考虑同期整复手术。

四、唇癌

唇癌指唇红黏膜发生的癌，主要为鳞状细胞癌；发生于唇部皮肤者应归入皮肤癌。

【诊断】

（一）临床表现

（1）多见于户外工作者（农民、渔民等），且常有吸烟史。

（2）下唇中线与口角连线的中点为好发部位。

（3）临床以乳头状型及溃疡型为多见，可有白斑同时存在。

（二）诊断要点

（1）唇癌应与维生素缺乏性唇炎、盘状红斑狼疮及乳头状瘤等相鉴别。

（2）活组织检查以明确肿瘤病理性质。

【治疗】

（1）范围局限、浸润较小的原发灶（T_1、T_2）可用手术切除或热疗加化疗或冷冻治疗；范围较大者（T_3、T_4）应以手术切除为主。

（2）颈淋巴结临床未证实转移者，可行选择性肩胛舌骨上淋巴清扫术或严密观察；已证实有转移者，应行根治性颈淋巴清扫术。

（3）唇缺损过多时应用邻近组织或游离组织瓣一期整复。

五、上颌窦癌

上颌窦癌以鳞状细胞癌最多，少数为腺癌或肉瘤。

【诊断】

（一）临床表现

临床除局部表现为恶性肿瘤外，常根据不同原发部位而先后出现不同症状：

内下部——先出现口腔及鼻部症状，如牙痛、牙移位、松动、脱落；鼻阻塞、溢液、鼻出血等。

外下部——先出现口腔及面颊部症状，如颊部麻木、肿胀等。

内上部——先出现鼻部及眼部症状，如溢泪、复视等。

外上部——先出现面颊及眼部症状。

后深部——先出现张口受限或神经症状，如头痛、面痛、麻木感、异物感等。

（二）诊断要点

（1）X线摄片、CT检查均可见上颌窦有不规则的骨质破坏；为明确破坏范围与程度，在不具备CT检查条件时应行体层摄片，特别要拍摄颅底及翼板分层片。

（2）早期上颌窦肿瘤的诊断比较困难，有怀疑且影像学检查不能确诊时可行吸取组织检查或探查术。

（3）已穿出骨壁，肿瘤暴露者，可行活组织检查以明确肿瘤的病理性质。

【治疗】

（1）原发灶应以手术为主，结合放疗的综合治疗。

（2）临床证实有转移者，应行颈淋巴清扫术；未证实转移者，可严密观察或行选择性颈淋巴清扫术。

(3) 上颌骨缺损一般以赝复体修复之。

(4) 上颌窦癌累及眶板原则上行眶内容物摘除术，侵及颅底可争取行颅颌面联合根治术。

六、口咽癌

口咽癌包括原发于口咽侧壁、扁桃体、舌根以及软腭等部位黏膜的原发性癌。口咽癌的病理类型较为复杂，其中由咽环发生的恶性淋巴瘤最多；在上皮癌中主要是低分化、未分化癌或鳞癌；腺源性上皮癌最少。

【诊断】

(一) 临床表现

(1) 临床局部检查时可见肿块型多为腺型上皮癌或恶性淋巴瘤，呈溃疡型者多为鳞癌或未分化癌。

(2) 口咽癌瘤早期多无自觉症状，但根据不同的原发部位可出现以下一些特有的症状：原发于咽侧壁的癌瘤可出现反射性耳内痛及耳聋、耳鸣等咽鼓管阻塞症状；原发于舌根的癌可出现反射性耳颞部疼痛，讲话时可有含橄榄音。

(3) 口咽癌晚期常向咽旁间隙，舌体、口底及会厌等邻近区域侵犯。

(4) 口咽癌的颈部淋巴结转移率甚高，有时患者来就诊是因颈上部或下颌下区出现肿块，经检查后才发现原发病灶。

(二) 诊断要点

(1) 除舌根癌须加用 MRI 以显示其真正部位和大小外，一般都能通过视诊及触诊给予诊断，但对于晚期张口受限的患者，CT 和 MRI 检查应作为常规。

(2) 口咽癌常须与舌根淋巴组织增生、慢性扁桃体炎以及甲状舌管囊肿等相鉴别。

(3) 活组织检查（钳取或冰冻活检）常常成为确诊的重

要、甚至是唯一的手段。

【治疗】

（1）对于恶性淋巴瘤放疗是绝对适应证；其次对低分化或未分化癌也应首先考虑选用放射治疗。对于分化较差的扁桃体鳞癌也可考虑先用放疗，如放疗失败时还可采用外科治疗。

（2）对软腭、舌根癌瘤以及腺源性上皮癌应考虑以手术为主的综合治疗。

（3）口咽癌的颈部淋巴结转移率甚高，一般应与原发癌根治术同期行选择性或根治性颈淋巴清扫术。

（4）为了减少术后复发，口咽癌术后建议加用放疗。

第七章

口腔颌面部损伤

第一节　口腔颌面部软组织损伤

颜面部软组织创伤常见，其中包括擦伤、挫伤、刺伤、切割伤、裂伤及咬伤等，可发生在唇、颊、舌、腭、睑、鼻及腮腺等部位。单纯软组织伤居多，而颌面部骨组织伤时，其浅面可同时有软组织伤。颜面部为人显露部位，创伤将不同程度地影响外形及功能；此处血运丰富，组织抗感染及愈合能力强；同时有深部骨组织腔窦创伤者则易感染；邻近呼吸道的创伤可引起呼吸障碍；眶下、颏部及耳前腮部软组织伤可同时发生眶下、颏及面神经创伤；还可同时发生表情肌和咬肌创伤。

一、擦伤

【诊断】

（一）临床表现

（1）主要在颜面突出部位，如颧、鼻端、额、耳及颏等处，可与挫伤同时发生。

（2）创面不规则，有点状或片状出血，表面渗血或渗液，常附有泥沙等异物。

（3）疼痛明显，常伴烧灼感。

（二）诊断要点

（1）有与粗糙物摩擦致伤史。

（2）皮肤创伤局限在表皮或真皮内，有渗血及血浆、组织液渗出。

（3）疼痛。

【治疗】

（1）用生理盐水或1.5%过氧化氢液清洁表面。

（2）涂以消毒药物或抗生素油膏任其暴露，多自行干燥结痂愈合。

（3）若创面感染，可用10%高渗盐水、抗生素液或0.1%依沙吖啶液湿敷，待感染控制后再暴露创面。

二、挫伤

【诊断】

（一）临床表现

（1）局部皮肤有瘀斑、肿胀及疼痛。

（2）组织疏松部位，如眼睑口唇等部位肿胀明显，组织致密部位则疼痛明显。

（3）同时伤及深部某些部位还可发生相应的症状。

①伤及颞下颌关节或咬肌时可有张口受限或错㧟。

②伤及眼球时可出现视力障碍。

③伤及切牙时可出现牙及牙槽突创伤的症状。

（二）诊断要点

（1）有钝器打击或硬物撞击史。

（2）受伤局部肿胀、皮下淤血。

（3）局部疼痛或同时有颞下颌关节、眼或牙及牙槽突相应症状。

（4）必要时可行X线摄片，检查是否有深部骨创伤。

【治疗】

（1）挫伤早期以局部冷敷及加压包扎为主；后期以热敷、

理疗促进吸收为主。

（2）如血肿较大可在无菌下穿刺抽吸后加压，若血肿影响呼吸或进食也可切开后去除血凝块。

（3）为预防和治疗感染，可使用抗生素。

（4）对颞下颌关节挫伤可采用关节减压法，即两侧磨牙间垫高并加颅颌弹性绷带，使关节减压及止痛；关节腔内渗血肿胀严重者，可穿刺抽血。

（5）对有视力障碍、牙及牙槽突创伤者，应及时行专科处理。

三、刺伤

【诊断】

（一）临床表现

（1）一般伤口小而伤道可以较深，也可以是贯通伤。

（2）由于伤道深度及方向不同，可同时发生邻近器官的创伤，如眼、耳道、鼻腔、牙、腮腺、舌及口底等创伤，有时尚可伤及颅底。

（3）伤道疼痛，伤口可有渗血或渗液。

（二）诊断要点

（1）有明确的尖锐物体的外伤史。

（2）可见皮肤或黏膜小伤口。

（3）局部疼痛。

（4）有条件可行 X 线摄片或 B 超，检查是否有深部骨创伤或有无异物存留。

【治疗】

（1）伤口一般开放，如有明显出血，可压迫包扎止血。

（2）小伤口不做缝合处理，较大伤口经清创后，初期缝合放置引流，超过 48 小时或污染严重者清创后放引流。

（3）深在的伤道应用 1.5% 的过氧化氢液、抗生素液反复冲洗。

（4）如证实有异物存留，原则上应予取出。如位于深部，且与重要组织相关时，应权衡利弊综合考虑。

（5）应用抗生素预防感染。

（6）常规肌内注射破伤风抗毒素1500U。

四、切割伤

【诊断】

（一）临床表现

（1）伤口边缘整齐，多较清洁且无组织缺损。

（2）伤口深度不一，如切断血管可有不同程度的出血；如损伤神经可出现面瘫、舌感觉或运动障碍；如腮腺受损可发生涎瘘。

（3）眼睑伤可波及眼球，出现眼的一系列症状。

（二）诊断要点

（1）有刀或利刃器械致伤物外伤史。

（2）可见整齐刀割样伤口。

（3）有明显出血。

（4）有条件可行X线摄片，检查是否有深部骨创伤。

【治疗】

（1）1.5%过氧化氢液、生理盐水清创，如有明显出血应电凝或结扎止血。

（2）缝合：48小时内做初期缝合，放置引流，超过48小时或有感染者，清创刮除表面污秽组织直至有新鲜出血创面后做间距较大的松散缝合。

（3）全身和局部应用抗生素。

（4）肌内注射破伤风抗毒素1500U。

（5）同时发现有神经伤者应做神经吻合；如有腮腺导管断裂应力争吻合，并应内置硅胶或塑胶管引至口腔，待愈合2周后拔除；唾液腺腺体伤应做缝扎，以免发生涎瘘。

（6）同时有眼球伤者应请眼科处理。

五、裂伤

【诊断】

（一）临床表现

（1）一般创缘不整齐，撕脱创面大者多有组织缺损。

（2）皮肤撕裂常伴有肌肉、神经、血管及骨骼伤。

（3）大面积撕脱可伴失血或创伤性休克。

（4）易发生感染。

（5）如伤及面神经可致面瘫，伤及唾液腺导管可发生涎瘘。

（二）诊断要点

（1）有强大暴力外伤史。

（2）有不整齐创缘的开放性伤口。

（3）必要时可行 X 线摄片，检查是否有深部骨创伤。

【治疗】

（1）1.5%过氧化氢液、生理盐水清创，如有明显出血应电凝或结扎止血。

（2）较大撕脱的游离组织争取保留，有条件者立即应用显微外科技术行再植或将其修成全厚皮或断层皮移植。若有较大组织缺损或血管、神经及骨骼直接暴露时，也可切取带蒂或游离皮瓣移植修复。

（3）如有休克症状，应及时抗休克。

（4）应用抗生素。

（5）伴神经、唾液腺或导管伤者处理同“切割伤”。

六、咬伤

【诊断】

（一）临床表现

（1）症状与裂伤大致相同，其创面均污染，易感染。

（2）可见动物或人的牙咬痕。

（二）诊断要点

（1）有明确的动物或人咬伤史。

（2）伤口不规则，有污染。

（3）有条件可行X线摄片，检查是否有深部骨创伤。

【治疗】

（1）用3%过氧化氢液及大量生理盐水反复冲刷。

（2）肌内注射破伤风抗毒素1500U。

（3）创面可用抗生素湿敷。全身应用抗生素。

（4）伤口小可开放不缝合，用碘伏、碘仿或其他消毒抗菌纱布覆盖；大伤口可做大间距松松缝合，放置引流。

（5）如有组织缺损可采用皮片或皮瓣修复；若污染严重可延期修复。

（6）耳郭、鼻端及舌体断裂离体者如组织完整可试行原位再植。无再植条件单位可将离体组织冷冻（-196℃）保存后转院或待伤口愈合后再延期修复。

（7）犬咬伤应注射狂犬病疫苗。

第二节 颌骨骨折

一、下颌骨骨折

下颌骨骨折按部位可分为颏部、体部、角部、支部及髁突部骨折；好发颏正中联合、颏孔区、下颌角及髁突颈等部位；可单发、双发或粉碎；可为闭合或开放性骨折。

【诊断】

（一）临床表现

（1）伤处局部肿胀、压痛，并可发生皮下瘀血。

（2）有不同程度的张口受限。咬合关系正常或错乱。

（3）面部畸形，不对称。

（4）可同时伴牙及牙槽突骨折。

（二）诊断要点

（1）有张口受限、张闭口运动异常、疼痛及下唇麻木等。

（2）骨折各段移位的状况，并导致咬合错乱程度和状况。

（3）骨折处牙龈撕裂及出血。

（4）骨折部位触诊可有台阶状、骨擦音及假关节活动。

（5）髁突骨折可见后牙早接触、前牙开𬌗、耳前肿胀压痛及张口受限；外耳道及颅中窝骨折时，可发生耳道出血或脑脊液瘘。

（6）摄 X 线片或 CT 片，明确骨折部位。

【治疗】

1. 治疗原则为复位及固定

（1）复位是以恢复伤前咬合关系为标准。儿童因乳恒牙交替后咬合关系还可再次调整，故要求不像成人那样严格。无牙颌以恢复全口总义齿的正常咬合关系为标准。

（2）骨折线上的牙原则上应尽量保留，如明显松动、折断或严重龋坏者应拔除。

（3）骨折局部应有足够软组织覆盖。

2. 复位方法

（1）手法复位：适用于早期、单纯线形骨折。

（2）牵引复位：适用于手法复位失败者、多发骨折或已有纤维愈合者，常用分段带钩牙弓夹板通过橡皮圈做颌间弹性牵引。

（3）手术复位：用于复杂或开放性骨折及错位愈合的陈旧性骨折。

3. 固定方法

（1）单颌牙弓夹板或树脂贴片夹板固定：用于无明显移位的线形骨折。

（2）颌间固定：用于骨折后咬合关系不稳定者，即在骨折复位后将上下颌牙弓夹板拴结固定。

（3）骨内固定：也称坚强（坚固）内固定，适用于复杂骨折、开放性骨折或错位愈合的陈旧性骨折，按张力、压力原则应用小型接骨板、螺钉做切开复位固定。

（4）颅颌固定：用于维持稳定咬合关系的辅助固定，常用弹性绷带做颅–下颌缠头固定。

（5）固定时间：视骨折情况，一般为3~4周；钛制骨内小型接骨板除儿童因可影响颌骨发育外，无感染时一般无须取出。

4. 髁突骨折

（1）髁突及其颈部骨折无明显移位及张口障碍者，用颅颌强力绷带制动2周即可。

（2）儿童、囊内骨折以及髁突移位角度不大时宜考虑保守治疗。

（3）成人髁突囊外骨折，以及髁突骨折角度过大、甚至已突出关节窝时宜行手术治疗。

二、上颌骨骨折

上颌骨是面中部最大的骨骼，左右各一，两侧上颌骨在中线连接，构成鼻腔基部的梨状孔。上颌骨上方与颅骨中的额骨、颞骨、筛骨及蝶骨相连；在面部与颧骨、鼻骨、泪骨和腭骨相连，故骨折时常并发颅脑损伤和邻近颅面骨骨折。

【诊断】

（一）临床表现

（1）上颌骨骨折局部表现肿、痛、瘀血、张闭口运动异常或受限等与下颌骨骨折相似。

（2）若合并颅脑创伤，可有昏迷、喷射性呕吐及头痛史，并可有脑脊液鼻漏。

(3) 眶内眶周组织内出血者则有“眼镜症状”，结膜下出血，眼球移位则有复视。

(二) 诊断要点

1. 上颌骨骨折分为三型

(1) Le Fort Ⅰ型：骨折线自梨状孔底部，牙槽突及上颌结节上方向两侧水平延伸至翼突。

(2) Le Fort Ⅱ型：骨折线横过鼻骨，沿眶内侧壁斜向外下到眶底，再经上颌缝到翼突，还波及筛窦、额窦及颅前窝，并可出现脑脊液鼻漏。

(3) Le Fort Ⅲ型：骨折线横过鼻骨，经眶尖、颧额缝向后达翼突根部，形成颅面分离，常同时有颅脑伤，出现颅底骨折或眼球创伤等。

临床上骨折可不典型，三型表现可互有交叉，也可同时伴有鼻骨、颧骨等骨折。

(2) 可有骨块移位及咬合错乱，摇动上前牙上颌骨可随之活动。上颌骨常向后下移位，出现后牙早接触，前牙开䯮，面中1/3变长。

(3) 颅脑伤或眼球创伤均可出现瞳孔散大或失明，应加以鉴别。

(4) X线可明确诊断，一般可采取华特位、头颅后前位或CT片等。

【治疗】

(1) 应首先抢救生命，如抗休克、心肺复苏及脑创伤处理等。

(2) 软组织伤应先清创，根据需要先后缝合关闭伤口。有脑脊液鼻漏者严禁鼻腔填塞，局部及全身应用抗生素。

(3) 有深部难以控制的出血者，可先气管切开，再填塞止血。

(4) 上颌骨骨折应尽早复位固定，一般不超过2周。

(5) 复位固定应以恢复伤前正常咬合关系为标准，根据情况分别采用手法复位、牵引复位及切开复位；复位后可采用医用钢丝、牙弓夹板或微型钛板固定，或通过石膏帽做颅颌固定。一般固定需3～4周。

①手法复位：用于早期病例。

②牵引复位：手法复位不能奏效或骨折已有纤维性愈合者。

③颌间牵引：用于上颌骨横断骨折，需先做颅颌固定后，再做颌间弹性牵引。

④颅颌牵引：骨折后上颌骨明显向后移位者，需先做复位颅颌固定后，再做颌间牵引。

⑤切开复位：陈旧性骨折已有纤维骨痂者，需先手术去除纤维骨痂，使骨折段复位后再行固定。如眶底骨折向下移位，眼球下移出现复视者，可行眶底复位或植骨来矫正。

第三节 颧骨及颧弓骨折

颧骨和颧弓是面部比较突出的部位，易受撞击而发生骨折。颧骨颧弓骨折一般可分为颧骨骨折、颧弓骨折、颧骨颧弓联和骨折及颧、上颌骨复杂骨折等，而颧弓骨折又可分为双线型及三线型骨折。

【诊断】

(一) 临床表现

1. 颧面部塌陷 颧骨、颧弓骨折多是有外力直接作用引起，多发生内陷移位。但由于局部软组织肿胀，凹陷容易被掩盖。

2. 张口受限 由于骨折块发生内陷移位，压迫颞肌和咬肌，阻碍喙突运动，导致张口疼痛和张口受限。

3. 复视 颧骨骨折移位后，可因眼球移位、外展肌渗血和局部水肿以及撕裂的眼下斜肌嵌入骨折线中、限制眼球运动等原因而发生复视。

4. 瘀斑　颧骨眶壁有闭合性骨折时，眶周皮下、眼睑和结膜下可有出血性瘀斑。

5. 神经症状　损伤眶下神经，可致该神经支配区有麻木感。如同时损伤面神经颧支，则发生眼睑闭合不全。

（二）诊断要点

颧骨颧弓骨折可根据病史、临床特点和 X 线摄片而明确诊断。X 线摄片检查常取鼻颏位和颧弓位。

【治疗】

颧骨、颧弓骨折后仅有轻度移位，畸形不明显，无张口受限及复视等功能障碍者，可不行手术治疗。凡有张口受限者均应做复位手术。虽无功能障碍而有明显畸形者也可考虑进行手术复位。颧骨颧弓骨折常用的复位方法有巾钳牵拉复位法、颧弓部单齿钩切开复位法、口内切开复位法、颞部切开复位法、上颌窦填塞法、头皮冠状切口复位固定法等，应根据不同情况选择不同的治疗方法。

第八章 颞下颌关节病

第一节　颞下颌关节功能紊乱

颞下颌关节功能紊乱（TMD）是口腔颌面部常见的疾病之一，在颞下颌关节疾病中，此病最为多见。好发于青壮年，以20～30岁患病率最高。其并非指单一疾病，是一类病因尚未完全清楚而又有共同发病因素和临床主要症状的一组疾病的总称。一般都有颞下颌关节区及相应的软组织的疼痛，下颌运动异常和伴有功能障碍以及关节弹响、破碎音及杂音等三类症状。

【病因】

尚未完全阐明，一般认为与以下因素有关。

1. 精神因素　在临床上，患TMD的患者常有情绪焦急、易怒、精神紧张、容易激动及失眠等精神症状。

2. 殆因素　干扰、牙尖早接触、严重的锁殆、多数后牙缺失、深覆殆、殆面过度磨耗（垂直距离过低）等，第三磨牙错位萌出、伸长等。

3. 免疫因素　免疫学研究表明关节软骨的主要成分如胶原蛋白多糖和软骨细胞都具有抗原性。当软骨表面由于某种原因（如创伤、感染等）发生破损时，软骨基质被降解后，软骨各成分即暴露在免疫系统面前，引起免疫反应。此过程可能正是各种慢性关节炎产生、发展和持续存在的机制。

4. 关节负荷过重 过度的负重超出生理限度则可造成关节的退行性改变甚至关节器官的破坏。

5. 关节解剖因素 人类的演化、人的直立行走、食物的精细化以及颅脑的扩张，使颞下颌关节和颅骨的解剖结构发生明显改变。现代人上下颌骨变小，使下颌骨更为轻便，利于运动。关节结节低，关节窝变浅，髁突运动变大。髁突变小，运动范围变大。研究表明颞下颌关节的过度活动使 TMD 的机会增高。

6. 其他因素 如不正确的正畸治疗、过度负荷、创伤、职业性劳损及不良姿势、关节形态发育异常、寒冷刺激，医源性因素等。

【诊断】

（一）临床表现

1. 下颌运动异常 包括开口度异常（过大或过小）；开口型异常（偏斜或歪曲）；开闭运动出现关节绞索等。

2. 疼痛 主要表现在开口和咀嚼运动时关节区或关节周围肌群的疼痛。有的患者有肌肉和肌筋膜的疼痛扳机点。

3. 弹响和杂音 弹响音，“咔、咔”，多为单音，有时为双音，可复性关节盘前移位时可出现这类弹响；破碎音，“咔叭、咔叭”开口运动中，多为双声或多声，关节盘穿孔、破裂或移位时可出现这类杂音；摩擦音，即在开闭口运动中有连续的似揉玻璃纸样的摩擦音。关节病变骨、软骨面粗糙可出现这类杂音。

4. 其他 头痛常为本病的常见伴发症状，还有其他伴随症状如各种耳症以及吞咽困难、语言困难、慢性全身疲劳等。

（二）诊断要点

根据临床表现和辅助检查可作出诊断。

(1) X线片：如颞下颌关节许勒位和髁状突经咽侧位。可发现关节间隙改变和骨质改变，如硬化、骨破坏和增生、囊样变等。

(2) 关节造影：可发现关节盘移位、穿孔、关节盘诸附着的改变以及软骨面的变化。

(3) 关节内镜检查：可发现本病的早期改变。

(三) 鉴别诊断

1. 肿瘤 当开口困难，特别是同时伴有脑神经症状或其他症状者，应排除是否有以下部位的肿瘤：①颞下颌关节良性或恶性肿瘤，特别是髁突软骨肉瘤；②颞下窝肿瘤；③翼腭窝肿瘤；④上颌窦后壁肿瘤；⑤腮腺恶性肿瘤；⑥鼻咽癌等。

2. 颞下颌关节炎 ①急性化脓性颞下颌关节炎，关节区可见红肿，压痛明显，尤其后牙不能上下对䫔、稍用力既可引起关节区剧痛。②类风湿性颞下颌关节炎，常伴有全身游走性、多发性关节炎，尤以四肢小关节最受累。

3. 耳源性疾病 外耳道疖和中耳炎症也常放射到关节区疼痛并影响开口和咀嚼，仔细进行耳科检查即不难鉴别。

4. 颈椎病 可引起颈、肩、背、耳后区以及面侧部疼痛，易误诊。但疼痛与开口咀嚼无关，常与颈部活动和与姿势有关。

5. 茎突过长症 除了吞咽时咽部疼痛和感觉异常外，常常在开口、咀嚼时可引起髁突后区疼痛以及关节后区、耳后区和颈部区牵涉痛。影像学检查可以确诊。

6. 癔症性牙关紧闭 与全身其他肌痉挛或抽搐症状伴发，多见于女青年，既往有癔症病史，发病前有精神因素，突然发生开口困难或牙关紧闭，暗示常能奏效。

7. 破伤风牙关紧闭 外伤史，破伤风杆菌引起的，一种以肌阵发性痉挛和紧张性收缩为特征的急性特异性感染，“苦笑”面容。

【治疗】

（1）以保守治疗为主，采用对症治疗和消除或减弱致病因素相结合的综合治疗。包括：①减少和消除各种可能造成关节内微小创伤的因素，如创伤、经常吃硬食物等。②减弱和消除自身免疫反应，如清洗关节腔内免疫复合物、皮质激素类药物关节腔内注射等。

（2）同时改进全身状况和患者的精神状态，包括积极的心理支持治疗。

（3）对患者进行医疗知识教育，有时需反复进行，使患者能理解本病的性质、相关的发病因素，以便患者进行自我治疗，自我保护关节，改变不良生活行为，如不控制地打呵欠、一口咬半个苹果、用牙咬瓶盖等。

（4）遵循一个合理的、合乎逻辑的治疗程序。

（5）治疗程序应先用可逆性保守治疗，然后用不可逆性保守治疗，如调殆、正畸等，最后选用关节镜外科和各种手术治疗。

第二节　颞下颌关节脱位

下颌髁突滑出关节窝以外，超越了关节运动正常限度，以致不能自行复回原位者，称为颞下颌关节脱位。按部位可以分为单侧脱位和双侧脱位；按性质可以分急性脱位、复发性脱位和陈旧性脱位；按髁突脱出的方向、位置，可以分前方脱位、后方脱位、上方脱位及侧方脱位，后三者主要见于外力创伤时。临床上以急性和复发性前脱位较常见，陈旧性脱位也时可见到。至于后方脱位、上方脱位和侧方脱位等比较少见，常伴有下颌骨骨折或颅脑损伤症状。

一、急性前脱位

当大开口时，例如打哈欠、唱歌、咬大块食物等，下颌髁突过度地超越关节结节，脱位于关节结节的前上方而不能自行回复原位，这是在无外力创伤时发生的急性前脱位。在张口状态下，颏部受到外力作用，或使用开口器，全麻经口腔插管使用直接喉镜时，也可发生急性前脱位，这是在外力创伤时发生的急性前脱位。

【诊断】

（一）临床表现

急性前脱位可为单侧，也可为双侧。双侧脱位的临床表现：

（1）下颌运动异常，患者呈开口状，不能闭口，涎液外流，言语不清，咀嚼和吞咽均有困难。前牙呈开殆、反殆，仅在磨牙区有部分牙接触。

（2）下颌前伸，两颊扁平，脸型相应变长。

（3）耳屏前方触诊原髁突处有凹陷，在颧弓下可触及脱位的下颌髁突。

（4）X线片可证实髁突脱位于关节结节前上方。单侧急性前脱位临床表现与双侧类同，只是表现在单侧，患者开闭口困难，颏部中线及下前切牙中线偏向健侧，健侧后牙呈反殆。

（二）诊断要点

（1）有大开口史或外力创伤史。

（2）开闭口困难，下颌处于前伸位。

（3）髁突脱出关节窝，耳屏前凹陷，在颧弓下可触及髁突。

（4）X线证实髁突脱位于关节结节前上方。

（5）外力创伤所致的脱位，常伴有下颌骨骨折或颅脑损伤，应鉴别。

【治疗】

（一）复位

复位前，患者精神不宜紧张，尽量放松，必要时，复位前可给予镇静剂。

1. 口内法 术者立于患者前方，两拇指缠以纱布伸入患者口内，放在下颌磨牙面上，并应尽可能向后，其余手指握住下颌体部下缘，复位时拇指压下颌骨向下，力量逐渐增大，将颏部缓慢上推，当髁突移到关节结节水平以下时，再轻轻将下颌向后推，此时髁突即可滑入关节窝而得复位。

2. 口外法 术者两拇指放在患者两侧突出于颧弓下方的髁突之前缘（即下关穴处），然后用力将髁突向下后方挤压。术者同时用两手的示指、中指托住两下颌角，以环指、小指托住下颌体下缘，各指配合，使下颌角部和下颌体部推向上前方，此时，髁突下降并可向后滑入关节窝而得复位。

临床上，有时由于脱位时间较长，咀嚼肌发生严重痉挛，关节局部水肿、疼痛，或由于患者不能很好配合，手法复位常较困难，此时，宜先行局部热敷或行关节周围和咀嚼肌神经封闭后再用上法，才能得以复位，有时需配合肌松弛剂。

（二）限制下颌运动

复位后需固定下颌 20 天左右，限制开颌运动；开口不宜超过 1cm。

二、复发性脱位

颞下颌关节前脱位常反复频繁发作，常发生在急性前脱位未予以适当治疗后或一些瘫痪患者，慢性长期消耗性疾病，肌张力失常，韧带松弛者也可发生复发性脱位。

【诊断】

（一）临床表现

（1）临床表现同颞下颌关节急性前脱位。

（2）反复频繁地发作，有时几周发作 1 次，有时 1 个月发作几次，甚至一天数次，严重者不敢说话，否则就脱位。

（3）X 线片可以证实髁突脱位于关节结节前上方。

（二）诊断要点

（1）立即手法复位。

（2）限制下颌运动。

（3）必要时可做颌间医用钢丝结扎固定下颌运动3周。

（4）在严格选择适应证后也可手术治疗。

（5）先保守治疗，保守治疗失败后，可选手术治疗，但仍不能完全避免复发的可能性。

三、陈旧性脱位

无论急性颞下颌关节前脱位或复发性脱位，如数周尚未复位者为陈旧性脱位，常见为双侧陈旧性脱位。

【诊断】

（一）临床表现

（1）临床表现同急性前脱位。

（2）有一定程度的下颌开闭口运动。

（二）诊断要点

（1）前脱位数周未复位者。

（2）X线片证实髁突脱位于关节结节前上方。

【治疗】

（1）先选择手法复位。

（2）手法复位失败后，可选择颞下颌关节区和咀嚼肌神经封闭后，手法复位。

（3）（1）、（2）方法失败后，在全麻配合肌肉松弛剂下，手法复位。

（4）（1）、（2）、（3）方法失败后，开放性手术复位。

（5）上述方法均未获得成功者，选择好适应证，可行髁突高位切除或髁突切除术。

第三节　颞下颌关节强直

因器质性病变导致长期开口严重困难或完全不能开口者，

称为颞下颌关节强直。临床上常见的有两类。第一类是关节内发生病变，造成关节内纤维性或骨性粘连（单侧或双侧）称为关节内强直，简称关节强直，亦称真性关节强直。第二类病变是在关节外上下颌间皮肤、黏膜或深层组织造成大量纤维组织或骨化的纤维组织，称为颌间挛缩，也称关节外强直和假性关节强直。第一类和第二类均存在者称混合性关节强直，临床少见。关节强直的治疗，至今无理想的不复发的手术方法。

一、关节内强直

关节内强直，简称关节强直亦称真性关节强直，多数发生在儿童。最常见于颞下颌关节区或下颌骨创伤后造成，尤其是颏部的对冲性创伤后。其次常见于颞下颌关节化脓性感染，可以由自身引起，也可由邻近器官扩散而来（如化脓性中耳炎）。有时，也可由血源性途径造成化脓性关节炎，如婴幼儿时期的肺炎等高热病后引起脓毒血症、败血症等所致的血源性化脓性关节炎。分娩时使用产钳造成关节区的创伤，也常导致婴幼儿关节强直。关节内强直可发生在单侧，也可发生在双侧。

【诊断】

（一）临床表现

（1）进行性开口严重困难或完全不能开口：病史一般在几年以上。纤维性关节强直一般有一定程度的开口度，而骨性强直则完全不能开口。

（2）面下部发育畸形：儿童时期发生关节强直者伴有面下部发育畸形，成年人发生关节强直者，面部发育畸形不明显。发生在单侧者表现为面部两侧不对称，患侧丰满，健侧反而扁平而狭长。颏部偏向患侧。双侧关节强直患者可有小颌畸形，伴下颌后缩，有的伴发阻塞性睡眠呼吸暂停综合征。

(3) 殆关系错乱：牙弓变小而狭窄，上下牙拥挤错乱，前牙深复殆、深覆盖。下颌切牙向唇侧倾斜呈扇形分离，并常常咬抵上腭部，后牙远中错殆，下颌磨牙常倾向舌侧，下颌牙的颊尖咬及上颌牙的舌尖，甚至无殆接触。关节强直发生在成年人，则殆关系无明显畸形。

(4) 髁突活动减弱或消失：双手通过外耳道前壁触诊，请患者用力做开闭口或侧方运动时，髁突无动度，如果为纤维性关节强直可有轻微动度。

(二) 诊断要点

(1) 有涉及颞下颌关节的创伤史或化脓性感染史。

(2) 长期进行性开口严重困难或完全不能开口。

(3) 在做开闭口和侧方运动时，髁突活动极微或无活动。

(4) 儿童时期发生双侧关节强直，有典型的下颌后缩畸形，单侧强直者患侧面部丰满，健侧反而呈扁平。要注意不能误将面部呈扁平侧诊断为患侧。

(5) 影像学检查可得到证实。

【治疗】

(1) 无论是纤维性关节强直或骨性关节强直，不能完全开口者，均应手术治疗。行颞下颌关节假关节成形术，除了极少数儿童早期的纤维性强直，可试行局部理疗配合开口功能训练。如果半年治疗无效者，也应进行手术治疗。

(2) 成年人纤维性关节强直，开口度2cm以上，长期稳定无进行性加重，并无明显功能障碍，而患者不要求手术者，可以不手术。

(3) 手术年龄：儿童时期发生关节强直者，可早期手术，以便尽早恢复咀嚼功能，有利于下颌及面部的生长发育，但复发率高。也可在青春发育期后手术。如果儿童时期发生关节强直并伴有严重阻塞性睡眠呼吸暂停综合征者，则应及时手术。

(4) 颞下颌关节成形术截骨的位置，应尽可能在下颌支的高位，以便恢复较好的功能。

(5) 双侧关节强直的手术时间双侧关节强直最好一次完成，以便术后能及时进行开口功能训练。如特殊情况必须分两侧手术者，相隔时间亦不宜超过 2 周。无论是一次手术或分两次手术，应先做困难的一侧。

(6) 术后开口功能训练关节强直行假关节成形术，至今尚不能完全防止术后复发。手术后是否复发与手术后开口功能训练有密切关系。术后 10 天即可进行。同时行植骨或下颌前移术者应推迟至 2 周后。一般在术后头 1～3 个月内应日夜做开口功能训练，以后可改为日间训练。训练的方式以自动和被动开口功能训练为佳。开口器应放在磨牙区左右交替训练。训练的时间一般至少在 6 个月以上，但临床上仍不能避免有复发者。

二、关节外强直

关节外强直也称假性关节强直和颌间挛缩，按病因可分为四类：①上颌结节部位，下颌支部位开放性骨折或火器伤，在上下颌间形成挛缩的瘢痕；②颜面部，各种物理的、化学的Ⅲ度烧伤后，在面颊部形成广泛瘢痕；③鼻咽部，颞下窝肿瘤放射性治疗后，颌面软组织广泛地纤维性病变；④坏疽性口炎或因各种原因引起的软组织纤维化及累及上下颌间软硬组织形成挛缩的瘢痕。有时在广泛瘢痕组织中逐渐骨化，形成骨性粘连称为骨性颌间挛缩。颌间挛缩，除了放射治疗后引起的以外，一般只发生在一侧。

【诊断】

（一）临床表现

1. 进行性开口困难　瘢痕范围小的，有一定程度的开口运动，瘢痕范围大的，尤其是已骨化的瘢痕则完全不能开口。

2. 口腔或颌面部瘢痕挛缩或缺损畸形 患侧口腔龈颊沟变浅或消失，并可触到范围不等的索条状瘢痕区，坏疽性口炎引起者常伴有口颊部软硬组织缺损畸形，牙列错乱；放射治疗、各种物理、化学的Ⅲ度烧伤后引起者，在颜面部可见明显的放射性瘢痕和各种灼伤后瘢痕畸形。

3. 髁突活动减弱 颌间挛缩引起的不能开口是关节以外的病变。挛缩的瘢痕尚有一定程度伸缩性，所以在用力做开颌运动时，可触及髁突有轻微动度，尤其做侧方运动时，活动较为明显，如挛缩的瘢痕已骨化，髁突活动可以消失。

（二）诊断要点

（1）有创伤、放射治疗、Ⅲ度烧伤以及坏疽性口炎等引起颌间瘢痕的病史。

（2）长期进行性开口困难或完全不能开口。

（3）能查到颌间范围不等的挛缩的瘢痕。

（4）髁突有一定动度。

（5）影像学诊断证实颌间有瘢痕、骨化灶，而颞下颌关节的髁突、关节窝和关节间隙清晰可见。

【治疗】

（1）瘢痕范围小，早期的颌间挛缩宜保守治疗，物理治疗配合开口功能训练。

（2）一般的颌间挛缩应手术治疗。原则是切除或切断颌间挛缩的瘢痕；凿开颌间骨化灶，恢复开口度。

（3）切除或切断颌间挛缩瘢痕，恢复开口度以后造成的颌间口腔内外创面，视范围大小，可用游离皮片移植，带蒂组织瓣或血管化组织瓣移植修复缺损和畸形。

（4）术后开口功能训练同上述。与关节内强直相同仍不能完全避免复发。

（5）对混合性关节强直治疗原则是关节内、外强直手术的综合应用。

第四节　急性化脓性颞下颌关节炎

急性化脓性颞下颌关节炎多见于婴儿和儿童，成人少见。由于高效广谱抗生素的广泛应用，临床上典型的急性化脓性颞下颌关节炎已很少见，但是早期、轻度的急性化脓性颞下颌关节炎还可见到，目前反而被忽视。急性化脓性颞下颌关节炎可由开放性髁突骨折细菌直接感染引起，也可由附近器官或皮肤化脓性病灶扩散引起，也可由脓毒血症、败血症等血源性感染引起，偶尔也可由医源性感染造成，如关节腔内注射、关节镜外科等所致。

【诊断】

（一）临床表现

（1）颞下颌关节区，红、肿、热和压痛。可有自发性跳痛，晚间、平卧时更甚。

（2）开口受限或开口困难，视化脓性感染程度而不同。

（3）咀嚼时患侧关节区痛，以致不能咀嚼食物，甚至在静止时磨牙区分离不能接触，否则引起剧烈疼痛，如关节腔内有大量渗出或化脓，患者可呈开口状。

（4）轻微的感染可无全身症状。局部感染较重者可出现全身中毒症状，如畏寒、发热、头痛等。

（二）诊断要点

（1）有局部和全身化脓性病灶（有时可找不到化脓病灶）。

（2）颞下颌关节区红、肿、热、压痛及自发痛。

（3）磨牙区咬合时可引起剧烈痛。

（4）血化验见血细胞总数增高，中性粒细胞比例上升，核左移，有时可见细胞中毒颗粒。

（5）X线片可见关节间隙增宽，后期可见髁突骨质破坏。

但早期可以无阳性所见。

（6）关节腔穿刺，可见关节液浑浊，甚至为脓液。涂片镜下可见大量中性粒细胞，抽出的关节液应做细菌培养药物敏感试验。

【治疗】

（1）根据细菌药敏试验，使用有针对性的抗生素，配合全身支持疗法。

（2）关节腔内穿刺，抽出脓液，冲洗，局部注射敏感的抗生素。

（3）必要时可做切开引流。

（4）急性化脓性颞下颌关节炎治愈后应及时做开口功能训练，预防关节强直的发生。

（5）切开引流后，仍然较长期有脓性分泌物，可能为化脓性骨髓炎，应进一步确诊和治疗。

第九章 唾液腺疾病

第一节 唾液腺炎症

唾液腺（又称涎腺）包括腮腺、下颌下腺、舌下腺三对大唾液腺和位于口腔、咽部、鼻腔及上颌窦黏膜下层的小唾液腺。所有的腺体均能分泌唾液，唾液与吞咽、消化、味觉、语言、口腔黏膜防护以及龋病的预防有着密切的关系。如唾液分泌减少时，不但发生唾液腺组织的疾病，吞咽和语言功能也会受到影响。头颈部恶性肿瘤放射治疗后，唾液分泌减少，甚至无唾液，龋病发生率随之升高且为猖獗龋。

一、急性化脓性腮腺炎

急性化脓性腮腺炎（acute pyogenic parotitis）以前常见于腹部大手术以后，称之为手术后腮腺炎。近年来由于加强了手术前后处理以及有效抗生素的应用，手术后并发的腮腺炎已很少见，所见的大多是慢性腮腺炎基础上的急性发作或是邻近组织急性炎症的扩散。急性化脓性腮腺炎的病原菌主要是金黄色葡萄球菌，少数是链球菌，而肺炎球菌和文森螺旋体少见。严重的全身疾病，如脓毒血症、急性传染病等，患者机体抵抗力下降及口腔生物学免疫力下降，唾液分泌减少，机械性冲洗作用降低，口腔内致病菌逆行侵入导管。严重的代谢紊乱，如腹部大手术后，由于禁食及反射性唾液腺功能降低或停止，唾液分泌明显减少，易发生逆行性感染。腮腺区损伤及邻近组织急性炎症的扩散也可引起急性腮腺炎。腮腺淋巴结的急性化脓性炎症，破溃扩散后波及腺实质，引起继发性腮腺炎，但其病情及转归与原发性急性腮腺炎有明显区别。

【诊断】

（一）临床表现

急性化脓性腮腺炎的临床表现多为单侧受累，早期症状轻微，尤其是并发全身疾病或胃肠道大手术后，常被全身的严重疾病掩盖而被忽视。腮腺区有轻微的疼痛、肿大、压痛，导管口轻微红肿。随着病情的发展，腺体由浆液性炎症向化脓性炎症阶段发展，腺组织出现坏死、化脓。此期疼痛加剧，肿胀更加明显，导管口可有脓性分泌物。由于大量坏死组织及导管上皮水肿，导管腔往往被阻塞，腺内的炎性分泌物及化脓坏死的组织常潴留在腺体内。由于腺体解剖特点是纤维结缔组织将腺体分离成许多小叶，因此形成许多散在的小脓肿。浅面的腮腺咬肌筋膜非常致密，脓肿未穿破前呈硬的浸润块，不易扪及波动。此时疼痛加剧，呈持续性疼痛或跳痛。穿破腮腺包膜后，脓液进入邻近组织或间隙引起其他间隙的蜂窝织炎或脓肿。也可能经外耳道的软骨与骨交界处进入外耳道。患者全身中毒症状明显，体温可高达40℃以上。脉搏及呼吸增快。

（二）诊断要点

根据全身严重疾病或胃肠道大手术后等直接原因，加上腮腺局部急性化脓性炎症表现即可诊断。

【治疗】

本病主要是脱水及致病菌逆行感染所致，对于腹部大手术及全身严重疾病的患者，应加强护理，保持体液平衡，加强营养及抗感染，保持口腔卫生。一旦发病应积极采取措施控制病情的发展。

1. 针对发病原因 纠正机体脱水及电解质紊乱，维持体液平衡，必要时输营养液提高机体免疫力。

2. 抗感染治疗 先行药敏试验，有选择地选用抗生素。

3. 其他保守治疗 炎症早期可局部外敷如意金黄散，局部理疗有助于炎症的消散。应用促唾剂，如酸性饮料或口含维生素C片。

4. 切开引流 由于腮腺包膜致密，脓肿形成后不易扪及波动感，当出现局部有明显的凹陷性水肿，局部压痛明显，穿刺有脓液抽出，导管口有脓性分泌，且全身中毒症状明显时应行脓肿切开引流术。

切开引流方法：局部浸润麻醉，在耳前及下颌支后缘处从耳屏往下至下颌角做切口，切开皮肤、皮下组织及腮腺咬肌筋膜。用血管钳插入腮腺实质的脓腔中引流脓液，常为多个脓肿，应向不同的方向分离，引流各个脓腔。冲洗后置橡皮引流条，以后每日用生理盐水冲洗，交换引流条。如并发有其他间隙感染，应行附加切口引流。

二、慢性复发性腮腺炎

慢性复发性腮腺炎（chronic recurrent parotitis）临床上较常见，儿童和成人均可发生，但其转归很不相同。儿童期复发性腮腺炎的病因较复杂，可分为以下几方面。

1. 先天性发育不全 有研究报道表明，儿童期诊断为复发性腮腺炎者成年后再做腮腺造影，原来所见的末梢导管点状扩张消失。也有报道患者有家族史，这些遗传倾向提示可能为腺体先天结构异常或免疫缺陷，成为潜在的发病因素。

2. 自身免疫功能异常 儿童期免疫系统发育不成熟、免疫功能低下，容易发生逆行性感染。患儿免疫系统发育成熟后可以痊愈。

3. 细菌逆行性感染 多数患者腮腺肿胀发作与上呼吸道感染及口腔内炎性病灶相关，细菌通过腮腺导管逆行感染。成人复发性腮腺炎为儿童期复发性腮腺炎延期治愈而来。

【诊断】

（一）临床表现

儿童复发性腮腺炎可发生于任何儿童期，但以5岁左右最为常见，男性多于女性，可突发也可逐渐发病。腮腺轻度肿胀，伴不适，皮肤可潮红。挤压腺体可见有脓液或胶胨状液体溢出，少数有脓肿形成。间隔数周或数月发作一次不等，年龄越小，间隔时间越短，越易复发。随年龄的增长，间隙期延长，持续时间缩短。

（二）诊断要点

成年患者有不明原因腮腺反复肿大症状，无口干、眼干及结缔组织病；儿童期有腮腺反复肿胀史；腮腺造影有末梢导管点、球状扩张，部分伴主导管轻度扩张不整。

（三）鉴别诊断

（1）儿童复发性腮腺炎需和流行性腮腺炎鉴别。流行性腮腺炎常双侧同时发生，伴发热，肿胀更明显，腮腺导管口分泌正常，终身免疫，无反复肿胀史。

（2）成人复发性腮腺炎需和舍格伦综合征继发感染相鉴别。后者多见于中年女性，无自幼发病史，常有眼干、口干及自身免疫疾病。腮腺造影显示主导管扩张不整，边缘毛糙，呈花边样或葱皮样改变。

【治疗】

复发性腮腺炎有自愈性，故以增强抵抗力、防止继发感染、减少发作为原则。嘱患者多饮水，按摩腺体帮助排空唾液，保持口腔卫生，刺激唾液分泌。如有急性炎症表现，可用抗生素。

三、慢性阻塞性腮腺炎

慢性阻塞性腮腺炎（chronic obstructive parotitis）又称腮腺管炎。大多数患者由局部原因引起。如智齿萌出时，导管口黏膜被咬伤，瘢痕愈合后引起导管口狭窄。不良义齿修复后，使导管口、颊黏膜损伤，也可引起瘢痕而造成导管口狭窄，少数是由导管结石或异物阻塞所致。腮腺导管系统较长、狭窄，易于唾液淤积，也是造成阻塞性腮腺炎的原因之一。

【诊断】

（一）临床表现

大多发生于中年人，男性多于女性。多为单侧受累。腮腺反复肿胀，大多与进食有关，发作次数变异较大，多者每次进食都有肿胀，少者一年内很少发作。发作时伴有轻微疼痛，有的患者腮腺肿胀与进食无明确相关，晨起感腮腺区发胀，自己按摩后有“咸味”液体流出，随之局部感觉轻松。

临床检查腮腺稍增大，能扪及肿大的腮腺轮廓，中等硬度，轻微压痛。导管口轻度红肿，挤压腮腺可有浑浊的“雪花样”或黏稠的蛋清样唾液，有时可见黏液栓子。病程较长者，可在颊黏膜下扪及呈条索状、粗硬的腮腺导管。

（二）诊断要点

患者有进食肿胀史，挤压腺体，可有浑浊的“雪花样”或黏稠的蛋清样唾液，有时可在颊黏膜下扪及呈条索状、粗硬的腮腺导管，腮腺造影显示主导管、叶间、小叶间导管部分狭窄、扩张，呈腊肠样改变。部分伴有点状扩张，但均为先有导管扩张，延及叶间、小叶间导管后，才出现点状扩张。

（三）鉴别诊断

舍格伦综合征继发感染也可有腮腺反复肿胀流脓史，鉴别在于发病多为中年女性；有眼干、口干及自身免疫疾病；造影片上以末梢导管点、球扩张为特征，主导管出现特征性改变；组织病理学表现不明显。

【治疗】

慢性阻塞性腮腺炎大多由局部原因引起，故以去除病因为主。有涎石者，先去除涎石，导管口狭窄者可用钝头探针插入导管内，由细及粗；也可以在导管内注入药物，如碘化油、抗生素等，也可用促唾剂促进唾液分泌。上述治疗无效者可考虑手术治疗。一是行导管结扎术，二是可考虑保存面神经的腮腺部分切除术。

四、涎石病

涎石病（sialolithiasis）是指发生在腺体或导管内的结石，并引起唾液分泌受阻，继发炎症改变的一系列病征。涎石病好发于颌下腺，约占整个涎石病的80%以上，腮腺占10%，舌下腺及小涎腺约占10%。涎石形成的原因还不十分明确，一般认为与某些局部原因有关，如异物、炎症、各种原因导致的唾液滞留等，也可能与机体无机盐新陈代谢有关，部分涎石病患者可合并全身其他部位结石。

【诊断】

（一）临床表现

涎石病患者的性别无明显差异，可见于任何年龄，但以20~40岁的中青年多见。小的涎石一般无任何症状，导管阻塞时可出现排唾障碍及继发感染的一系列症状及体征：进食时肿胀，表现为进食时短时间内腺体肿大，局部胀感及疼痛。疼痛有时剧烈，呈针刺样，即所谓的“涎绞痛”，可放散到舌及耳颞部。进食停止后半小时左右腺体肿胀消退，症状消失，反复发作。当结石阻塞严重或完全阻塞时，腺体肿胀可持续存在，腺体变硬。肿胀发作时导管口红肿，挤压腺体可见少量脓性分泌物自导管口溢出。腺体肿大，导管走行区可触及小硬块，并有压痛。舌下腺结石表现为口底舌下腺肿大、疼痛，继发感染发生化脓时可发生口底脓肿。

（二）诊断要点

（1）唾液腺反复肿痛，进食时加剧，进食后可逐渐缓解。

（2）触诊可感觉导管结石的存在。

（3）X线摄片可发现导管及腺体结石的存在，但对阴性结石（未完全钙化的结石）无法用X线诊断。B超也可用于诊断导管及腺体结石。CT检查对阴性结石具有一定的诊断价值。

（4）已明确结石存在者，应禁忌做唾液腺造影。

（5）部分患者炎症反复发作，腺体纤维化可呈肿块样表现，应与唾液腺肿瘤相鉴别。

（三）鉴别诊断

1. 舌下腺肿瘤 绝大多数舌下腺肿瘤无导管阻塞症状，X线检查无阳性结石。

2. 颌下腺肿瘤 呈进行性肿大。无进食肿胀或颌下腺炎症反复发作史。

3. 颌下淋巴结炎 反复肿大，但与进食无关，颌下腺分泌正常。颌下淋巴结位置较表浅，容易扪及并有触痛。

【治疗】

涎石病的治疗目的是去除结石，消除阻塞因素，尽最大可能地保留腺体，当腺体功能丧失或腺体功能不可能逆转时，则应将病灶清除。对于很小的涎石可采取保守治疗，嘱患者口含促唾剂促使唾液分泌，有望将涎石自行排出；导管前部较大的结石，病程较短，腺体功能尚好者，可选择手术摘除结石，术前应摄X线片明确结石位置，在急性炎症控制后进行；腺体切除术适用于涎石位于颌下腺内或颌下腺导管后部、腺门部的涎石。颌下腺反复感染或继发慢性硬化性颌下腺炎、腺体萎缩，已失去摄取及分泌功能者。

五、唾液腺结核

一般为唾液腺淋巴结结核，若淋巴结肿大破溃后可侵入腺体内而发生唾液腺实质性结核，以前者多见。

【诊断】

（一）临床表现

（1）受累部位以腮腺最为常见，下颌下腺次之。

（2）淋巴结结核呈局限性肿块，界清，有移动度，可有轻度疼痛或压痛感。导管口正常，分泌物清亮。

（3）唾液腺腺实质结核病程较短，腺体弥漫性肿大，挤压腺体及导管，可见干酪样脓性分泌物从导管口溢出。

（4）部分肿块可扪及波动感或形成经久不愈的瘘管。

（5）可伴有其他系统结核病。

（二）诊断要点

（1）唾液腺出现肿块，有时大时小史。

（2）导管口可有干酪样脓性液体流出。

（3）腮腺造影淋巴结结核类似良性肿瘤，导管移位，腺泡充盈缺损。若结核突破包膜累及腺实质时，可见造影剂外溢，似恶性肿瘤。

（4）腺体内结核钙化，需与腺内结石相鉴别。结核钙化多呈点状，而涎石多呈球状钙化，导管内多见。

（5）细针穿吸、结核菌素皮试可辅助诊断。

【治疗】

（1）如诊断明确，全身可行抗结核治疗。

（2）腮腺淋巴结结核与良性肿瘤在临床上无法鉴别时，可行手术切除，送病理明确诊断。

（3）腮腺实质结核可于腮腺导管内用抗结核药物冲洗，如形成结核性脓肿，可抽除脓液，脓腔内注入抗结核药物。

（4）如抗结核治疗无效时，可行腺体切除术。

第二节　舍格伦综合征

舍格伦综合征是一种自身免疫性疾病，其特征表现为外分泌腺的进行性破坏，导致黏膜及结膜干燥，并伴有各种自身免疫性病征。病变限于外分泌腺本身者，称为原发性舍格伦综合征。同时伴有其他自身免疫性疾病，如类风湿关节炎等，则称为继发性舍格伦综合征。

【病因】

舍格伦综合征的确切病因及发病机制尚不十分明确，根据一些研究结果表明，以下三种情况可能与发病有关：①免疫系统的先天异常，如 B 细胞的异常，即自发性 B 细胞活化；T 细胞异常，如 T 辅助细胞功能亢进或 T 抑制细胞功能低下，均可诱导 B 细胞活化。②病毒性疾病改变细胞表面的抗原性，成为获得性抗原刺激，刺激 B 细胞活化，产生抗体，引起炎症反应。③前两种情况共同作用的结果，既有获得性外源刺激的外因，又有易于感染的特异性遗传因子的内在因素。

【诊断】

（一）临床表现

舍格伦综合征多见于中年以上女性，出现症状至就诊时间长短不一。患者的主要症状有眼干、唾液腺及泪腺肿大、类风湿关节炎等结缔组织疾病。

1. 眼部表现　由于泪腺受侵，泪液分泌停止或减少，角膜及球结膜上皮破坏，引起干燥性角、结膜炎。患者眼有异物感、摩擦感或烧灼感，畏光、疼痛、视物疲劳。情绪激动或受到刺激时少泪或无泪。在下穹窿部结膜常存在稠厚的黏液状胶样分泌物，可用细小的镊子夹持而拉成细条。泪腺肿大可致睁眼困难、睑裂缩小，特别是睑裂外侧部分肿大明显，因而呈三角眼，肿大严重时可阻挡视线。

2. 口腔表现 唾液分泌减少，出现口干。轻者无明显自觉症状，较重者感舌、颊及咽喉部灼热，口腔发黏，味觉异常，严重者言语、咀嚼及吞咽均困难。干性食物不易咽下，进食时需饮水。说话久时，舌运动不灵活。如患者戴有全口义齿，常影响其固位。口腔检查可见口腔黏膜干燥，口底唾液池消失，唇舌黏膜发红，舌表面干燥并出现裂纹，舌背丝状乳头萎缩，舌表面光滑潮红呈“镜面舌”，部分患者出现口腔黏膜病。由于失去唾液的清洁、稀释及缓冲作用，龋病的发生率明显增加，且常为猛性龋。

3. 唾液腺肿大 以腮腺为最常见，也可伴下颌下腺、舌下腺及小唾液腺肿大。多为双侧，也可单侧发生，腮腺呈弥漫性肿大，边界不明显，表面光滑，与周围组织无粘连。无继发感染时，触诊韧实感而无压痛，挤压腺体，导管口唾液分泌很少或无分泌。由于唾液减少，可引起继发性逆行感染。腮腺反复肿胀，偶有压痛，挤压腺体，有浑浊的雪花样唾液或脓液流出。少数病例在腺体内可触及结节状肿块，一个或多个，或呈单个较大肿块，质地中等偏软，界限常不甚清楚，无压痛，此为类肿瘤型舍格伦综合征。

4. 其他外分泌腺受累的表现 除唾液腺和泪腺外，尚可有上、下呼吸道分泌腺及皮肤外分泌腺受累。口腔黏膜干燥、结痂，甚至出现鼻中隔穿孔、喉及支气管干燥、出现声音嘶哑及慢性干咳。汗腺及皮脂腺受累则出现皮肤干燥或萎缩。

5. 结缔组织疾病 约有50%的患者伴有类风湿关节炎，约有10%的患者伴系统性红斑狼疮。此外，尚可有硬皮病、多发性肌炎等。

6. 其他合并症 肾间质淋巴细胞浸润可致肾小管功能不全、尿浓缩能力降低、产生低渗尿，肌肝清除率降低，发生肾小管酸中毒，但极少出现慢性肾功能衰竭；耳咽管阻塞可引起中耳炎；病变也可累及神经、肌肉及血管，出现感觉神经的末梢神经炎，表现为麻木、麻刺感或感光过敏；肌病变表现为多发性肌炎或重症肌无力；血管病变有小动脉炎、手足发绀、雷诺现象等；甲状腺可出现桥本甲状腺炎。

（二）诊断要点

除询问病史及一般体检外，可做下列检查以帮助诊断。

1. 施墨试验　用5mm×35mm的滤纸两条置于睑裂内1/3和中1/3交界处，闭眼夹持5分钟后检查滤纸湿润长度，低于5mm则表明泪液分泌减少。

2. 四碘四氯荧光染色　用一滴1%四碘四氯荧光素滴入眼结膜囊内，随即以生理盐水冲洗，可在暴露的睑裂角膜部位发现鲜红的染色，说明角膜上皮干燥。

3. 唾液流量测定　唾液分泌受诸多因素的影响。最简单的方法为取5g白蜡请患者咀嚼3分钟，全唾液量低于3ml为分泌减少。

4. 唾液腺造影　为舍格伦综合征主要诊断方法之一。常规拍照充盈期侧位片及5分钟功能片，主要表现为唾液腺末梢导管扩张，排空功能减退。

5. 放射性核素功能测定　病变较轻时，放射性核素功能无明显改变，只有分泌功能迟缓，病变较重时，摄取和分泌功能均低下。

6. 实验室检查　可有血沉加快，血浆球蛋白主要是γ-球蛋白增高，血清IgG明显增高，IgM和IgA可能增高。自身抗体，如类风湿因子、抗核抗体、抗SS-A、SS-B抗体等可呈阳性。

7. 唇腺活检　主要表现为腺小叶内淋巴、浆细胞浸润、腺实质萎缩、导管扩张、导管细胞化生。与大唾液腺不同的是，肌上皮岛罕见。需要注意的是，唇腺也是除舍格伦综合征以外免疫性疾病的靶组织之一，故在类风湿关节炎、系统性红斑狼疮时亦可出现类似表现，诊断时应紧密结合临床。

【治疗】

(1) 主要为对症治疗：①眼干可用0.5%甲基纤维素滴眼，以缓解眼干症状。②口干可用人工唾液湿润口腔，缓解不适感。亦可用催唾剂刺激唾液分泌，如用舒雅乐口服，3次/日，每次1片。传统的中医中药治疗，也可促进唾液分泌，缓解口干症状。③注意口腔卫生，减少发生逆行性感染的机会。④伴发急性炎症时应予抗生素治疗。⑤积极预防和治疗龋病。

(2) 对于结节型舍格伦综合征可采用手术治疗，切除受累腺体，以防止恶性变。单发性病变，腺体破坏严重或继发感染明显者，也可考虑手术切除患侧腮腺。

(3) 免疫抑制剂对继发性舍格伦综合征有类风湿关节炎或类肿瘤型舍格伦综合征患者可考虑使用，但病情时有反复，且不良反应大，舍格伦综合征一般呈良性病变，极少数可发生恶变。其淋巴样成分和上皮成分均可发生恶变，淋巴样成分恶变明显多于上皮成分恶变，前者多恶变为非霍奇金淋巴瘤，后者恶变为未分化癌，对于原发性舍格伦综合征、腮腺肿大、抗涎腺导管抗体阴性，原有高丙种球蛋白血症及IgM进行性下降、各种血清抗体逐渐消失者，需警惕恶性淋巴瘤的发生。

第三节 唾液腺囊肿

一、唾液腺黏液囊肿

唾液腺黏液囊肿根据病因及病理表现不同，可分为外渗性黏液囊肿及潴留性黏液囊肿。

1. 外渗性黏液囊肿 占黏液囊肿的80%以上，组织学表现为黏液性肉芽肿或充满黏液的假囊，无上皮衬里，许多研究表明，外渗性黏液囊肿的发生系导管破裂、黏液外漏入组织间隙所致。

2. 潴留性黏液囊肿　较外渗性黏液囊肿少见。组织学表现有三个特点：有上皮衬里、潴留的黏液团块及结缔组织被膜。潴留性黏液囊肿的发病原因主要是导管系统的部分阻塞，如微小涎石、腺体分泌物浓缩或导管系统弯曲等。

【诊断】

（一）临床表现

1. 小唾液腺黏液囊肿　是最常见的小唾液腺瘤样病变，好发于下唇及舌尖腹侧。囊肿位于黏膜下，表面仅覆盖一薄层黏膜，故呈半透明、浅蓝色的小疱。大多为黄豆至樱桃大小，质地软而有弹性，囊肿被咬伤破裂后，流出蛋清样透明黏稠液体，囊肿消失。破裂处愈合后，又被黏液充满，再次形成囊肿。反复破损后则表现为较厚的白色瘢痕状突起，透明度减低。

2. 舌下腺囊肿　最常见于青少年，临床上可分为三种类型。

（1）单纯型：占舌下腺囊肿的大多数。位于下颌舌骨肌以上的舌下区，呈浅紫蓝色，扪之柔软有波动感。常位于口底的一侧，有时可扩展至对侧，较大的囊肿可将舌抬起，状似“重舌”。囊肿因创伤而破裂后流出黏稠而略带黄色或蛋清样液体，囊肿暂时消失，数日后创口愈合，囊肿再度长出，囊肿发展很大时，可引起吞咽、语言及呼吸困难。

（2）口外型：又称潜突型。囊肿主要表现为下颌下区肿物，而口底囊肿表现不明显；触诊柔软，与皮肤无粘连，不可压缩，低头时因重力关系，肿物稍有增大；穿刺可抽出蛋清样黏稠液体。

（3）哑铃型：为上述两种类型的混合，即在口内舌下区及口外下颌下区均可见囊性肿物。

（二）诊断要点

1. 口底皮样囊肿 位于口底正中，呈圆形或卵圆形，边界清楚，表面黏膜及囊壁厚，囊腔内含半固体状皮质性分泌物，因此扪诊有面团样柔韧感，无波动感，可有压迫性凹陷。肿物表面颜色与口底黏膜相似。

2. 下颌下区囊性水瘤 常见于婴幼儿。穿刺检查见囊腔内容物稀薄，无黏液，淡黄清亮，涂片镜检可见淋巴细胞。

【治疗】

（1）小唾液腺黏液囊肿：最常用的治疗方法为手术切除。也可在抽尽囊液后，向囊腔内注入2%碘酊0.2～0.5ml，停留2～3分钟，再将碘酊抽出，也可注射20%氯化钠，目的是破坏上皮细胞，使其失去分泌功能而不再形成囊肿。

（2）舌下腺囊肿：①根治舌下腺囊肿的方法是切除舌下腺，残留部分囊壁不致造成复发。对于口外型舌下腺囊肿，可全部切除舌下腺后，将囊腔内的囊液吸净，在下颌下区加压包扎，不必在下颌下区做切口摘除囊肿。②对全身情况不能耐受舌下腺切除的患者及婴儿，可做简单的成形性囊肿切开术，即袋形缝合术，切除覆盖囊肿的部分黏膜周囊壁，放尽液体，填入碘仿纱条。待全身情况好转或婴儿长至4～5岁后再行舌下腺切除。

二、腮腺囊肿

腮腺囊肿分为潴留性和先天性两大类。潴留性囊肿少见，是由于导管弯曲或其他原因造成阻塞，分泌物在局部潴留，导管呈囊状扩张。先天性囊肿包括皮样囊肿和鳃裂囊肿。

【诊断】

（一）临床表现

（1）腮腺区无痛性肿块，生长缓慢，无功能障碍。

（2）鳃裂囊肿继发感染，自发破溃或切开后形成经久不愈的瘘，经常从瘘口溢出黄白色豆渣样物或清亮液体。

（二）诊断要点

（1）肿块柔软，可扪及波动感，边界不十分清楚，与浅表组织无粘连，但基底部活动度较差。

（2）B超检查多显示为囊性病变。

（3）潴留性囊肿穿刺为无色透明液体，可检测出淀粉酶。皮样囊肿细胞学检查可见分化良好的表皮样细胞。

（4）做瘘道造影，可显示瘘道走行方向。

（5）第一鳃裂囊肿可伴有外耳、下颌骨畸形及咀嚼肌群发育不足等，称为第一鳃弓综合征。

【治疗】

（1）手术切除腮腺囊肿及相伴的病变组织。

（2）潴留性囊肿与周围腺体常有粘连，常需切除部分腮腺组织。

（3）第一鳃裂囊肿，常伴发外耳道软骨发育畸形，面神经的位置亦可有变异，应注意保护面神经。

（4）形成第一鳃裂瘘者，术前可经瘘口注入亚甲蓝，使瘘管蓝染，易于识别。

（5）继发感染者，需先控制炎症，待急性炎症消退后进行手术。

第四节　唾液腺肿瘤

一、概述

唾液腺肿瘤绝大多数系上皮性肿瘤，间叶组织来源的肿瘤较少见。不同国家唾液腺肿瘤的发病率有明显差异。文献报告为（0.15～1.6）/10万。在唾液腺的不同解剖部位中，腮腺肿瘤的发生率最高，约占80%。下颌下腺肿瘤占10%，舌下腺肿瘤占1%，小唾液腺肿瘤占9%。在小唾液腺肿瘤中，最常见于腭腺。

恶性肿瘤与良性肿瘤的比例，在不同部位的腺体中，发生率也不一样。腮腺肿瘤中，良性肿瘤占大多数（75%），恶性肿瘤只占少数（约25%）；下颌下腺肿瘤中，良恶性肿瘤的比例比较接近，分别占55%和45%；舌下腺肿瘤中，恶性肿瘤的比例高达90%，良性肿瘤只占极少数（10%）；小唾液腺肿瘤中，恶性肿瘤（约占60%）亦多于良性肿瘤（40%）。

不同组织类型的肿瘤在各个部位的唾液腺中发生的相对比例也不一样。沃辛瘤、嗜酸性腺瘤几乎仅发生于腮腺；腺泡细胞癌、涎腺导管癌、上皮-肌上皮癌多见于腮腺；多形性低度恶性腺癌多见于腭部小唾液腺；管状腺瘤90%发生于唇腺。磨牙后区腺源性肿瘤以黏液表皮样癌最为常见，舌下腺肿瘤很少见，但一旦发生，很可能是腺样囊性癌。

任何年龄均可发生唾液腺肿瘤。成人唾液腺肿瘤良性多于恶性，但儿童唾液腺肿瘤恶性多于良性。有些唾液腺肿瘤有明显的性别差异，多形性腺瘤和黏液表皮样癌女性多于男性，沃辛瘤男性明显多于女性。

【诊断】

（一）临床表现

不同部位的唾液腺肿瘤有其共同的临床特点。良性肿瘤多为生长缓慢的无痛性肿块，活动，无粘连，无功能障碍，表面光滑或呈结节状。恶性肿瘤多有疼痛症状，生长较快，呈浸润性生长，与周围组织有粘连，甚至浸润神经组织并导致神经功能障碍。但有些低度恶性肿瘤在早期也可呈良性表现，且病程较长，易与良性肿瘤相混淆。

不同部位的唾液腺肿瘤又具有其各自的临床特点。

1. 腮腺肿瘤

（1）80%以上位于腮腺浅叶，表现为耳垂下、耳前区或腮腺后下部的肿块。

（2）良性肿瘤即使体积巨大，也不出现面瘫症状。

（3）恶性肿瘤则可出现不同程度的面瘫症状。有的侵及皮肤，出现表面溃破。侵犯咬肌时，常致张口受限，少数病例出现颈部淋巴结肿大。

（4）腮腺深叶肿瘤突向咽侧时，可表现为咽侧膨隆或软腭肿胀。

（5）肿瘤位于下颌支后缘与乳突之间时，由于受到骨性结构的限制，触诊肿块不活动，界限亦不甚清楚，不应视为恶性标志。

（6）偶有肿瘤发生于副腮腺者，表现为颊部肿块，多位于颧弓或颧突下方。

2. 下颌下腺肿瘤 表现为下颌下三角区肿块。

（1）良性肿瘤除肿块外，常无自觉症状。

（2）恶性肿瘤侵犯舌神经时出现舌痛及舌麻木，舌下神经受累时出现舌运动受限伸舌时歪向患侧，也可出现舌肌萎缩及舌肌震颤。

（3）肿瘤侵及下颌骨骨膜时，与下颌骨体融合一体而不能活动。

（4）侵及皮肤者，呈板样硬。部分肿瘤出现颈淋巴结肿大。

3. 舌下腺肿瘤 由于位置关系，不易为患者所察觉。①部分病例无任何自觉症状。②有部分病例，患者自觉一侧舌痛或舌麻木或舌运动受限，影响说话及吞咽。③触诊检查可及舌下腺硬性肿块。④有时与下颌骨舌侧骨膜相粘连而不活动，口底黏膜常完整。

4. 小唾液腺肿瘤 以腭部为最常见。

（1）一般发生于一侧腭后部及软硬腭交界区，而不发生于中线及硬腭前部。

（2）硬腭肿瘤因腭黏膜较厚，腭腺腺叶间的纤维直接与骨膜相连，故肿瘤固定而不活动，不能依此而判断其良恶性。

（3）恶性肿瘤，特别是腺样囊性癌，可伴有疼痛或灼痛感。

（4）腭大神经向上累及眶下神经，除上腭麻木不适外，常伴患侧眶下区或上唇麻木。

（5）当肿瘤侵及翼肌时，常致张口困难。

（6）向口内突出生长者，肿物可充满口腔，造成进食障碍。

（7）良性肿瘤对腭骨及牙槽突产生压迫性吸收，恶性肿瘤对骨质呈侵蚀性破坏。

5. 磨牙后腺肿瘤 以黏液表皮样癌为多见，因肿瘤含黏液性分泌物，易被误诊为黏液囊肿，或因伴发炎症而误诊为冠周炎或骨髓炎。

6. 舌腺肿瘤 多位于舌根部，以恶性肿瘤多见。主要症状为疼痛、异物感及吞咽障碍。触诊可扪及肿块，但表面黏膜完整。舌根部唾液腺肿瘤有下列特点：①病变位于黏膜下，位置较靠后，临床不易发现，加之患者早期常无自觉症状，因而被发现时肿瘤常较大。②舌部血液及淋巴循环较丰富，加之局部运动频繁，易发生淋巴结和远处转移。

7. 唇腺肿瘤 较少见，上唇明显多于下唇，多为良性肿瘤，尤以基底细胞腺瘤及管状腺瘤为常见，表现为界限较清的肿块。

（二）辅助检查

1. 影像学诊断

（1）B超可以判断有无占位性病变以及肿瘤的大小，并估计大致的性质。当临床上腮腺良性肥大、腮腺炎性肿块等与腮腺肿瘤难以区分时，可首先做B超检查。

（2）CT检查可确定肿瘤的部位以及与周围组织，包括重要血管之间的关系，特别适用于腮腺深叶肿瘤，尤其是与咽旁肿瘤难以区分者以及范围非常广泛的肿瘤。

（3）MRI 不改变体位即可获得横断、矢状及冠状图像，肿瘤与血管的关系能很好显示，对范围广泛的肿瘤可考虑应用。

（4）唾液腺造影对于唾液腺慢性炎症及舍格伦综合征的诊断价值虽很高，但在肿瘤方面，已逐渐被 B 超、CT 及 MRI 等所取代。

（5）^{99m}Tc 核素显像对于腺淋巴瘤有很高的诊断价值，表现为肿瘤区^{99m}Tc 浓聚，即所谓“热结节”。其他肿瘤表现为“冷”结节或“温”结节，无诊断意义。

3. 细针吸活检　腮腺和下颌下腺肿瘤禁忌做活检，因为无论良、恶性肿瘤，均有发生瘤细胞种植的危险。采用直径为 0.6mm 的针头，吸取少量组织，涂片做细胞学检查，定性诊断的准确率较高，但也有其局限性，即获取组织很少，难以概括肿瘤全貌。位置深在的小肿瘤可能漏诊，可在 B 超引导下进行针吸，以免误诊。

4. 组织病理诊断及分类　根据肿瘤的生物学行为，大致上可将唾液腺恶性肿瘤分为三类。

（1）高度恶性肿瘤：包括低分化黏液表皮样癌、腺样囊性癌、唾液腺导管癌、非特异性腺癌、鳞状细胞癌、肌上皮癌及未分化癌。

（2）低度恶性肿瘤：包括腺泡细胞癌、高分化黏液表皮样癌、多形性低度恶性腺癌、上皮–肌上皮癌等。

（3）中度恶性肿瘤：包括基底细胞腺癌、乳头状囊腺癌、癌在多形性腺瘤中等。

（三）临床诊断

通过详细询问病史、细致的临床检查，常可初步判断肿瘤的性质。

【治疗】

1. 手术治疗　唾液腺肿瘤的治疗以手术为主。

（1）肿瘤切除范围问题：多数肿瘤即使是良性肿瘤包膜也不完整，手术原则应从包膜外正常组织进行，同时切除部分或整个腺体。如位于腮腺浅叶的良性肿瘤，做肿瘤及腮腺浅叶切除术及面神经解剖术；位于腮腺深叶的肿瘤需摘除全腮腺。

（2）面神经保留问题：腮腺肿瘤除高度恶性肿瘤以外，如果肿瘤与面神经无粘连，应尽可能保留面神经，并尽量减少机械性损伤。如果与面神经有轻度粘连，但尚可分离，也应尽量保留，术后加用放射治疗。如果术前已有面瘫，或手术中发现面神经穿过瘤体，或为恶性肿瘤，应牺牲面神经，然后做面神经修复。

（3）颈淋巴清扫问题：唾液腺恶性肿瘤的颈淋巴结转移率不高，因此对低度恶性肿瘤，当临床上出现肿大淋巴结并怀疑有淋巴结转移者，才选择治疗性颈淋巴清扫术；当颈部未触及肿大淋巴结或不怀疑有转移者，原则上不做选择性颈淋巴清扫术，但对高度恶性肿瘤患者应考虑选择性颈淋巴清扫术。

2. 放射治疗　唾液腺恶性肿瘤对放射线不敏感，单纯放疗很难达到根治效果，但对腺样囊性癌等高度恶性肿瘤，手术切除不彻底、有肿瘤残存者，肿瘤与面神经紧贴、分离后保留面神经者，放射治疗可以明显降低术后复发率。

3. 化疗　唾液腺恶性肿瘤有可能发生远处转移，因此术后还应配合化学药物治疗加以预防，但目前尚未发现非常有效的化疗药物。

二、多形性腺瘤及肌上皮瘤

多形性腺瘤又称混合瘤。因含有肿瘤性上皮、黏液及软骨等多样组织而得名。肌上皮瘤是完全或几乎完全由上皮细胞组成的唾液腺良性肿瘤。二者临床表现及治疗均相似，故一并论述。

【诊断】

（一）临床表现

（1）无痛性肿块，生长缓慢，常无自觉症状，病史较长。

（2）发生于腮腺深叶者，当体积较大时，可见咽侧或软腭膨隆，出现咽部异物感或吞咽障碍。肿瘤向外生长，可造成面部畸形，但一般不引起功能障碍。

（3）当肿瘤在缓慢生长一段时间后，突然出现生长加速、疼痛或出现面神经麻痹现象，提示可能出现恶变，但有的肿瘤生长速度快慢不均，可突然生长加快。因此，不能单纯根据生长速度来判断有无恶变，应结合其他表现综合考虑。

（二）诊断要点

（1）肿瘤呈球状、分叶状或不规则状，周界清楚，质地中等，一般可活动，但位于颌后区及硬腭者，肿瘤活动度较差，不应视为恶性征象。

（2）位于腮腺深部的肿瘤，做腮腺区动态增强 CT 扫描或磁共振显像，可明确肿瘤的位置、肿瘤与颈内动静脉的关系。

【治疗】

（1）手术切除，在肿瘤包膜外正常组织处切除。

（2）腮腺肿瘤作肿瘤连同腮腺浅叶或全腮腺切除，保留面神经。位于腮腺浅叶的小肿瘤（直径 < 1.5cm），可采用包括肿瘤以及周围部分正常腺体的腮腺部分切除术。

（3）下颌下腺肿瘤应将下颌下腺一并切除。

（4）小唾液腺肿瘤在距肿瘤边缘 0.5cm 以上正常组织内切除肿瘤，腭部者自骨膜掀起而不保留骨膜。如果骨膜受累，还应切除一层邻近骨组织。

（5）体积较大的腮腺深叶肿瘤，必要时截断下颌骨，以利肿瘤摘除。摘除肿瘤后，下颌骨复位固定。

（6）复发性腮腺肿瘤的手术方式酌情而定。对于单个复发性肿瘤结节，可考虑单纯肿瘤摘除术。因瘢痕粘连，面神经损伤机会明显增多，必要时牺牲面神经做即刻面神经缺损修复术。

三、Warthin 瘤

Warthin 瘤又称腺淋巴瘤或乳头状淋巴囊腺瘤，是常见的腮腺良性肿瘤之一。

【诊断】

（一）临床表现

（1）多见于男性，男女比例约为6:1。

（2）年龄多为40岁以上中老年。

（3）绝大多数肿瘤位于腮腺后下极。

（4）肿瘤常呈多发性，可表现为一侧腮腺的多个肿瘤，也可为双侧腮腺肿瘤。

（二）诊断要点

（1）扪诊肿瘤呈圆形或卵圆形，表面光滑，质地较软，有弹性。

（2）^{99m}Tc 核素显像可见肿瘤所在处^{99m}Tc 浓聚，形成“热结节”，具有特征性。

【治疗】

（1）肿瘤位于腮腺后下极者，可考虑做腮腺部分切除术，将肿瘤连同腮腺后下极一并切除，保留面神经。因 Warthin 瘤的组织发生可能与迷走到淋巴结内的唾液腺组织有关，故应将腮腺后下部的淋巴结清除干净。手术中应注意有无多发性肿瘤，以免遗留。

（2）肿瘤位于耳前区者，宜做肿瘤及腮腺浅叶切除术，保留面神经。

四、腺样囊性癌

又名“圆柱瘤”，是最常见的唾液腺恶性肿瘤之一。

【诊断】

（一）临床表现

（1）腭部与腮腺为最常见的部位，舌下腺的肿瘤多为腺样囊性癌。

（2）多数肿瘤生长缓慢，病期较长。

（3）肿块疼痛是突出的特征，可为自发性，也可为触发性，有的限于局部，有的可反射到头颈其他部位。

（4）患侧神经功能障碍，腮腺肿瘤可出现面瘫，下颌下腺肿瘤常侵犯舌神经或舌下神经而出现舌麻木及舌下神经麻痹症状。

（5）易发生远处转移，转移部位以肺最为常见，也可发生于肝和骨；可在患者就诊时即有转移，但多数在原发灶手术以后；出现肺转移者，常无明显自觉症状。

（二）诊断要点

（1）肿瘤形态不规则，边界可清可不清，质地较硬，可有明显触痛。

（2）肿瘤细胞可通过狭窄的间隙扩散而不破坏骨小梁，即使骨质广泛受累，X 线片上可不显示明显病变。因此，不能依据 X 线片有无骨质破坏来判断受侵与否。

（3）胸片检查确定有无肺转移。

【治疗】

（1）局部大块切除是根治腺样囊性癌的主要原则，在功能影响不大的情况下，尽可能切除肿瘤周围组织，甚至牺牲一些肉眼看来正常的器官，包括颌骨等。术中配合冰冻切片检查周界是否正常，如为阳性，在可能情况下，应做进一步扩大切除。

（2）由于腺样囊性癌具有沿神经扩散的特点，故应对相应的神经做特殊处理，牺牲被肿瘤侵犯的神经组织。

（3）临床上怀疑有颈淋巴结转移时，做治疗性颈淋巴清扫术。腺样囊性癌的颈淋巴结转移率低，原则上不做选择性颈淋巴清扫术，但对舌根部腺样囊性癌体积较大者，可考虑做选择性颈淋巴清扫术。

（4）术后放射治疗能降低肿瘤复发率。

（5）腺样囊性癌有较高的远处转移率，术后适当选用化疗药物以预防远处转移。

（6）术后应定期复查胸片，以确定有无肺转移或作为进一步随诊复查的基础。

五、黏液表皮样癌

黏液表皮样癌是最常见的唾液腺癌，其中高分化者属低度恶性肿瘤，低分化者属高度恶性肿瘤。

【诊断】

（一）临床表现

（1）女性较男性多见，约为1.5∶1。

（2）大唾液腺肿瘤多见于腮腺，小唾液腺肿瘤多见于腭腺，其次为磨牙后腺。发生于磨牙后腺的肿瘤，大多为黏液表皮样癌。偶尔发生于下颌骨内，称为颌骨中枢性黏液表皮样癌。

（3）高分化黏液表皮样癌表现为无痛性肿块，病史较长。

（4）低分化黏液表皮样癌生长迅速，约有半数以上的病例出现疼痛、溃疡及神经受累症状，少数病例可出现面神经麻痹或表情肌活动力弱、舌下神经麻痹。

（二）诊断要点

（1）高分化黏液表皮样癌有时与多形性腺瘤的临床表现相似，很难鉴别；有时肿瘤形态不规则，较小的肿瘤常呈扁平状，活动度较差，质地偏硬。肿瘤的部分区域可呈囊性变，破溃后流出淡黄色黏稠分泌物。

（2）低分化黏液表皮样癌肿瘤体积相对较大，与正常组织界限不清，活动度差。不少病例可出现颈部淋巴结肿大。

（3）位于腭部的黏液表皮样癌有时黏膜可呈蓝色或紫色，应与血管畸形鉴别。

【治疗】

（1）局部彻底切除，术中尽量避免肿瘤破裂。

（2）腮腺肿瘤面神经的处理应根据面神经受累情况及肿瘤分化程度而定。如面神经未受累，应予以保留；面神经与肿瘤有轻度粘连，但尚可分离者，如为高分化黏液表皮样癌，可考虑保留，然后用液氮冷冻处理面神经及其周围组织，也可用术后放疗或两者合并应用，以杀灭可能残留的癌细胞，减少术后复发；如为低分化黏液表皮样癌，则应牺牲面神经；如术前已有面瘫或手术中见面神经穿过瘤体，不论高分化抑或低分化型，均应牺牲面神经，然后做面神经吻合或移植。

（3）临床怀疑有颈淋巴结转移时，做治疗性颈淋巴清扫术。高分化型颈淋巴结转移率低，不做选择性颈淋巴清扫术。低分化型的颈淋巴结转移率较高，宜行选择性颈淋巴清扫术。

（4）以下 4 种情况可采用术后放疗来减低肿瘤复发率：①复发率和转移率较高的低分化型肿瘤；②镜检发现手术标本边缘残留肿瘤；③面神经与肿瘤粘连，分离后予以保留者；④较大的复发性肿瘤。

第十章 口腔颌面部神经疾病

第一节　三叉神经痛

三叉神经痛（trigeminal neuralgia）是指三叉神经支配区域内反复发作的短暂的阵发性剧痛。有原发性、继发性二种。本节主要指前者。

【病因及发病机制】

原发性三叉神经痛的病因及发病机制尚不清楚，但多数认为其病变在三叉神经的周围部分，即在三叉神经半月节感觉根内。根据显微外科和电镜观察，可能与小血管畸形、岩骨部位的骨质畸形等因素有关，使三叉神经根或半月神经节受到机械性压迫和牵拉。在供养三叉神经的滋养动脉硬化所致的缺血、髓鞘营养代谢紊乱等诱因作用下，三叉神经半月节及感觉根发生脱髓鞘性变，导致脱髓鞘的轴突与邻近无髓鞘纤维之间发生“短路”又转成传入冲动，再次传到中枢，使冲动迅速“总和”起来而引起疼痛发作。

【诊断】

（一）临床表现

多见于中、老年人，40 岁以上者约占 80%，女性居多。

1. 疼痛部位　不超出三叉神经分布范围，常局限于一侧，多累及一支，以第二、三支最常受累。

2. 疼痛性质 疼痛呈发作性电击样、刀割样、撕裂样剧痛，突发突止。每次疼痛持续数秒至数十秒，发作间歇期逐渐缩短、疼痛逐渐加重，发作频繁者可影响进食和休息。

3. 诱发因素及“扳机点” 疼痛发作常由说话、咀嚼、刷牙、漱口、洗脸、微笑、轻微触碰面部等动作诱发，这些敏感区域称为“扳机点”。麻醉“扳机点”常可使疼痛发作暂时缓解。因此患者为了减免发作常常不敢洗脸、大声说话、甚至不敢进食。

4. 体征 发作时可伴有同侧面肌抽搐、面部潮红、流泪和流涎，故又称痛性抽搐。疼痛发作时患者常用手揉搓同侧面部，面部皮肤可变得粗糙、增厚、色素沉着。因不敢吃饭、洗脸、不修边幅，患者往往显得消瘦、表情呆滞、颜面及口腔卫生不良。有些患者常疑为牙痛而坚决要求拔牙，故常有拔牙史。神经系统检查无阳性体征，但有时由于面部皮肤粗糙、增厚或已做过封闭治疗，面部痛觉、触觉可有减退。

（二）诊断及鉴别诊断要点

根据三叉神经分布区域内的典型发作性疼痛以及“扳机点”的存在，神经系统无阳性体征等特点诊断原发性三叉神经痛并不困难，但需与下列疾病鉴别。

1. 继发性三叉神经痛 系指由各种病变侵及三叉神经根，半月神经节及神经干所致的三叉神经分布区域的疼痛而言。其特点与原发性三叉神经痛不同，疼痛发作时间持续较长，常可达数分至数十分钟或呈持续性疼痛伴阵发性加重。多伴有三叉神经或邻近结构受累的症状和体征，如病侧三叉神经分布区域感觉障碍、角膜反射减弱或消失、咀嚼肌无力和萎缩等。有时可有其他脑神经损害或神经系统局灶症状。须做颅底摄片、脑脊液检查、颅脑 CT、鼻咽部软组织活检等，以明确病因。

2. 牙痛 三叉神经痛常易被误诊为牙痛，牙髓炎引起的牙痛一般呈持续性，夜间加重，对冷热刺激敏感，无“扳机点”，可以找到病灶牙。

【治疗】

（一）药物治疗

对原发性三叉神经痛应首选药物治疗，如无效时再选用其他疗法。

1. 酰胺脒嗪 又称卡马西平（Carbamazepine）。对三叉神经痛有较好的疗效，一般自小剂量开始，初服100mg，2次/日，以后每日增加100mg，直至疼痛控制或不能耐受时为止。通常有效剂量宜为200mg，3~4次/日。不良反应可有嗜睡、恶心、呕吐、眩晕、共济失调、药物疹和白细胞减少等。一般不严重，减量或停药可消除。

2. 苯妥英钠 通常剂量为0.1~0.2g，2~3次/日，日总量不宜超过0.6g。不良反应有牙龈增生、共济失调、白细胞减少等。

3. 维生素B族药物 维生素B_1、B_6各10~20mg，3次/日。维生素B_{12} 100~200μg，肌内注射1次/日。

4. 山莨菪碱（654-2） 10mg，肌内注射2次/日或5~10mg，口服，3次/日。

5. 萘酰胺 100mg口服，3次/日。

（二）理疗

可用维生素B_1或B_{12}和普鲁卡因用离子导入法将药物导入疼痛部位，也可用激光等疗法。

（三）针刺疗法

1. 体针 三叉神经第一支疼痛可针刺患侧太阳、头维等穴；第二支疼痛可针刺四白、下关、颧髎等穴；第三支疼痛可针刺颊车、承浆等穴，可配合谷。

2. 耳针 取穴上颌、下颌、神门等。

（四）封闭疗法

用1%～2%利多卡因行疼痛神经支的阻滞麻醉，也可加入维生素 B_{12} 做神经干或穴位封闭，1次/日，10次为1个疗程。

（五）神经阻滞疗法

当药物治疗无效或有不良反应时，而疼痛严重者可行神经阻滞疗法。最常用的注射药物为无水酒精。注射于罹患部位的周围神经干或三叉神经半月节，因感觉神经受破坏而止痛。疗效可持续数月至数年，但易复发。

（六）经皮半月神经节射频温控热凝术

经CT导向将射频电极针经皮插入半月神经节，通电加热至65～75℃，维持1分钟。该术优点为可选择性破坏三叉神经的痛觉纤维，而基本上不损害触觉纤维。近期疗效尚可，但容易复发。一般做1～2次，间隔1～2天。

（七）手术治疗

常用的有三叉神经周围支切断术、三叉神经感觉根部分切断术等。γ刀和X刀治疗也有一定疗效。

当选择治疗方法时，应本着循序渐进的原则，首选对机体无损害或损害较小的方法。一般先从药物治疗或理疗、封闭等开始，如无效时再选择半月神经节射频温控热凝、神经阻滞疗法、手术治疗等。

第二节　面神经麻痹

面神经麻痹（facial paralysis）是以颜面表情肌群的运动功能障碍为主要特征的一种常见病，也称面瘫。根据引起面神经麻痹的损害部位不同，分为中枢性面神经麻痹和周围性面神经麻痹两种。本节重点是讲述周围性面神经麻痹，对于因颅内病变如肿瘤、出血等引起的中枢性面神经麻痹不属本节讨论的内容。面神经麻痹又称 Bell 麻痹，系指茎乳孔以上面神经管内段面神经的一种急性非化脓性炎症。

【病因】

面神经麻痹在脑神经疾患中较为多见，这与面神经管是一狭长的骨性管道的解剖结构有关，当岩骨发育异常，面神经管可能更为狭窄，这可能是面神经麻痹发病的内在因素。面神经麻痹发病的外在原因尚未明了。有人根据其早期病理变化主要为面神经水肿、髓鞘及轴突有不同程度的变性，推测可能因面部受冷风吹袭，面神经的营养微血管痉挛，引起局部组织缺血、缺氧所致。也有的认为与病毒感染有关，但一直未分离出病毒。近年来也有认为可能是一种免疫反应。膝状神经节综合征则系带状疱疹病毒感染，使膝状神经节及面神经发生炎症所致。

【诊断】

(一) 临床表现

可见于任何年龄，无性别差异。多为单侧，双侧者甚少。发病与季节无关，通常急性起病，一侧面部表情肌突然瘫痪，可于数小时内达到高峰。有的患者病前 1～3 天患侧外耳道耳后乳突区疼痛，常于清晨洗漱时发现或被他人发现口角歪斜。检查可见同侧额纹消失，不能皱眉，因眼轮匝肌瘫痪，眼裂增大，做闭眼动作时，眼睑不能闭合或闭合不全，用力紧闭时眼球则向外上方转动并露出白色巩膜，称 Bell 现象。下眼睑外翻，泪液不易流入鼻泪管而溢出眼外。患侧鼻唇沟变浅，口角下垂，健侧口角向上歪斜。不能做噘嘴和吹口哨动作，鼓腮时患侧口角漏气，进食及漱口时汤水从病侧口角漏出。由于颊肌瘫痪，食物常滞留于齿颊之间。

若病变波及鼓索神经，除上述症状外，尚可有同侧舌前 2/3 味觉减退或消失。镫骨肌支以上部位受累时，因镫骨肌瘫痪，同时还可出现同侧听觉过敏。膝状神经节受累时除面瘫、味觉障碍和听觉过敏外，还有同侧唾液、泪腺分泌障碍，耳内及耳后疼痛，外耳道及耳廓部位带状疱疹，称膝状神经节综合征。

（二）诊断及鉴别诊断要点

根据突然发作的起病形式和周围性面瘫的临床特点，诊断多无困难。但需与下述疾病鉴别。

1. 中枢性面瘫 系由于对侧皮质脑干束受损所致，仅表现为病变对侧下组面肌瘫痪。

2. 与其他原因引起的周围性面瘫相鉴别

（1）急性感染性多发性神经根神经炎：可有周围性面神经麻痹，但常为双侧性，绝大多数伴有其他脑神经及肢体对称性瘫痪和脑脊液蛋白-细胞分离现象等。

（2）脑桥损害：脑桥面神经核及其纤维损害可出现周围性面瘫，但常伴有脑桥内部邻近结构，如展神经、三叉神经、锥体束、脊髓丘系等的损害，而出现同侧眼外直肌瘫痪、面部感觉障碍和对侧肢体瘫痪（交叉性瘫痪）。见于该部肿瘤、炎症、血管病变等。

（3）小脑脑桥角损害：多同时损害三叉神经、位听神经、同侧小脑及延髓，故除周围性面瘫外，还可有同侧面部痛觉障碍、耳鸣、耳聋、眩晕、眼球震颤、肢体共济失调及对侧肢体瘫痪等症状，称“小脑脑桥角综合征”，多见于该部肿瘤、炎症等。

（4）面神经管邻近的结构病变：见于中耳炎、乳突炎、中耳乳突部手术及颅底骨折等，可有相应的病史及临床症状。

（5）茎乳孔以外的病变：见于腮腺炎、腮腺肿瘤、颌颈部及腮腺区手术等。除仅有周围性面瘫外，尚有相应疾病的病史及临床表现。

【治疗】

早期以改善局部血液循环，消除面神经的炎症和水肿为主，后期以促进神经功能恢复为其主要治疗原则。

1. 激素治疗 泼尼松（20～30mg）或地塞米松（1.5～3.0mg）1次/日，口服，连续7～10天。

2. 神经营养代谢药物的应用 维生素 B_1 50～100mg、维生素 B_{12} 100μg、胞二磷胆碱250mg、辅酶 Q_{10} 5～10mg等，肌内注射1次/日。

3. 理疗 茎乳孔附近超短波透热疗法、红外线照射、直流电碘离子导入，以促进炎症消散。亦可用晶体管脉冲治疗机刺激面神经干，以防止面肌萎缩，减轻瘫痪侧肌受健侧肌的过度牵引。

4. 针刺治疗 取翳风、听会、太阳、地仓、下关、颊车、并配曲池、合谷等穴。

5. 康复治疗 患侧面肌活动开始恢复时应尽早进行功能锻炼，对着镜子练习皱眉、举额、闭眼、露齿、鼓腮、吹口哨等，辅以面部肌肉按摩。

6. 并发症的治疗 预防眼部并发症，保护暴露的角膜，防止发生结、角膜炎，可采用戴眼罩、滴眼药水、涂眼药膏等方法。

7. 移植治疗 对长期不恢复者可考虑行神经移植治疗。一般取腓肠神经或邻近的耳大神经，连带血管、肌肉，移植至面神经分支。

第三节 贝尔麻痹

贝尔麻痹（Bell's paralysis）是指临床上不能肯定病因的不伴有明确其他体征或症状的单纯性周围面神经麻痹。确切病因尚不明了，但可能与下列因素有关：①病毒感染，如流行性腮腺炎病毒等；②寒冷（局部受冷风吹拂或着凉后）致营养面神经的血管痉挛；③与遗传因素有关；④风湿性面神经炎；⑤茎乳孔内的骨膜炎等。

【诊断】

（一）临床表现

（1）起病急骤，突然发作，发作前很少有自觉症状。

（2）患侧口角下垂，健侧向上歪斜。

（3）上、下唇不能紧密闭合，鼓腮漏气。

（4）睑裂闭合不全，用力紧闭眼球转向外上方，易患结膜炎。

（5）同侧前额皱纹消失，不能蹙眉。

（6）如病损发生在茎乳孔外，一般无味觉、泪液、唾液、听觉等方面的变化。

（7）面瘫多在1～4个月恢复，个别可完全不能恢复。

（二）特殊检查

如病损发生在茎乳孔以上时，可做以下检查以确认并定位。

1. 味觉检查 以棉签蘸糖水或盐水涂于患侧的舌前2/3，看味蕾感觉有无减弱或丧失。

2. 听觉检查 用听音叉（256Hz）、“马蹄”表音等检查镫骨肌的功能状态。

3. 泪液检查 亦称Schirmer试验，如泪量显著减少，则示膝神经节已经受损。

（三）定位诊断

1. 茎乳孔以外 面瘫。

2. 鼓束与镫骨肌神经节之间 面瘫＋味觉丧失＋涎腺分泌障碍。

3. 镫骨肌与膝神经节之间 面瘫＋味觉丧失＋涎腺分泌障碍＋听觉改变。

4. 膝神经节 面瘫＋味觉丧失＋涎腺、泪腺分泌障碍＋听觉改变。

5. 脑桥与膝神经节之间 除面瘫外，感觉与分泌功能障碍一般均较轻。如损害影响听神经时，可发生耳鸣、头晕。

6. 核性损害 面瘫、轻度感觉与分泌障碍，常伴展神经麻痹，若损害累及皮质核束时，可发生对侧偏瘫。

（四）鉴别诊断

1. 流行性腮腺炎 腮腺区肿胀、压痛，有流行性腮腺炎接触史，血常规检查淋巴细胞分类增高，多在流行性腮腺炎发病数日后出现面瘫。

2. 中耳炎 局部疼痛，外耳道流脓，全身症状为体温升高，血中白细胞总数、中性粒细胞分类均增高，局部检查见外耳道充血、水肿、有脓液。

【治疗】

贝尔面神经麻痹的治疗可分急性期、恢复期、后遗症期三个阶段。

1. 急性期 起病1～2周内可视为急性期。此期主要是控制炎症水肿，改善局部循环，减少神经受压。

（1）激素：口服泼尼松。

（2）维生素B_1、B_{12}肌内注射。

（3）血管扩张药：地巴唑片。

（4）眼药水及眼膏封闭结膜。

（5）理疗：不宜给予强的刺激疗法，可给短波透热或红外线照射。

（6）穴位封闭。

（7）局部热敷。

2. 恢复期 第2周末至1年为恢复期，此期主要是尽快使神经传导恢复和加强肌肉收缩。

（1）药物治疗：继续维生素B_1、B_{12}肌内注射，可口服烟酸、地巴唑等，或加兰他敏2.5mg肌内注射。

（2）针刺穴位：得气后留针，并可加用电针。

(3) 面部表情肌按摩或碘离子透入疗法。

(4) 中药治疗。

3. 后遗症期　如1～2年后面瘫仍不能恢复，按损伤性面神经麻痹治疗。

第四节　永久性面神经麻痹

永久性面神经麻痹（permanent facial paralysis）是指由于肿瘤压迫或累及面神经、外伤和手术意外损伤面神经等所引起的不可逆的面神经麻痹。

【病因】

(1) 颅内肿瘤、中耳、颞骨手术或外伤损伤面神经后，导致面瘫。

(2) 外伤、手术所致面神经损伤。

(3) 少数贝尔麻痹治疗无效后，也可后遗永久性面神经麻痹。

【诊断】

(1) 面神经麻痹已无恢复可能。

(2) 面部表情肌肌电图和电兴奋测试无电位变化，神经已经变性。

【治疗】

1. 神经吻合术　当面神经损伤后，立即在显微镜下以9－0无创伤缝线行神经断端吻合术，缝合方法有外膜缝合、束膜缝合和外膜束膜缝合。如受损部位在颅内，可将面神经的远侧端与其他发自颅内的运动神经吻合，常用的为舌下神经和副神经。

2. 神经游离移植术　因损伤或手术造成面神经部分缺损者，可取一段感觉神经行游离移植术，常用的有耳大神经、腓肠神经、颈丛的皮支、股内侧皮神经前支等。

3. 面神经横跨移植　面神经横跨移植及带血管神经的股薄肌移植，以治疗面神经损伤后的晚期病例。

4. 带蒂或不带蒂肌瓣和肌筋膜瓣移植　对于无法进行神经吻合和神经移植的病例或已经采用上述手术失败者可采用整形手术治疗。

5. 单纯面神经下颌缘支麻痹的矫正法　可用肌肉瓣及筋膜悬吊法或将下唇口轮匝肌转移至上唇口轮匝肌，以达到动力矫正目的。

第五节　面肌抽搐

面肌抽搐（facial spasm）为阵发性不规则半侧面部肌肉的不自主抽搐或痉挛。病因目前尚不明了，可能与面神经传导通路上某些部位存在病理性刺激有关，少数属面神经麻痹的后遗症。

【诊断】

（一）诊断要点

（1）多发于中年以后，女性多于男性。

（2）早期抽搐从眼轮匝肌开始，呈间歇性，以后渐至同侧其他颜面肌。

（3）口角肌肉的抽搐最为明显。

（4）精神紧张或疲倦时加重，睡眠时抽搐停止发作。

（5）多发生于一侧。双侧发病者少见。

（6）少数病例伴有面部轻度疼痛，个别出现头痛、患侧耳鸣等，有的伴有同侧舌前味觉改变。

（7）神经系统检查无其他阳性体征，晚期可伴有面肌轻度瘫痪。

（二）鉴别诊断

1. 继发性面肌痉挛类病变　可出现面肌抽搐，但多伴有其他脑神经损害症状，如同侧面部感觉减退、听力障碍等。

2. 癔症性眼睑痉挛　常见于中年以后的女性患者，多发生于双侧。但仅发生于眼睑肌痉挛，颜面下部肌肉正常。

3. 三叉神经痛　为面部阵发性疼痛，可伴有面肌抽搐。面肌抽搐一般不伴有疼痛。

【治疗】

1. A 型肉毒毒素　目前首选的治疗面肌痉挛和眼睑痉挛的方法。

2. 药物治疗　可应用镇静、镇定、抗癫痫等药物，如苯巴比妥、地西泮等。

3. 封闭治疗或无水乙醇注射疗法　可分为面神经分支封闭或注射法及茎乳孔面神经总干封闭或注射法。

4. 理疗　对面神经各运动点做利多卡因钙离子导入疗法或直流电刺激。

5. 射频温控热凝治疗　近年来国内外均有报道采用经皮穿刺射频控热凝治疗面肌痉挛。

6. 针刺疗法

7. 手术治疗　①面神经干分束疗法，使面神经传导性减弱。②微血管减压术。

第六节　舌咽神经痛

舌咽神经痛（glossopharyngeal neuralgia）是指发生在舌咽神经分布区域的阵发性剧烈疼痛。原发性舌咽神经痛的病因目前尚不明确，可能与舌咽神经及迷走神经发生脱髓鞘性变，引起舌咽神经的传入冲动与迷走神经之间发生“短路”有关。继发性舌咽神经痛，可能与小脑脑桥角血管异常、肿瘤等因素以及颈动脉、咽、喉和扁桃体等处肿瘤有关。

【诊断】

（1）多见于 35～50 岁的患者。

（2）阵发性电击、针刺、刀割样疼痛，持续时间数秒至1～2分钟。

（3）疼痛部位：扁桃体区、咽部、舌根部、颈深部、耳道深部及下颌后区等处。

（4）有疼痛频发点，吞咽、咀嚼、打哈欠、咳嗽可诱发疼痛发作。

（5）疼痛呈间歇性，部分患者有咽部阻塞感或异物感。

（6）未见明显阳性体征。

（7）疼痛发作时，有时可伴心律不齐或心搏骤停等。

【治疗】

1. 药物治疗 治疗原发性三叉神经痛的药物均可应用于本病的治疗。

2. 封闭疗法 在下颌角与乳突连线的中点处，用1%～2%利多卡因5～10ml垂直注射于皮下1.5cm深处。

3. 病因治疗 查明病因后，切除原病灶。

4. 手术治疗 适用于药物治疗无效的患者，包括微血管减压术、颅外舌咽神经干切断术或颅内舌咽神经根切断术，但应十分谨慎和严格掌握适应证。

第十一章 口腔修复

第一节　牙体缺损

牙体缺损是指各种牙体硬组织不同程度的质地和生理解剖外形的损害或异常，它常表现为正常牙体形态、咬合及邻接关系的破坏。因而常对咀嚼、发育、面容、牙髓、牙周组织甚至对全身健康等产生不良影响。

一般情况下，牙体缺损多采用充填治疗，但如果在牙体缺损范围大、缺损程度严重、残留牙体组织或充填后抗力形、固位形差或受到充填材料性能限制的情况下，单纯用充填治疗不能获得满意的效果时，就应采用修复治疗的方法。

牙体缺损的修复是用人工制作的修复体恢复缺损牙的形态、外观和功能。用于牙体缺损修复治疗的修复体有人造全冠、部分冠、嵌体、桩冠、种植体牙冠和CAD-CAM修复体等。

这些修复体的完成过程是：首先按设计要求将患牙预备出一定的间隙和外形，然后制作出一个与预备后的患牙表面完全密合的修复体，再以粘固剂将其粘着在预备后的牙体上，从而恢复患牙正常的解剖外形、咬合、邻接关系和功能。因此，一个良好的修复体不单纯是一件牙体缺损部分的人工替代物，同时也应是一个治疗装置，能起到阻止牙体病变进一步发展、恢复正常生理功能、预防牙体、牙周支持组织病变的发生、保证口颌系统健康和各部协调等作用。

【诊断】

(一) 临床表现

(1) 缺损可出现牙髓刺激症状甚至出现牙髓炎症、坏死及根尖周病变。

(2) 破坏正常邻接关系，影响正常的咬合关系。

(3) 大范围及严重的牙体殆面缺损不但影响咀嚼效率，还会形成偏侧咀嚼习惯，严重者会影响垂直距离及出现口颌系统的功能紊乱。

(4) 牙列中的残冠、残根会降低垂直距离，影响患者的面容及心理状态。

(5) 残冠、残根常成为病灶而影响全身健康。

(二) 诊断要点

1. 牙冠的形态异常 因龋病、外伤、磨损、楔形缺损、酸蚀及发育畸形造成的牙体解剖外形的异常。如残冠，残根，前牙切角、后牙牙尖折断，牙冠、牙根折裂，过小牙，锥形牙及楔形缺损等。

2. 牙冠的颜色异常 因死髓所致牙冠灰暗变色，因氟斑牙症、四环素牙、釉质发育不全引起的牙冠色彩、色调、透明度的异常。

3. 牙冠的质地异常 因牙釉质发育不良，如珠光牙、釉质发育不全造成的牙釉质、牙本质硬度下降或因外伤引起的斜折、纵折或隐裂等。

4. 牙体解剖外形的异常 可能出现症状或可能发生继发性损害者，无法单靠牙体充填完成满意的治疗，或已做了牙体大面积充填而抗力形差者。X 线片可见牙体组织有较大面积的透射区，或咬合检查出现低殆，或牙体探查有明显的牙体硬组织软化，或牙冠颜色异常影响患者的美观。

【治疗】

（一）正确地恢复形态与功能

1. 轴面形态

（1）维持牙颈部龈组织的张力和正常接触关系。

（2）保证食物正常排溢及食物流对牙龈的生理刺激作用。

（3）利于修复体的自洁。

2. 邻接关系　牙冠修复体邻面与邻牙紧密接触，防止食物嵌塞，维持牙位、牙弓形态的稳定，使之与邻牙相互支持，分散䝟力，同时有利于每个牙在咀嚼时保持各自的生理运动。

3. 外展隙和邻间隙　准确地控制。

4. 䝟面与咬合关系　正确地恢复。

（二）患牙预备时尽可能保存、保护牙体组织

（1）去除病变组织，阻止病变发展。

（2）消除轴壁倒凹，获得良好的就位道。

（3）开辟修复体所占空间，保证修复体一定的强度、厚度和美观。

（4）牙体预备成一定的形态，提供良好的固位形和抗力形。

（5）磨改过长牙或错位患牙，为修复体䝟恢复和戴入道创造有利条件，以建立和谐的咬合关系和外观。

（6）磨改异常对颌牙、邻牙，预防䝟紊乱、邻接不良和人造冠戴入困难。

（7）预防性扩展，以便自洁和防止继发龋。应保证修复体䝟面覆盖牙体的点隙裂沟，邻面扩展到自洁区。

（三）修复体应保证组织健康

（1）修复体的设计应有利于口腔组织健康。

（2）牙体预备应有利于牙髓组织健康。

（3）修复体应有利于牙龈组织的健康。

①修复体龈边缘的位置恰当。

②修复体龈缘的外形和密合性。

③修复体龈边缘处的牙体预备形式正确。

（四）修复体应合乎抗力形与固位形的要求

1. 抗力形

（1）增加患牙（基牙）抗力的措施

①修复体类型的设计应考虑到患牙组织结构和缺损情况，避免牙体预备后形成薄壁弱尖。

②牙体预备时去除易折断的薄壁，降低高尖陡坡。

③牙体缺损大者，应采用辅助增强措施。

（2）增加修复体抗力的措施

①保证修复体适当的体积和厚度。

②合理恢复修复体的外形。

③根据患牙条件和设计要求，选择理化性能优良的修复材料。

④保证修复制作质量。

⑤控制𬌗面形态及𬌗力方向，避免𬌗力集中。

2. 固位形

（1）根据牙体修复固位需要选择合适的固位形。

（2）环抱固位形的利用，有正确的𬌗龈高度，轴壁平行度，与牙体密合。

（3）钉洞固位形，其深度、直径、位置及方向应正确。

（4）沟固位形，深度、长度、方向及外形准确。

（5）洞固位形，深度、洞壁、洞外形合理，鸠尾固位形、洞缘斜面及预防性保护处理得当。

（五）牙体缺损修复前的口腔检查及准备

（1）牙体缺损修复前应进行规范、周密细致的口腔颌面系统的检查。

（2）完善的、系统的牙体、牙髓治疗或错𬌗畸形的矫治。

(3) 对一些患者，修复前应针对全身疾病做必要的支持性治疗和心理学评价。

(4) 所有口腔修复的技术操作均应严格遵守各项技术操作常规，注意牙科各种常用器材的清洗、消毒，防止交叉感染。

(六) 常用修复治疗方案

1. 嵌体

(1) 正确选择各类嵌体，准确预备洞形。

(2) 恢复患牙的正确解剖外形，设计合理。

(3) 建立良好的咬合及邻接关系。

(4) 表面光洁，粘结良好。

2. 3/4 冠　有前牙 3/4 冠和后牙 4/5 冠两种主要修复形式。

(1) 合理地选择适应证。

(2) 正确设计沟固位形，防止影响牙体组织的抗力形及美观。

(3) 控制好轴壁聚合角和预备出前牙颈袖，保证固位力。

(4) 保证修复体边缘与牙体密合，预防继发龋。

(5) 修复体外形及边缘位置合理，保证其自洁作用。

3. 金属全冠

(1) 选择生物学性能良好的金合金作修复材料，可适当减少牙体切割量。

(2) 全冠的边缘设计有利于增强全冠的固位和美观。

(3) 殆面设计有利于减小侧向力，增加机械便利。

(4) 牙冠严重缺损者应考虑以桩、钉加固，必要时采用钉核加强固位。

(5) 患牙原有水平性、垂直性食物嵌塞者，在全冠的外形设计上应考虑到食物流向的控制。

(6) 铸造全冠固位力差、殆力大者，宜用高强度的树脂类粘结剂。

（7）根据患牙位置、方向及邻牙情况设计就位道。

4. 金属烤瓷全冠 金属烤瓷全冠也称烤瓷熔附金属全冠，是一种由低熔烤瓷真空条件下熔附到铸造金属基底冠上的金－瓷复合结构的修复体。

（1）金－瓷结合部设计合理：衔接线的位置、金－瓷结合线的外形、金－瓷衔接处的瓷层厚度及外形均应符合强度、美观要求。

（2）应尽量保持牙体活髓，特殊情况下（如牙体移位，过小牙等）为了固位、美观的需要，如不得已时可考虑牙髓失活、根管治疗后再修复。

（3）金属基底冠的设计，应具有一定厚度和强度，且为瓷层提供适当空间，而且可提供足够的固位。

（4）金属基底表面形态，应无尖锐棱角、锐边，各轴面呈流线型，以免出现应力集中。

（5）冠的边缘与牙体颈部肩台密合，连续光滑，粘固面清洁。

（6）冠的色彩、色调、透明度与自然牙基本和谐。

5. 瓷全冠

（1）严格掌握适应证。

（2）设计合理，牙体预备时，各个部位预备量准确，确保全瓷材料的强度和美观。

（3）注意保护活髓牙，防止造成牙髓炎，必要时事先对牙髓失活，待牙髓治疗后再进行瓷全冠修复。

（4）选用色调合适的粘结剂，保证瓷全冠的色泽美观自然。

（5）瓷全冠制备过程中，注意防止瓷层的机械损伤；粘固后，嘱患者不得啃咬硬物，防止瓷裂。

6. 树脂全冠 这种修复体有两大类，即修复用和暂时修复用修复体。

直接用于冠桥修复的暂时冠可根据需要有以下几类：①预成树脂冠；②预成软质合金冠；③个别制作树脂冠（又分为热凝丙烯酸树脂冠、光固化树脂冠、预成树脂牙面自凝树脂冠、自凝树脂冠）；④直接成形树脂冠等多种形式。树脂冠应符合下列要求。

（1）冠的形态正确，咬合、邻接好，冠边缘不压迫、刺激龈缘。

（2）尽量减少树脂内残留单体，预防龈缘炎。

（3）冠与牙体密合。

（4）颜色与自然牙列和谐。

（5）表面光洁。

7. 桩冠　桩冠是利用金属冠桩插入根管内以获得固位的一种冠修复体，包括：①树脂桩冠；②金属舌面板桩冠；③烤瓷桩冠；④铸造桩冠；⑤组合式桩冠或桩核冠等多种形式。

（1）修复前患牙根管已经过完善的治疗。

（2）冠桩的长度、直径、形态设计合理，有足够的固位。

（3）冠修复体与冠桩有良好的结合力。

（4）冠修复体的形态、咬合、邻接、边缘合适，色泽自然。

8. 桩核冠　桩核冠是在残根、残冠上利用根管内或残冠上制作的核结构固位的全冠修复体。它有铸造桩核冠、预成螺纹桩核冠、螺纹树脂核冠等几种主要形式。

（1）修复前患牙根管已经过完善的治疗。

（2）桩核的固位形态、桩的长度、直径设计合理，有足够的固位。

（3）冠修复体与桩核有良好的结合力。

（4）冠修复体的形态、咬合、邻接、边缘合适，色泽自然。

第二节　牙列缺损

牙列缺损是指在上下颌牙列内的不同部位有不同数目的天然牙缺失，牙列内同时有不同数目的天然牙存在。牙列缺损的常规修复方法主要有可摘局部义齿和固定义齿。常规可摘局部义齿由人工牙、塑料基托、成品钢丝固位体、铸造殆支托和小连接体组成。固定义齿由固位体、桥体和连接体组成。两者都是适应范围广，应用最广泛的修复设计形式。

【诊断】

（一）临床表现

（1）咀嚼功能降低。

（2）缺牙影响美观和发音等功能。

（3）可能导致余留牙的倾斜、移位、对颌牙伸长、咬合创伤甚至牙松动等。

（4）剩余牙邻接关系的破坏导致食物嵌塞。

（5）部分牙周组织失用性萎缩或其他牙周疾患。

（6）可能导致颞下颌关节疾患。

（7）余留牙移位可能导致正中殆位和侧向殆位的改变。

（二）诊断要点

1. 缺失牙情况

（1）缺失牙的数目：牙列中一个牙或数个牙缺失，单颌至少存留一个牙。

（2）缺牙位置：可在上颌、下颌或上下颌联合缺牙，缺牙区可位于牙列的前、中后部。

（3）殆龈距离：殆龈距表现为过大、正常或偏小。

2. 剩余牙槽嵴情况　检查拔牙创或创伤愈合好，牙槽嵴形态基本正常，无骨尖、残根、残片及增生物，无其他黏膜疾患。

3. 基牙 基牙稳固，牙冠外形正常，无龋患及充填物悬突，无明显牙周炎症，X线片显示未见根尖病变。

4. 余留牙 余留牙冠无明显伸长、下垂及过度倾斜，无Ⅲ度以上松动，无不良修复体。

5. 𬌗关系 𬌗关系基本正常，颞下颌关节功能基本正常。

【治疗】

（一）可摘局部义齿

（1）修复体有利于口腔硬软组织的健康。

（2）设计合理，设计的基本要求与患者口腔条件结合恰当。

（3）义齿的固位、支持和稳定性良好。

（4）义齿的就位道设计合理，患者容易摘戴。

（5）基托边缘圆钝，厚度适中，伸展适度。磨光面高度抛光，组织面光洁，无气泡。

（6）支托、卡环高度抛光。

（7）义齿色泽、形态符合美观要求。

（8）𬌗关系正确，无早接触及𬌗障碍，咀嚼功能良好。

（二）固定义齿修复

（1）适用于牙列中少数牙缺失，𬌗力主要由桥基牙承担。

（2）修复体通过固位体粘固在基牙上，患者不能摘取。

（3）基牙有足够的支持力，良好的固位力，能够取得共同就位道。

（4）基牙的数量以牙周膜面积来决定。

（5）基牙两端的固位体固位力足够且应基本相等。

（6）固位体的固位力大小应与𬌗力的大小、桥体的跨度和曲度相适应。

（7）正确恢复桥体𬌗面的解剖形态，适当采取减少𬌗力的措施。

（8）桥体龈端的设计有利于自洁，应高度光洁且与黏膜有良好的接触关系。

（9）正确恢复桥体颊舌面的突度、颈缘线和邻间隙形态。

（10）高质量的制作工艺，义齿美观，坚固耐用。

（11）𬌗关系正确，无早接触及𬌗障碍，咀嚼功能良好。

（三）活动固定联合修复

1. 基本原则

（1）应同时遵循可摘局部义齿和固定义齿修复的原则。

（2）义齿的固位主要靠摩擦力、机械制锁作用或磁力，患者可以自行摘戴。

（3）根据牙列缺损情况，恰当选用下面常用的设计形式为磁性固位义齿、精密附着体义齿和套筒冠义齿。

2. 附着体义齿的修复原则

（1）适用于口腔缺牙数较多，缺牙区集中，特别是单双侧游离端缺失的牙列缺损患者。

（2）要求基牙健康、基牙条件较差者应行联冠加强。

（3）缺牙区颌龈距在5mm以上。

（4）基牙和牙槽嵴共同承担𬌗力，应采用功能印模法制取缺牙区印模。

（5）磁性附着体衔铁，设置在基牙冠的近缺牙隙侧，与基牙上的全冠形成一整体。义齿依靠磁性附着体固位，通常在一侧缺牙区设计1～2只磁性附着体。在特殊情况下，磁性附着体可与其他固位体联合应用。

（6）精密附着体义齿依靠基牙上的冠内、冠外附着体固位。

（7）一般无卡环等金属部件暴露，美观舒适。

（8）不适用于𬌗龈距过小及无法取戴义齿的患者。

3. 套筒冠的修复原则

（1）除缓冲型圆锥型套筒冠的内外冠之间允许𬌗面、轴面存在适当的间隙外，其他的内外冠之间必须密合。

(2) 为使修复体既能易于摘戴，又能达到良好固位，多基牙时，固位形基牙通常为3～4个，基牙位置以尽量分散为好。

(3) 套筒冠外冠的材料选择应注意强度，一般第二磨牙采用铸造外冠为好，而其余可采用硬质树脂（牙面）或烤瓷外冠。在采用烤瓷外冠时要注意防止瓷面折裂脱落，颈缘需有金属保护线。

(4) 外冠与义齿其他部分的连接处（小连接体）要有足够强度，能防止折断，小连接体与外冠近中面或远中面的轴面中1/3处连接成整体，一般厚度在1.5mm以上，宽度在2.0mm以上。

(四) 单个牙和多个牙种植义齿

(1) 单个牙种植义齿又称为种植单冠，多个牙种植义齿可为种植基牙支持或种植牙和天然牙联合支持的固定式种植义齿。

(2) 种植修复要求缺牙区有理想的骨量和质量，包括经手术后解决其骨量不足的问题。

(3) 正确恢复缺失牙的形态和功能。

(4) 保证义齿良好的固位、支持和稳定。

(5) 合理的力学设计，保护口腔硬软组织的健康。特别是应力的分散和缓冲，咬合设计正确。

(五) 覆盖义齿

(1) 修复体有利于覆盖基牙及牙槽嵴的健康。

(2) 根据各类附着体适应证选择不同的附着体类型。

(3) 覆盖基牙若有龋病、牙周病或根尖周病，应彻底治疗后方可选作基牙。

(4) 义齿𬌗力应由覆盖基牙和牙槽骨共同承担，避免基牙早接触。

(5) 义齿基托在覆盖基牙龈缘处切勿接触过紧或形成死

角，避免发生龈缘炎。

(6) 高度抛光覆盖基牙上的顶盖。

(7) 精细制作义齿，其要求见可摘局部义齿。

第三节 牙列缺失

一、全口义齿

牙列缺失指上颌、下颌或上下颌天然牙的全部缺失。其病因除龋病及牙周病之外，还可由老年人的生理退行性改变所致。有时也可由全身疾患、外伤或不良修复体等引起。由于在颌骨上无天然牙存在，亦无咬合关系，牙列缺失无论在形态或功能上的改变和紊乱，均比牙列缺损严重。妨碍患者社交，身心健康常严重受损。

【诊断】

(一) 临床表现

1. 口腔功能下降 牙列缺失使咀嚼功能遭到严重破坏，患者一般仅能进软食、流食。牙列缺失能影响发音功能，尤其是影响唇齿音。

2. 颌骨形态改变 当牙缺失后，上下颌骨的改变主要是牙槽嵴的萎缩。随着牙槽嵴的吸收上下颌骨亦逐渐失去原有形状和大小。牙槽嵴的吸收速度与缺牙原因、缺牙时间以及骨质致密程度有关。

上颌牙槽嵴吸收的方向，呈向上向内的趋势，使上颌骨的外形逐渐缩小。

下颌牙槽嵴吸收的方向是向下前和向外，与上颌骨相反，结果使下颌弓逐渐变大。上下颌骨间的关系亦失去协调，甚至可表现出下颌前突、下颌角变大、髁突变位以及颞下颌关节骨质吸收和功能紊乱。

由于缺乏咀嚼功能，上下颌骨得不到足够的功能刺激，因而破骨细胞与成骨细胞的活动失去平衡，从而导致骨吸收不断持续。

3. 面部形态改变　唇颊部因失去硬组织的支持，向内凹陷，上唇丰满度消失，面部皱纹增加，鼻唇沟加深，口角下陷，面下1/3距离变短，面容明显呈衰老状。

由于肌肉张力平衡遭到破坏，失去正常的张力和弹性，亦由于组织的萎缩，黏膜有时变薄、变干，失去正常的湿润和光泽。

（二）诊断要点

牙列缺失的诊断容易确定，但需通过详细检查，明确患者牙槽嵴萎缩的严重程度、颌弓形态大小等解剖学特征，以便选择合适的修复方法。

1. 牙槽嵴萎缩的程度　牙槽嵴萎缩的程度通常分为轻、中、重三种。轻度和中度萎缩，对义齿的固位影响不大，而重度萎缩者则需要通过人工牙减径和选择非解剖式牙来减小殆力，在可能的情况下建议患者选择种植全口义齿。

2. 颌弓形态和大小　颌弓形态一般分方形、卵圆形和三角形三种和大、中、小三类，义齿修复要按不同种类进行设计。检查时尤要注意上下颌弓形态是否协调，两侧吸收是否一致。

3. 上下颌弓的位置关系　一般有三种情况：正常的位置关系、下颌前突的位置关系、上颌前突的位置关系。

4. 上下颌颌间距离　颌间距离是指上下颌弓嵴顶间的垂直距离，由于牙槽嵴吸收的程度不同，因而颌间距离也不同，可分三类：颌间距离较大、颌间距离适中、颌间距离较小。

5. 腭的形状　腭的形状亦可分为高、中、低三类，即高腭形、腭高低适中和腭顶低平形。

6. 软硬腭的连接关系　软硬腭的连接情况与后堤区大小

有关，一般水平连接者，后堤区较大；成垂直向连接者，后堤区较小。后堤区较大者，边缘封闭作用好，后堤区小者，则较差。

7. 黏膜 黏膜适中，则与义齿基托能密切吻合。黏膜过薄，则与义齿基托不易密切吻合，常产生疼痛。

8. 唾液 唾液分泌量过少，不利于义齿固位，而分泌量过多，有时也影响下颌义齿固位。

9. 原有义齿情况 对曾使用过旧义齿者，需详细了解使用情况及目前义齿情况，以便制作新义齿时改进。

【治疗】

牙列缺失的修复原则为恢复咀嚼功能，改善发音，恢复颞下颌关节的正常功能，恢复正常面容，对相关颌面组织起支持作用，修复体应坚固且戴用舒适。此外，尤其要注意根据组织缺损情况、患者自身的特点及对修复体的要求，设计符合其个体需要的修复形式。

全口义齿基本有两种类型，即传统全口义齿和种植全口义齿。其选择时主要考虑以下问题。

1. 患者的要求 由于种植义齿价格贵、制作过程复杂、戴用义齿后的随访要求也高，因此，必须在患者通晓了种植义齿的基本情况后提出种植义齿修复的要求。这是保证患者顺利配合、最终取得满意效果的基本条件。

2. 患者的口腔条件 对下颌牙槽嵴低平、用普通全口义齿难以满足患者对咀嚼功能要求者，口腔黏膜对义齿基托材料过敏者，可优先推荐选择种植义齿。但要求患者的上下颌弓关系及颌间距离基本正常。

3. 患者的全身状况 患者的年龄及全身状况能承受种植手术及反复多次就诊的需要。

二、即刻全口义齿

即刻义齿又称预成义齿。它是在患者的天然牙尚未拔除前预先将全口义齿做好，待拔除天然牙后立即将其戴入口内的一种全口义齿修复体。

【诊断】

（一）临床表现

（1）口内部分牙缺失，义齿稳固性差，咀嚼功能降低。

（2）余留牙伸长、倾斜、Ⅲ度松动或伴有牙周炎。

（3）余留的残冠、残根可能有龈组织覆盖根面或瘘管形成，不宜保留者。

（4）面部形态有可能发生改变。

（5）尚存的部分天然牙，有可能保持着或无原有的咬合关系和颌间距离。

（二）诊断要点

（1）余留牙松动Ⅲ度无法保留。

（2）残冠、残根的X线片显示根短，根周牙槽骨破坏大，根管治疗预后不良。

（3）余留牙是否可维持颌位关系。

【治疗】

（1）因工作或其他需要，患者要求制作即刻义齿。

（2）患者全身健康状况良好，可经受一次拔除较多的患牙。

（3）余留牙无急性根尖周炎、牙槽脓肿、急性牙周炎等情况时可即刻拔除。

（4）义齿戴后2～3个月应进行垫底、调𬌗或重新制作。

（5）修复原则同全口义齿。

第四节 颌骨缺损

颌骨缺损分为上颌骨缺损和下颌骨缺损。缺损可分为先天性缺损和获得性缺损两大类。获得性上颌骨缺损患者的修复治疗可分为三个阶段，最初的阶段称为即刻外科阻塞器，也就是腭护板；第二阶段称暂时义颌；第三阶段的修复治疗是正式义颌。获得性下颌骨缺损的修复是要恢复和保持下颌骨的完整性和连续性，重建丧失的咀嚼功能，恢复语言功能。

一、获得性上颌骨缺损

【诊断】

（一）临床表现

（1）使牙列及其支持组织部分或全部丧失，咀嚼功能丧失或下降。

（2）腭部有缺损区，口腔和鼻腔相通，使共鸣腔遭到破坏，发音模糊不清。

（3）口鼻腔间不能封闭，造成吞咽功能障碍和吮吸功能丧失，进食困难。

（4）颜面部畸形，患者可有严重的生理功能障碍和心理障碍。

（二）诊断要点

（1）牙列缺损情况，有无余留牙，余留牙的松动情况，牙周健康程度，牙列有无畸形。

（2）缺损区的大小、范围与深度、倒凹大小，有无可以用做固位的倒凹。

（3）缺损区创面是否愈合，有无感染，有无新生物及肿瘤复发象，缺损区有无植皮。

（4）余留颌骨、颧骨及缺损区邻近部有无足量骨组织可行种植体植入。

（5）面部有无畸形及畸形的程度。

【治疗】

1. 治疗原则

（1）早期修复：颌骨缺损应尽早进行修复治疗。手术后立即戴上即刻外科阻塞器（腭护板），创面初步愈合后带上暂时义颌修复体，可保护手术区创面免受污染，减少瘢痕挛缩、减轻面部畸形程度和及早恢复部分生理功能，而且对患者在心理上还起到一定的安慰作用。永久性的义颌需在术后 2 个月，创面完全愈合后制作。

（2）以恢复生理功能为主：颌骨缺损应以尽量恢复咀嚼、语音、吞咽、吮吸等生理功能为主，并尽量考虑面部外形的恢复。

（3）保护余留组织：除不能治愈和利用的残根或过度松动的牙必须拔除，尖锐的骨尖、骨突需做修整，妨碍修复的瘢痕组织需切除外，应尽可能保留剩余组织。

（4）要有足够的支持和固位：修复体的支持和固位是颌骨缺损修复成功的关键。应充分利用余留牙及软硬组织倒凹实现义颌的固位，利用余留颌骨、颧骨等组织支持义颌，必要时植入种植体解决义颌的支持与固位。

（5）轻巧、方便、舒适、耐用：义颌要尽可能设计制作得轻巧，阻塞器部分应做成中空形式或开放式以减轻重量，义颌还要容易摘戴，使用方便，便于清洁，舒适耐用。

2. 腭护板　腭护板应该在手术前取印模并预制完成，在手术后能立即戴上。腭护板的设计和制作应遵循以下原则和要求。

（1）腭护板是在手术前制取的上颌模型上预制的，应由口腔颌面外科医生和口腔修复医生一起研究，标出手术切除的范围，腭护板要覆盖住并稍超过手术后的整个缺损腔。

（2）上颌模型按外科切除范围修改，将拟切除范围内的牙列及部分牙槽嵴刮除，减小前牙区的宽度，以减轻对皮肤和唇的张力。

（3）腭护板应有良好的固位，对有牙颌患者，采用间隙卡或球形卡固位。对无牙颌患者，只需做腭托，在手术完成时把腭护板用细不锈钢丝结扎到颧骨、鼻棘或剩余牙槽嵴上。对乳牙颌，应将腭护板边缘做在乳牙外形凸点以上，利用倒凹固位。

(4) 腭护板与缺损区组织面间应留出足够的敷料间隙。

(5) 腭护板应形成正常的腭轮廓，便于改善语音和吞咽。

(6) 伤口愈合前缺损侧后牙不建立咬合关系。如果计划切除上颌中线一侧的整个上颌骨，修复体可恢复缺损侧 3 个上颌前牙，以改善美观。

(7) 腭护板应该制作简单，轻巧。

3. 暂时义颌 在缺损区创面初步愈合到完全愈合期间，应为患者制作暂时义颌，以维持适当的功能并保持面部外形。暂时义颌的修复应遵循下列原则和要求。

(1) 术后 7 ~ 10 天应为患者制作暂时义颌。

(2) 暂时义颌应分隔口鼻腔并恢复腭部形态，部分恢复语言、吞咽功能。

(3) 应恢复前牙形态，暂不恢复缺损区的咀嚼功能。

(4) 与手术创面之间应保持一定的缓冲间隙，防止压迫创面。

(5) 要有良好的固位与稳定，通常应用卡环和组织倒凹固位。

(6) 应为中空式或开放式以减轻重量。

(7) 应便于取戴，便于清洁。

4. 正式义颌 正式义颌是在创面完全愈合后为患者制作的永久性修复体。应用较多的是中空式义颌、开顶式义颌、种植式义颌和颧颊翼义颌。正式义颌修复应遵循以下原则和要求。

(1) 正式义颌应完全封闭口鼻腔并恢复腭部形态，恢复吞咽功能，显著改善语言功能。

(2) 应恢复缺损的牙列形态，根据支持组织的条件适当恢复缺损区的咀嚼功能。

（3）应修复面部畸形，改善面部美观。

（4）保护和利用余留组织，对松动牙经加强固定后予以保留或利用。

（5）应具有良好的固位与稳定，有余留牙者应设计卡环固位；无牙颌或仅有少量余留牙者可设计种植体固位，也可采用缺损区侧方、软腭上方、鼻前庭等组织倒凹固位；全上颌缺失者可采用双侧颧骨种植体植入，环形支架和磁性附着体固位。缺损区排列平尖牙。

（6）充分利用余留牙和余留颌骨支持修复体，余留牙不足者可在颌骨或颧骨上植入种植体支持义颌。

（7）正式义颌应为中空式或开放式以减轻重量，避免基牙或支持组织承负过大的应力。

（8）正式义颌应便于取戴和清洁，坚固耐用。

二、获得性下颌骨缺损

【诊断】

（一）临床表现

（1）下颌骨的缺损一般都伴有大量牙的缺失，咀嚼功能严重丧失。

（2）下颌骨往往向缺损侧偏斜或余留骨段错位愈合，上下牙列失去正常的咬合关系。

（3）口底瘢痕组织牵拉，固有口腔变小和舌运动受限，使发音不清，语言功能障碍。

（4）闭口不全，唾液外流。

（5）下颌骨偏斜，口角偏斜，面部失去正常的对称性。

（二）诊断要点

（1）颌骨是否保持连续，缺损区是否已植骨，植骨区是否有尖锐骨嵴、骨尖，植骨区是否适宜植入种植体。

(2) 缺损区的部位、范围和大小，缺损区是否已植皮，能否承负𬌗力。

(3) 颌骨有无偏斜，余留骨段有无错位愈合，有无正常的咬合关系。

(4) 是否伴有牙列的缺损或缺失，缺牙的数量。余留牙是否健康，能否作为基牙，有无可保留的残根、残冠，有无须拔除的牙齿和残根。

(5) 缺损区创面是否愈合，有无感染，有无新生物及肿瘤复发。

(6) 口腔内有无瘢痕组织牵拉，舌运动、张口是否受限。

(7) 有无颜面部畸形及畸形的程度。

【治疗】

获得性下颌骨缺损的修复应分为两类：一类是不连续下颌骨的修复治疗，主要是植骨前的准备与修复；另一类是连续的下颌骨的修复治疗，即植骨后的修复，此类修复与种植义齿和部分义齿相似。所以，获得性下颌骨缺损的修复重点是植骨前的准备与修复。

(一) 不连续下颌骨缺损的修复治疗

不连续下颌骨修复治疗的目的是恢复和保持下颌骨的正常位置，为进一步采用游离骨瓣或非游离骨瓣植入或采用牵引成骨修复骨缺损做好准备。应遵循下列原则和要求。

(1) 余留下颌骨段保持在正常位置上，不偏斜和移位，以免形成难以纠正的错位愈合或畸形。保持和恢复余留牙间的𬌗接触关系，部分恢复咀嚼功能。

(2) 利用上颌牙列为支抗保持下颌骨的位置。

(3) 尽可能利用和保护余留的口腔组织。

(4) 根据不同情况选用不同的修复体。

①颊翼颌导板：当下颌骨缺损量较小，并有较多稳固的下颌后牙存在，剩余骨段偏斜位程度较轻、未有继发畸形时，

在下颌可戴用这种颌导板。

①翼腭托颌导板：当下颌骨缺损量大，下颌后牙剩余的少，剩余下颌骨段偏斜移位程度较重或已有继发畸形存在时，可在上颌戴用弹性翼腭托颌导板。

③缺损小、颌骨无偏移者可直接采用多基牙固定桥修复。

④一侧下颌骨后部缺损，无条件再做植骨者可直接采用上颌或下颌双牙列修复。

（二）保持连续的下颌骨缺损的修复

对保持连续的下颌骨缺损和经植骨恢复了下颌骨连续性的患者的治疗应着重修复缺损组织，恢复缺损的牙列及口腔组织，重建其咀嚼功能，改善其语言功能和面形。应遵循以下原则和要求。

（1）对影响修复的瘢痕组织，或植骨区的尖锐骨嵴、骨尖应先进行修整，必要时行前庭沟成形术。

（2）对下颌骨保持连续但缺损区明显薄弱，难以承负殆力的缺损，仍应先通过植骨修补缺损区，增强其承负殆力的能力。

（3）对无明显薄弱部分的下颌骨缺损，可根据不同情况选择不同的修复体进行修复。

①缺损区较小、缺牙数较少、余留基牙较好的患者应采用固定桥修复。

②缺损区较大、缺牙数较多、余留基牙较差的患者应采用可摘部分义齿进行修复，应扩大基托面积，必要时应在义齿组织面加衬软衬材料。

③有足量骨组织的患者可选择种植义齿进行修复。

第十二章 口腔正畸

第一节 牙列拥挤

牙列拥挤是最为常见的一种错殆畸形，几乎各种类型的错殆畸形中均会有不同程度的牙列拥挤存在。造成牙列拥挤的原因主要是牙量骨量不调，机制为牙量较大而骨量不足，表现为牙齿因间隙不足而排列错乱。

【诊断】

（一）临床表现

（1）多发于前牙部位，但也见于后牙部位。

（2）表现为唇舌向、近远中向、高低位等各个方面的错位，后牙部位拥挤可造成后牙反殆、锁殆。

（3）牙列拥挤破坏了牙弓的正常形态，导致上下牙列咬合紊乱而影响正常口腔功能；妨碍局部牙齿的清洁，好发龋齿、牙周病；严重者由于不良殆关系的长期存在，可能引起颞-下颌关节紊乱病。

（二）诊断要点

1. 牙列拥挤的分度　牙列拥挤根据其严重程度分为三度。轻度拥挤（Ⅰ度拥挤）为牙弓中4mm以内的拥挤；中度拥挤（Ⅱ度拥挤）牙弓拥挤在4～8mm；重度拥挤（Ⅲ度拥挤）牙弓拥挤超过8mm。

2. 牙列拥挤度的确定 通过模型测量可以确定牙列的拥挤程度。需要测量两项指标：牙弓的必需间隙和可用间隙。

（1）必需间隙的测量：恒牙列如需做全牙弓间隙分析，可将牙弓分为三段。前牙区域为牙弓前段；前磨牙和第一恒磨牙为牙弓中段；第二和第三恒磨牙为牙弓后段。用分规或游标卡尺测量牙弓内每个牙冠近远中宽度，其总和是牙弓的必需间隙。若测量时牙弓后段牙齿未萌出或萌出不足，则可通过牙齿根尖片来间接测量牙冠的近远中宽度，此时应考虑X线片的放大率。但是如果此时牙齿的位置旋转（如第三磨牙横向阻生），此预测就不准确。如为替牙列，也可用根尖片来间接测量未萌出牙齿牙冠的近远中宽度或者采用Moyers预测法求得恒尖牙与前磨牙的近远中宽度。

（2）可用间隙的测量：应用铜丝法可以测量从一侧第一恒磨牙远中接触点沿前磨牙颊尖、尖牙牙尖以及经过正常排列的切牙切缘到对侧第一恒磨牙远中接触点的牙弓弧度（也称为牙弓周长和牙弓长度），此为前段和中段牙弓可用间隙。如需做全牙弓长度测量，应测至第三恒磨牙的远中面，若测量时后段牙弓内的牙齿未萌出或萌出不足，则应在X线头颅定位侧位片上进行测量，方法为：沿殆平面测量下颌第一恒磨牙远中至升支前缘的距离，为后段牙弓可用间隙。应当注意的是预测中需要将患者下颌骨生长发育的潜力加以考虑，因为在生长高峰期后段牙弓可用间隙会随着年龄的增大而增大，女性在14岁前，男性在16岁前，每年每侧平均增大1.5mm。

（3）牙列拥挤程度分析：牙弓必需间隙与牙弓可用间隙之差就是牙列的拥挤度。

【治疗】

（一）替牙期牙列拥挤的矫治

替牙期牙列拥挤治疗的重点在于对乳恒牙的替换过程进

行监控，促进牙列和殆的正常发育。主要包括：

(1) 乳牙龋病的预防和治疗，防止由于乳牙龋病造成的乳牙早失或多数乳牙邻面龋导致的间隙丧失，即牙弓长度缩短。

(2) 乳牙早失后根据情况进行间隙保持或密切观察，乳牙滞留应适时拔除。

(3) 发生第一恒磨牙异位萌出时，用阻断性矫治方法纠正其萌出道方向。

(4) 发现多生牙妨碍正常恒牙萌出时应及早拔除。

(5) 口腔不良习惯的纠正。

(6) 如果第一恒磨牙前移造成牙弓间隙不足而使牙齿埋伏阻生，可用口外弓或固定矫治器推磨牙向后或开展间隙以利于萌出。

(7) 影响颌骨发育的错殆（如前牙反殆）的早期矫治，防止拥挤的发生。

(二) 恒牙期牙列拥挤的矫治

轻度拥挤采用扩大牙弓的方法；重度拥挤采用拔牙矫治；中度拥挤可拔牙可不拔牙的边缘病例，应参考面型而决定是否拔牙，能不拔牙时尽可能不拔牙，在一定情况下，也可以选择邻面去釉的方法。

1. 扩大牙弓 扩大牙弓有许多方法，归纳起来包括牙弓近远中向开展和牙弓宽度开展。前者又分为推磨牙向远中和唇向移动切牙。

(1) 牙弓近远中向开展

①推磨牙向远中：远中移动磨牙的适应证为如下。因第一恒磨牙前移造成的轻中度牙列拥挤，此时磨牙为远中尖对尖的咬合关系。最佳的矫治时机应选择在第二恒磨牙未萌时，如果矫治时第二恒磨牙已萌出则会影响矫治效果。向远中移动上颌第一恒磨牙，每侧可以得到 2 ~ 4mm 的间隙。如果由于第

一磨牙近中旋转占去较多间隙，将其扭正即可在每侧获得 1 ~ 2mm 的间隙。直立下磨牙，每侧可以得到 1mm 的间隙。需要注意的是推磨牙向远中的效果个体差异较大，而且需要患者良好的配合才能实现。推上颌磨牙向远中可以采用面弓头帽牵引组合和口内矫治器。使用面弓头帽牵引组合推磨牙向远中时，施加在每侧磨牙上的牵引力为 300 ~ 500g，每天戴用 12 ~ 14 小时。应根据患者的面部垂直发育调整牵引力的方向，高角病例采用高位（枕）牵引，低角病例用颈（低位）牵引，下颌平面角适中的病例使用水平（联合）牵引。该方法需要患者密切的合作方能取得良好的效果。

推上磨牙向远中还可以采用口内固定式矫治器，其中有代表性的为“摆”式矫治器，它有后移磨牙的弹簧曲，并用改良的 Nance 弓增加支抗。此方法不需要或很少需要患者的配合，远中移动磨牙的效果稳定，但在推磨牙向远中的同时会出现前磨牙的前移、切牙唇倾和覆殆变浅等变化，这在第二恒磨牙已经萌出的患者中表现得尤为突出，对于高角病例应慎用。

远中直立下磨牙有多种方法，可以使用下颌唇挡（需要患者配合）、螺旋弹簧及弓丝上弯制磨牙后倾曲等。后两种方法有使下切牙唇倾的不良反应，必要时需要配合Ⅲ类颌间牵引尽可能减小该不良反应。

②唇向移动切牙：适合于切牙较为舌倾，覆殆较深的病例。切牙切端唇向移动 1mm 可以得到 2mm 间隙。随着切牙唇向移动将使其前倾，牙弓突度增加，同时覆殆变浅。唇向移动切牙多使用固定矫治器。

（2）宽度开展：牙弓宽度开展指的是使用矫治器扩大基骨和牙弓宽度，从而扩大骨量，获得间隙排齐拥挤的牙齿。一般宽度开展多应用于上颌牙弓，主要有两种类型：矫形开展和正畸开展。

①矫形开展：又称为上颌腭中缝开展。其适应证为：上颌宽度严重不调、后牙反殆。对于8~14岁的替牙晚期和恒牙早期患者可以使用常规扩弓的方法，由于随着年龄的增大，上颌腭中缝处的骨性连接逐渐变得紧密，所以患者矫治时年龄越小，骨缝扩开的作用越明显，同时牙周组织并发症的可能性也越小，并且能使颅面生长发育趋于正常化。由于成年患者在矫治时腭中缝处已经完全成为骨性结合，使用常规方法打开腭中缝已不可能，所以需要外科配合，在完成上颌骨皮质切开术后方能有效地扩开腭中缝。

牙弓宽度开展多使用固定式腭中缝扩展矫治器（Hass或Hyrax矫治器），其开展速度有快、慢之分。快速腭中缝开展每日将螺旋开大0.5~1.0mm（每日旋转2~4次，每次1/4圈），连续2~3周，腭中缝迅速打开。然后用原矫治器保持3个月，使新骨在扩开的中缝处沉积。慢速中缝开展每周将螺旋打开1mm（每周4次，每次旋转1/4圈），在2~3个月内逐渐使腭中缝扩开。去除扩展矫治器后都要用活动矫治器保持一年以上或者立即采用固定矫治器继续治疗并维持开展效果。两种扩弓方法都可获得相同的矫治效果。对于年龄较小者，宽度开展所得效果中骨缝开展和牙齿颊向倾斜移动各占一半。随着患者年龄的增大，骨缝开展的程度将逐渐减小，牙齿颊向倾斜将更明显，此时矫治后会出现上磨牙颊倾、舌尖下垂、下颌平面开大的不利倾向，如果上颌腭中缝开展明显，可使磨牙区牙弓宽度增大10mm，同时可为上牙弓周长提供4~6mm的间隙。

②正畸开展：主要是通过后牙颊向倾斜移动使牙弓宽度扩大，此方法牙弓开展程度有限，每侧可获得1~2mm的间隙。过度开展将使矫治效果不稳定，同时后牙区域牙周组织出现并发症的可能性增加。上颌正畸开展的矫治器有分裂基托矫治器和四角圈簧矫治器。下颌多用金属支架可摘式矫治

器。多数情况下，为与上颌牙弓相适应，常常在腭开展之前或同时对下牙弓进行正畸开展。

2. 拔牙矫治 对于严重牙列拥挤的病例可采取拔牙矫治。在决定正畸拔牙时首先应考虑牙列拥挤度，每1mm的拥挤需要1mm的牙弓间隙。此外还需要考虑患者的牙弓突度、Spee曲线高度、垂直和矢状骨面型、面部软组织侧貌以及生长发育等因素。因此，是否采用拔牙矫治需要经过模型和X线头影测量分析后才能决定。

（1）拔牙矫治的原则

①对于边缘病例可先采用不拔牙试验性治疗（扩大牙弓），3~6个月后再决定是否拔牙。

②拔牙前应在全口曲面断层片上观察牙根和齿槽骨的情况。必要时可以拍摄牙齿根尖片观察和评估。应注意牙列中牙齿是否有牙根吸收、短根及弯根等异常情况。由于前牙区域是好发部位，应重点观察。此外需要明确牙齿是否患有牙体牙髓疾病或牙周疾病，牙列中是否存在埋伏多生牙、先天缺失牙等问题。

③在不影响错𬌗畸形矫治的前提下，尽可能拔除病牙。

④拔牙时多选择对称性地拔除，在上颌单侧拔牙应格外慎重。

⑤多数情况下，一个牙弓拔牙后，另一个牙弓也需要拔牙，使上下牙弓的牙量保持一致，得到良好的咬合关系。

（2）常用拔牙模式：由于每个患者错𬌗畸形的具体情况以及医师所采用的矫治手段不同，拔牙模式多种多样，以下提供的仅是临床中常用的拔牙模式。

①拔除4颗第一前磨牙：最常用的拔牙模式，可以为解决前牙拥挤、前突提供间隙。适用于安氏Ⅰ类拥挤或双牙弓前突病例，也可以在伴下前牙拥挤或前突的安氏Ⅱ类1分类、伴上前牙拥挤的安氏Ⅲ类错𬌗患者采用。

②拔除4颗第二前磨牙：在牙列拥挤但牙弓前突不明显的安氏Ⅰ类边缘病例，特别是下颌平面角较大、前牙开𬌗或有开𬌗倾向的病例中使用；有时第二前磨牙完全舌向或颊向错位或者其上有畸形中央尖时也可选择此方式拔牙。

③拔除2颗上颌第二前磨牙和2颗下颌第一前磨牙：适用于安氏Ⅲ类错𬌗，上前牙拥挤不严重，下颌平面角较大，磨牙关系为近中尖对尖者。

④拔除下切牙：适用于单纯下前牙拥挤；也用于上下前牙Bolton指数不协调，如上颌侧切牙过小时；此外安氏Ⅲ类错𬌗有时也采用拔除一颗下切牙的方式来建立前牙的覆𬌗覆盖关系。

以上列举的仅是临床常用的拔牙方式，不可能面面俱到。由于个体差异很大，对于每个患者，应综合考虑其错𬌗畸形特点、生长发育时期、牙齿自身条件等因素来决定拔牙模式，此外，也应考虑选择的拔牙模式是否有利于矫治成功。对此，正畸医师应灵活运用，不能千篇一律。

（3）矫治器的选择：由于活动矫治器对牙齿控制的不精确性，而且拔牙后需要上下牙列所有牙齿进行较大范围的移动，因此活动矫治器不适合于对拔牙病例的矫治，而应采用固定矫治器。固定矫治器不仅能在三维方向上精确地控制牙齿位置，而且能在关闭拔牙间隙的同时，通过控制调整前后牙的移动比例，最终建立正常的磨牙关系和前牙覆𬌗覆盖关系。

3. 邻面去釉 适应证：轻中度牙弓间隙不足，特别是低角病例；牙齿较大或上下牙弓牙齿大小比例失调；口腔卫生好，很少出现龋齿。邻面去釉时去除的是牙齿邻面接触点部位的0.25mm厚度的釉质，每个牙齿邻面去釉后可以提供0.5mm的间隙。如果对第一恒磨牙之前的所有牙齿均进行邻面去釉，则可在整个牙弓中得到5～6mm的可用间隙。邻面去釉质须遵循正确的程序，而且临床操作应规范。

第二节　牙列间隙

牙列间隙可分为独立间隙及牙列散在间隙，独立间隙最常见为中切牙间间隙，也可表现为因乳牙脱落、恒牙阻生等造成局部间隙；散在间隙则可由于牙位异常（如不良习惯、牙周病、舌体过大等引起），牙数、牙量异常（如先天缺失牙、过小牙）以及骨量异常增加（如颌骨发育过度）等因素单一或混合造成，受环境因素及遗传因素的影响。

【诊断】

（一）临床表现

牙列中出现间隙，即为牙列间隙，若仅有一处间隙，则为独立间隙，超过一处则为散在间隙。

（二）诊断要点

1. 独立间隙

（1）中切牙间间隙：临床中常见，造成的原因如下。

①中切牙间存在多生牙，此时间隙较大，拍摄牙片，确认多生牙，可明确诊断。

②由于越隔纤维位置异常、嵌入中切牙之间，此时间隙常不超过2mm，腭侧中切牙间龈乳头肥大，拍摄牙片，可见中切牙间牙槽嵴顶“V”形暗影，可明确诊断。

③由于唇系带位置较低，纤维嵌入中切牙之间，此时牵拉上唇，中切牙间龈乳头泛白，可明确诊断。

④由于侧切牙恒牙胚压迫中切牙牙根、在替牙早期可出现生理性中切牙间间隙，拍摄牙片并做临床检查排除其他可能性后，可明确诊断。

（2）由恒牙阻生造成的独立间隙：由于萌出间隙不足或牙胚位置异常、发育异常等因素，可造成萌出区域出现间隙。

拍摄牙片可明确诊断。

2. 散在间隙

（1）牙位异常：由于牙齿位置异常，使得局部或整体牙弓周径增加，出现牙列间隙，具体原因如下。

①不良习惯：舔牙、咬唇不良习惯所致的牙间隙多表现为前牙唇倾，有散在间隙，深覆殆、深覆盖，磨牙关系异常。咬上唇不良习惯可导致下前牙间隙、磨牙近中关系，可通过临床询问及观察获得相关信息，明确诊断。

②牙周病：牙周病所致者表现为前牙唇倾、伸长，前牙有散在间隙，有的病例可见到下前牙咬伤上颌牙龈，牙齿常伴有松动，拍摄牙片可见牙周病理性改变，即可明确诊断。

③舌体过大等软组织异常：临床少见，上下牙列出现散在间隙，做舌体检查时，可见舌体过大。

（2）牙数、牙量异常

①先天缺牙或龋坏：先天缺失牙所致的牙间隙，因缺牙部位不同，临床表现也不同。先天缺牙部位以上颌侧切牙、切牙、前磨牙多见。切牙先天缺失导致邻牙移位，可见中线偏移，若上切牙先天缺失，前牙可以出现浅覆盖或对刃殆关系，甚至反殆。下切牙先天缺失时，前牙常为深覆殆、深覆盖关系。临床也可见由遗传因素或其他因素造成的多数牙先天缺失。

②过小牙：常出现于上颌侧切牙，导致上前牙散在间隙，有时可见第二前磨牙过小，此时近远中可出现间隙。

（3）骨量异常增加：当牙量正常而颌骨发育过度时，将出现散在间隙，这种情况多受遗传因素的影响。此外由于肢端肥大症等全身疾病所致的颌骨发育过度，也可出现较多散在的牙间隙，通过拍摄头颅侧位定位片，进行模型测量，可明确骨量异常的诊断。

【治疗】

1. 中切牙间间隙　若存在埋伏多生牙，应尽早拔除，关闭间隙；若为越隔纤维或唇系带位置异常所致，可在关闭间隙、治疗结束时，去除嵌入的越隔纤维或将唇系带位置升高；若为生理性间隙，暂不予治疗，定期观察。关闭间隙时不能简单地使用在两中切牙间套橡皮圈的方法。因为橡皮圈会随着间隙的关闭而滑落入两中切牙牙根部位，进而导致牙周附着丧失，牙齿松动，甚至脱落。

2. 恒牙阻生造成的间隙　根据阻生恒牙的自身发育情况、所处位置、对周围牙齿的影响决定是否保留。若牙根发育异常、所处位置不佳不易牵引到位、牙囊过大，则可考虑拔除；若无以上情况，可保留，同时尽可能早地获得恒牙萌出所需间隙，待其萌出，若不能萌出，行开窗术，牵引使其萌出。

3. 不良习惯　使患者尽早改正不良习惯，根据已形成的错𬌗类型进行治疗。

4. 牙周病　在牙周治疗结束、牙周情况基本稳定后，利用固定矫治器内收上切牙，关闭间隙。

5. 先天缺牙或龋坏　临床设计取决于缺隙所在部位、大小与𬌗关系。多数牙缺失时，临床上常见邻牙的倾斜移位、对𬌗牙过长、前牙深覆𬌗等情况。正畸治疗中由于牙齿缺失较多，很难获得支抗。可采用固定矫治器与活动矫治器相结合的办法。活动矫治器上安放后牙义齿，使前牙深覆𬌗打开，以利于在下前牙上粘接托槽。同时戴有义齿的活动矫治器可加强后牙支抗，防止关闭前牙散在间隙时后牙近中倾斜。待矫治完成以后，尽快安装义齿，既恢复美观和功能，又可保持矫治效果。

6. 过小牙　当上颌侧切牙过小，导致上前牙出现散在间隙时，若间隙量较小，可考虑下前牙邻面去釉，上下前牙内收，关闭间隙。若间隙量较大，可关闭中切牙间间隙，将间隙集中在侧切牙两侧，以后烤瓷冠修复。若下前牙过小，处理方式同上前牙。当前磨牙过小，前磨牙出现间隙时，临床常不予处理。

7. 骨量异常增加合并（不合并）过小牙

（1）上颌骨发育过度，上前牙出现间隙：这类患者一般为安氏Ⅱ类1分类殆患者，常伴有上后牙内倾，若处于生长发育期，可利用口外力抑制上颌骨发育，同时扩弓并利用散在间隙内收前牙，上颌常不需减数治疗，由于上颌宽度扩展，下颌可能会自动前移，Ⅱ类磨牙关系得到改善；若出现过小牙，处理方式同过小牙。

（2）下颌发育过度，下前牙出现间隙：这类患者多为安氏Ⅲ类错殆患者，若间隙量不大，且下前牙唇倾或直立，可通过内收下切牙解除前牙反殆、关闭间隙；若间隙量较大或下前牙不宜内收，可将间隙集中，义齿修复；若出现过小牙，处理方式同过小牙。

（3）双颌发育过度，上下牙列出现间隙：若间隙量不大，可上下内收前牙，关闭间隙后保持；若间隙量较大，需集中间隙后，考虑义齿修复。

第三节　前牙反殆

前牙反殆有个别牙和多数前牙反殆，3个以上的上颌前牙与对颌牙呈反殆关系称为多数前牙反殆，是我国儿童一种较常见的错殆畸形，常常合并牙列拥挤。多数前牙反殆对口腔功能、颜面美观和心理健康均有较严重的影响，随患者的生长增龄，症状逐渐加重。多数前牙反殆时，磨牙常为近中关系，为安氏Ⅲ类错殆；少数患者磨牙为中性关系。

【病因】

1. 遗传及先天性因素　前牙反殆有明显的遗传倾向。遗传性患者多表现为骨性反殆。先天性唇腭裂也是前牙反殆的重要原因之一。多数上前牙先天缺失也可能造成前牙反𬌗。

2. 后天原因

（1）全身性疾病：维生素D缺乏，钙、磷代谢紊乱，垂体功能亢进症。

（2）呼吸道疾病：慢性扁桃体炎、腺样体增生。

（3）替牙期障碍：乳牙龋病是前牙反𬌗形成的一个重要的后天原因。如：①多数乳磨牙早失；②上颌乳牙滞留；③上乳前牙早失；④乳尖牙磨耗不足。

（4）口腔不良习惯：如伸舌、吮指、咬上唇、下颌前伸习惯及不良的人工喂养姿势。

【诊断】

（一）临床表现

1. 咬合关系紊乱　前牙反𬌗合并一侧后牙反𬌗时，可表现为下颌偏斜；上颌全牙弓缩小可表现为全牙弓反𬌗；上前牙常有不同程度的拥挤，下牙弓一般大于上牙弓，磨牙关系多数为近中关系。

2. 发育与颅面关系异常　下颌生长过度；上颌向前发育不足，上颌长度减小，位置后缩；面中1/3凹陷，呈现Ⅲ类骨面型；上中切牙唇向倾斜，下前牙舌倾。

（二）诊断要点

1. 根据牙𬌗关系分类　Angle分类法中将磨牙为中性关系的前牙反𬌗列为Ⅰ类错𬌗，将磨牙为近中关系的前牙反𬌗列为Ⅲ类错𬌗。

2. 根据致病机制及骨骼类型分类

（1）牙源性反𬌗：由于替牙期局部障碍，上下切牙位置异常，形成单纯前牙反𬌗，磨牙关系多为中性，颌骨及颅面关系正常，矫治难度较小，预后良好。

（2）功能性反𬌗：出生后由于各种诱发性因素（𬌗干扰、早接触或口腔不良习惯）引起下颌反射性前移位形成的安氏

Ⅲ类错𬌗。磨牙关系多为轻度近中，一般反覆盖较小，反覆𬌗较深，下颌骨大小及形态基本正常，但位置前移，显示轻度的Ⅲ类骨面型。下颌可以后退至上下前牙对刃关系，下颌后退或处于姿势位时，侧貌较正中𬌗时改善。功能性前牙反𬌗的治疗早期反应较好，预后较佳。功能性前牙反𬌗长期不进行治疗也可转化成骨性反𬌗。

（3）骨性反𬌗：颌间关系异常，下颌发育过度、上颌发育不足、近中磨牙关系、前牙反𬌗、Ⅲ类骨面型明显、下颌前突且不能后退，ANB 角 $< 0°$。骨性前牙反𬌗又称为真性Ⅲ类错𬌗或真性下颌前突，矫治难度较大（尤其是高角型的骨性反𬌗），宜早期由正畸专业医师进行治疗，个别患者需要配合正颌外科手术治疗。

【治疗】

多数前牙反𬌗应强调早期矫治。早期矫治有利于颌面部向正常方向发育。单纯牙源性前牙反𬌗病例矫治较简单，伴有牙列拥挤、牙弓宽度和高度不调及颜面不对称等，矫治难度较大。骨性前牙反𬌗尤其有遗传趋势的病例，反𬌗矫治后随生长发育有复发的可能，因此不少病例要分阶段治疗，矫治的时间比较长。

不同发育时期的患者治疗目的和处置方法各不相同。现将临床上常用的反𬌗矫治方法介绍如下。

1. 上颌𬌗垫矫治器 适用于牙性前牙反𬌗矫治。患者反覆𬌗较浅、反覆盖较大，上前牙牙轴较直，并可有轻度拥挤不齐。伴有双侧后牙反𬌗时可以在矫治器上设计分裂簧开展上牙弓。恒牙早期需要固定矫治的前牙反𬌗病例也可以配合使用上颌𬌗垫矫治器。

2. 下颌𬌗垫矫治器 适用于替牙期和恒牙期牙性前牙反𬌗伴下前牙唇向错位及间隙，而上前牙牙轴基本正常的病例。

3. 功能调节器Ⅲ型（FR-Ⅲ） 适用于乳牙期和替牙期

功能性反𬌗和伴有轻度上颌发育不足、下颌发育过度的病例。由于该矫治器不直接作用于牙齿，对切牙即将替换或正在替换的患者，其他矫治器很难发挥功能时，FR-Ⅲ有其独特的作用。

4. 上颌前方牵引器 用于替牙期或乳牙期以上颌发育不足为主的骨性前牙反𬌗，恒牙早期病例也可以试用。上颌前方牵引器需配合口内固定矫治器或活动矫治器联合使用。

5. 固定矫治器 对恒牙早期前牙反𬌗病例，固定矫治器可以在建立适当的前牙覆𬌗、覆盖关系的同时，排齐牙列及矫正前牙反𬌗，并调整磨牙关系，对于拔牙病例与不拔牙病例都是一种较好的选择。在治疗中要采用Ⅲ类颌间牵引；高角病例使用Ⅲ类牵引时，要防止后牙伸长及开𬌗形成，可使用多曲方丝弓（MEAW）技术，通过竖直并远中移动下颌后牙的方法，矫正前牙反𬌗。

6. 正畸－正颌外科手术 严重骨性下颌前突畸形，严重上颌发育不足或伴有其他错𬌗畸形（如骨性开𬌗、下颌偏斜），可进行正颌外科手术。手术前由正畸医生进行术前矫正，去除牙代偿，外科手术后多数患者仍需做术后正畸进一步调整咬合关系。

第四节 前牙深覆盖

上前牙切端至下前牙唇面的最大水平距离超过3mm者称为前牙深覆盖。前牙深覆盖是一种常见的错𬌗畸形。前牙深覆盖按其程度可分为三度：Ⅰ度<5mm，Ⅱ度58mm，Ⅲ度>8mm。前牙深覆盖磨牙多为远中关系，伴有前牙深覆𬌗时，为典型安氏Ⅱ类1分类错𬌗。由于局部原因所致的上前牙唇向错位、下前牙舌向错位或者下切牙先天缺失的安氏Ⅰ类错𬌗也会出现前牙深覆盖症状。

【病因】

（1）遗传因素：安氏Ⅱ类错𬌗，上颌牙齿相对于下颌牙齿不成比例地偏大。受遗传较强的控制的上前牙区多生牙，下前牙先天缺失也可导致前牙深覆盖；严重的骨骼畸形如下颌过小、上颌发育过大也与遗传有关。

（2）牙数目异常、替牙障碍、上前牙区多生牙及下切牙先天缺失等也可致前牙深覆盖。

（3）不良习惯：如长期吮拇指、咬下唇、口呼吸习惯等。

（4）钙磷代谢障碍、佝偻病等也可引起上前牙前突，磨牙远中关系。

【诊断】

（一）前牙深覆盖的分类

1. 牙型 上前牙唇向、下前牙舌向错位，或上颌前部多生牙或下切牙先天缺失造成的前牙深覆盖。上下颌骨之间以及颅面关系基本协调，磨牙关系可为中性。治疗相对简单。

2. 功能型 异常的神经－肌肉反射，可以因口腔不良习惯、𬌗障碍因素导致下颌功能性后缩。检查可见下颌前伸至中性磨牙关系时，上下牙弓矢状关系基本协调，面形明显改善；下颌闭合道异常，SNB在习惯咬合位时较小，但在姿势位时增大或正常；下颌大小基本正常；上牙弓尖牙段可见宽度不足。此型错𬌗多数预后良好。

3. 骨型 由于颌骨发育异常导致上下颌处于远中错𬌗关系，多伴有深覆𬌗。ANB角通常大于5°。

（二）前牙深覆盖错𬌗的颅面骨骼分型

深覆盖患者的颅面骨骼类型可以分为三类：①上颌正常，下颌后缩；②下颌正常，上颌前突；③上颌前突，下颌后缩。临床研究表明，安氏Ⅱ类1分类错𬌗以下颌后缩最为常见，上颌位置一般正常，即使不正常，也是后缩多于前突。

【矫治】

(一) 早期矫治

(1) 尽早去除病因，如去除各种口腔不良习惯；治疗鼻咽部疾患；拔除上颌多生牙，开展狭窄的上牙弓等。

(2) 对于存在上下颌骨关系不调的前牙深覆盖患者，依据问题的重点分别采用不同的矫治方案。

对上颌正常、下颌后缩的治疗：矫治原则是促进下颌向前生长。对该型患者来说，近中移动下颌促进其向前生长是矫正前牙深覆盖、增进面部和谐与平衡的有效方法。下颌骨是人体生长持续时间最长的骨骼，男性一直要持续增长到23岁，女性要持续增长到20岁。从替牙期到恒牙早期，下颌经历了生长快速期，在此阶段采用功能矫治，促进下颌向前生长，对许多Ⅱ类1分类错𬌗，前牙深覆盖和远中磨牙关系的矫正将起到很好的作用。恒牙列完全建𬌗之后，下颌的生长量大部分完成，但仍保留一定的生长潜力，下颌长度与相对于颅底的突度仍有少量的增大，在恒牙早期病例的治疗中可不失时机地充分利用这些生长潜力。矫治下颌后缩常用的功能矫治器有Activator、Twin-block、Herbst等，简单功能矫治器有斜面导板矫治器、前庭盾、下唇挡等。

对上颌前突，下颌正常的治疗：矫治原则是远中移动上颌或抑制上颌向前生长。一般认为通过矫形手段将上颌骨远中移动可能性很小，然而抑制上颌向前发育是可行的。对于有上颌前突或前突倾向的Ⅱ类错𬌗病例，在生长发育早期使用口外唇弓，限制上颌向前生长，与此同时恰当的引导下颌向前生长，下颌向前发育追上上颌，最终建立正常的上下颌矢状关系。

(二) 综合性矫治

恒牙期前牙深覆盖病例大多数为安氏Ⅱ类1分类错𬌗，有不同程度的颌骨及颅面关系不调。正畸治疗中常常需要拔牙，通过牙弓及牙槽骨的移动，牙的代偿性重新定位来矫正牙𬌗畸形或掩饰颌骨的发育异常。对于尚有生长潜力的患者，可抓紧时机进行颌骨的矫形生长控制，但对严重的骨骼异常者，则需要在成年之后进行外科手术矫治。

1. 恒牙期前牙深覆盖矫治目标 通过拔牙获得间隙，解除牙列拥挤，并为前牙深覆盖的矫正提供可用间隙；排齐牙列，减小前牙深覆𬌗；矫正磨牙远中关系。

矫正前牙深覆盖所采用的拔牙模式常为拔除四个第一前磨牙或者上颌拔除第一前磨牙而下颌拔除第二前磨牙。上牙弓拔牙间隙主要用于前牙后移、减小覆盖；下牙弓拔牙间隙主要用于后牙前移、矫正磨牙关系。对有些患者，也可单纯拔除上颌第一前磨牙而下颌不拔牙，将后牙关系矫治至完全远中关系。

2. 常规矫治方法 对恒牙期深覆盖拔牙矫治的安氏Ⅱ类1分类错𬌗患者，采用固定矫治器是最有效的矫治手段，现以滑动直丝弓技术拔除四个第一前磨牙患者为例简述治疗程序。

（1）为防止上颌磨牙前移占去拔牙间隙，可设计口外唇弓、Nance 腭托或横腭杆以增加磨牙支抗。最近以种植体作为正畸增强支抗的手段已得到越来越广泛的临床应用。

（2）按照从细到粗的顺序使用镍钛圆丝，最后用不锈钢圆丝，排齐牙列，其间注意进行尖牙向后结扎（laceback）及弓丝末端回弯。在排齐的基础上整平牙弓，这对滑动法关闭间隙至关重要；循序渐进地更换弓丝，将弓丝做成摇椅型，逐渐打开咬合；对低角病例可加平导并及早安放第二磨牙带环，高角病例可用多用唇弓而避免第二磨牙带环。

（3）滑动法关闭拔牙间隙。在牙弓完全整平的基础上，使用 0.019 英寸 ×0.025 英寸的不锈钢丝，尖牙托槽近中置牵引钩，牵引钩与后牙被动结扎 1～2 个月。待不锈钢方丝能在托槽和颊面管内自由滑动时，用弹性橡皮链或镍钛拉簧结扎后牙和牵引钩，力值为 50～150g，在关闭间隙中注意控制支抗，使用颌间牵引调整后牙关系。这样通过滑动法在方丝上一次性内收 6 颗前牙，直至拔牙间隙关闭。滑动法关闭间隙，弓丝平直而不易变形，有利于控制切牙转矩、尖牙轴倾角和前牙覆𬌗，临床操作简便，患者感觉舒适。

（4）治疗后期精细调节牙位及牙轴，使牙位与咬合关系更加完善，可采用更换托槽、更换弓丝、小量弯制弓丝或用颌间箱状牵引、三角形牵引等方法达到理想的牙弓及咬合关系。

（5）保持阶段：用 Hawley 保持器或舌侧粘结固定保持器保持矫治效果。

第五节　深覆𬌗

深覆𬌗是一种上下颌牙弓及颌骨垂直发育异常所致的错𬌗畸形。临床表现为上前牙切缘盖过下前牙牙冠唇面长度 1/3 以上，或下前牙切缘咬合于上前牙牙冠舌面切 1/3 以上。

前牙深覆𬌗一般分为三度，Ⅰ度：上前牙牙冠覆盖下前牙牙冠唇面 1/3～1/2；Ⅱ度：上前牙牙冠覆盖下前牙牙冠唇面 1/2～2/3；Ⅲ度：上前牙牙冠覆盖下前牙牙冠唇面 2/3 以上，甚至咬在下前牙唇侧龈组织处或下前牙咬在上前牙舌侧龈组织或硬腭黏膜上，导致创伤性牙龈炎、牙周炎。

【病因】

1. 遗传因素　大多涉及上下颌骨大小异常所导致的深覆𬌗。如上颌发育过大，下颌较小，位置靠后；下颌支发育过度，下颌平面过平，下颌逆时针旋转。

2. 发育因素　儿童时期全身慢性疾病致颌骨发育不良，后牙萌出不足，后牙牙槽高度发育不足，前牙槽高度发育过度；先天缺失下颌恒切牙。

3. 不良习惯因素 紧咬牙习惯、夜磨牙症、咬上唇习惯、下唇唇肌张力过大使下切舌向倾斜。

4. 局部因素 乳磨牙或第一恒磨牙早脱、𬌗障碍等迫使下颌后退，前牙无正常接触，致使下切牙代偿性过度萌出。

【诊断】

（一）临床表现

绝大多数深覆𬌗主要指安氏Ⅱ类前牙深覆𬌗，但也有安氏Ⅰ类错𬌗患者表现为深覆𬌗，现以安氏Ⅱ类2分类为例简述其临床表现。

（1）上下牙弓呈方形，切牙内倾致牙弓长度变短，下牙弓矢状𬌗曲线曲度过大，上牙弓呈反的矢状𬌗曲线。

（2）前牙呈深覆𬌗，上中切牙内倾，上侧切牙唇向，上牙列拥挤，下切牙内倾拥挤。磨牙一般为远中𬌗关系，也可能为中性𬌗关系。

（3）上下颌骨一般发育较好，由于闭锁𬌗、下颌前伸及侧向运动受阻，只能做开闭口铰链式运动。

（4）面下1/3高度较短，下颌平面小，咬肌发育好，下颌角区丰满，呈短方面形。

（5）唇肌张力过大，下唇有时外翻，颏唇沟深。

（6）深覆𬌗可能引起创伤性牙龈炎，急性或慢性牙周炎。严重闭锁关系使下颌侧向运动长期受限，可能引起颞下颌关节功能紊乱症状。

（二）诊断要点

安氏Ⅱ类2分类深覆𬌗可分为牙型和骨型两类。

1. 牙型 上下颌前牙及牙槽过高，后牙及后牙牙槽高度发育不足；上前牙牙轴垂直或内倾，下前牙有先天缺牙或下牙弓前段牙列拥挤致下牙弓前段缩短；磨牙关系多为中性𬌗，也有少数为轻度远中𬌗或远中𬌗；面部畸形不明显。

2. 骨型 除有上前牙牙轴内倾，前牙及牙槽过高，后牙及后牙牙槽高度发育不足的表现外，还伴有颌骨与面部的畸形：前下面高度变小、后面高度变大，下颌支过长，下颌平面角小于正常，下颌呈逆时针旋转生长型。骨型深覆𬌗的典型例子是骨性安氏Ⅱ类2分类错𬌗。

【矫治】

（一）乳牙𬌗期

该期上下颌骨发育尚未完成，一般不做特殊处理，深覆𬌗的形成更多是不良习惯或𬌗障碍所致，治疗时应针对病因，消除不良习惯，调磨𬌗干扰牙尖。

（二）替牙𬌗期及恒牙𬌗早期

1. 牙型深覆𬌗　治疗原则是改正切牙长轴，抑制上下切牙的生长，促进后牙及后牙牙槽的生长。平面导板附舌簧活动矫治器可矫正上切牙内倾，同时矫正深覆𬌗，去除闭锁𬌗，让下颌及下切牙自行调整，待上切牙牙轴改正、深覆𬌗改善后，视情况采用固定矫治器排齐前牙，改正下切牙内倾和曲度过大的𬌗曲线。先天缺失下切牙的患者，视下切牙长轴矫正后间隙大小情况酌情处理，必要时做义齿修复以保持上下切牙正常的覆𬌗、覆盖关系，同时应改正不良习惯。

2. 骨型深覆𬌗　治疗原则是矫正内倾的上前牙，解除闭锁𬌗，解除妨碍下颌骨发育的障碍，引导面、颌部正常生长，刺激后牙及后牙槽的生长，抑制前牙及前牙槽的生长。可先用上述舌簧平导矫治器，纠正上切牙长轴，使下颌脱离锁结自行向前调整，同时后牙区伸长从而改善下颌 Spee 曲线。骨性深覆𬌗伴矢状方向严重不调者可选择青春发育高峰期，采用功能矫治器抑制上颌骨生长，促进下颌骨生长与旋转，引导下颌向前，待上下颌骨关系基本纠正后，再使用固定矫治器压排齐上下前牙，进一步纠正 Spee 曲线，并用轻力Ⅱ类颌间牵引巩固上下颌骨间的协调。

（三）恒牙𬌗期及成年人

因为生长发育高峰期已过或生长已基本结束，矫治重点应放在矫正牙及牙槽的异常，此时使用的矫治力应更轻、更柔和，以利牙周组织的改建。对于尚有生长潜力的恒牙期患者，可用固定功能矫治器进行颌骨生长改良，从而纠正上、下颌骨间关系及深覆骀。

1. 恒牙骀牙型深覆骀 可一开始就用固定矫治器，先纠正上切牙长轴，打开咬合后再粘下颌切牙托槽，排齐下切牙并整平下牙弓 Spee 曲线，最后建立良好的前牙覆骀、覆盖关系。也可配合使用上颌舌侧小平面导板辅助打开后牙咬合，让后牙伸长以改正深覆骀。小平面导板不宜太高，一般后牙打开咬合 2～3mm，以便下颌及早粘贴托槽。

2. 成人严重骨型深覆骀 该型患者治疗难度较大。因为前牙的锁结关系使下颌长期处于后缩位置，严重阻碍了其向下向前的生长。当上前牙长轴得到纠正后，下颌自行向前调整的可能性几乎不存在，而对成人患者来说，也难以通过活动功能矫治器刺激下颌生长。故对成人骨型深覆骀，应根据具体情况，制订周密的治疗方案。对于覆盖较小、磨牙远中关系不甚明显的病例，可在排齐上下牙列、初步整平下牙弓的基础上，用Ⅱ类颌间牵引调整颌间关系。

对于覆盖较大且有少许生长潜力的年轻成人，可应用固定型功能矫治器（Herbst 矫治器）来调整上下颌骨间的关系。再用固定矫治器Ⅱ类颌间牵引进行巩固。

对于覆盖较大、磨牙呈完全远中关系的大龄成人，下颌前移的可能性已经很小，可以考虑上颌单颌拔牙，以内收上颌前牙减小覆盖。

对于大龄成人严重的骨性深覆骀，特别是后、前面高度比例过大，下颌支过长、下颌平面角小的患者，单纯用正畸手段打开咬合、纠正深覆骀的难度很大，可以采用外科－正畸联合治疗，即先正畸治疗改正上下切牙长轴，排齐上下牙列，再酌情采用外科手术行前牙区截骨段切开术，压入前段牙及牙槽以矫正过高的上下前牙及牙槽。

第六节　开　　殆

开殆是指在正中殆位及下颌功能运动时上下颌牙无殆接触。开殆患者上下牙弓及颌骨垂直向发育异常，患者除长度异常外，面部宽度显著减小，上下牙弓明显狭窄。从乳牙列期到恒牙殆期各牙殆发育阶段均可发生开殆畸形。开殆除严重影响切割及咀嚼功能外，还直接影响发音、吞咽、呼吸等功能，影响面容美观。

【病因】

1. 口腔不良习惯　常见不良习惯为吐舌习惯，前牙区开殆间隙呈梭形，与舌的形态一致；伸舌、吮指、咬唇及咬物习惯（如咬铅笔等），可在相应部位形成局部小开殆。

2. 后牙区拥挤致磨牙高度异常　如下颌第三磨牙萌出时挤推下颌第二磨牙向殆方，使之高出殆平面而使其余牙无殆接触。

3. 先天因素　某些疾病会导致上下颌骨和牙槽骨垂直向生长不协调，如严重佝偻病的患儿可呈现大范围的开殆畸形，其特征是前大后小呈楔形。

4. 其他因素　在混合牙列期进行不恰当的功能矫治、恒牙殆早期不正确扩弓，竖直磨牙，后牙区不良修复体升高咬合等，均可造成不同程度的开殆。

【诊断】

依据开殆发生机制可分为牙型开殆及骨型开殆。

1. 牙型开殆　主要为牙及牙槽的问题，即前牙萌出不足，前牙牙槽发育不足和（或）后牙萌出过度，后牙牙槽发育过度。也可见于后牙高度异常。面部无明显畸形，颌骨发育基本正常。

2. 骨型开骀 除牙及牙槽的问题之外，主要表现为下颌骨发育异常，下颌升支短、下颌角大、角前切迹深、下颌平面陡、下颌平面角大，Y 轴角大，下颌呈后下旋转，颌骨生长多呈垂直生长型，后、前面高比（S-Go/N-Me）小于 62%，面下 1/3 过长，严重者呈长面综合征表现，可能伴有上下前牙及牙槽骨的代偿性增长。

【矫治】

开骀的矫治原则是去除病因，并根据开骀形成的机制，通过对前段及后段牙、牙槽垂直向及横向位置的调整，达到解除或改善开骀的目的。

（一）生长期儿童

1. 牙型开骀 针对病因及时去除口腔不良习惯，纠正颌骨的不协调生长。混合牙列期可用前庭盾、唇挡、腭刺等纠正不良习惯，如后牙萌出过多时可在后牙区加骀垫以压低后牙；年幼儿童一般在破除不良习惯后，上下切牙可自行生长；如患者年龄较大，可在开骀的上下切牙上粘托槽进行垂直牵引。恒牙列期如伴有牙列拥挤等其他畸形时，可用固定矫治器在矫治拥挤的同时改正开骀，必要时也可同时戴后牙骀垫及舌习惯矫治器并加强咀嚼肌的功能训练。

2. 骨型开骀 分析病因是否为缺钙所致的佝偻病，如为全身因素引起的畸形则应配合补钙及全身治疗。混合牙列期是功能矫形治疗开骀，特别是骨性开骀的主要时期，功能矫形可改变颌骨的生长方向及异常生长量，可采用功能矫治器（如 FR、肌激动器、生物调节器）进行较长时期治疗，后期尚需配合固定矫治器及拔牙治疗，刺激下颌髁突的生长和下颌支增长，去除口周异常肌功能，引导下颌骨正常生长。

（二）生长后期及成年人

牙型开骀一般采用固定矫治器，如 Kim 医师所倡导的多曲方丝弓（MEAW）技术可获得满意的治疗效果。MEAW 技术原理是利用多个垂直－水平复合曲，从而增加了弓丝长度及弹性，使后牙区牙齿三维空间位置的调整更有效率。通过MEAW技术消除后牙的殆障碍，竖直近中倾斜的后牙。如伴有前牙前突、拥挤的患者，可采用拔牙矫治法，可选择拔除牙弓中后段的牙，如拔除四个第二前磨牙或四个第一磨牙使后牙前移、前牙后移。后牙前移可降低颌间距离，使下颌向上前旋转，同时上前牙向后、下移动可减少前牙的开殆度。此外还应注意破除不良习惯。如为第三磨牙阻生导致第二磨牙升高形成开殆时，应及时拔除阻生的第三磨牙，并压入第二磨牙使之回到正常位置，同时应加强咀嚼肌的训练。

第七节　阻生牙及埋伏牙

牙齿因为骨、牙或纤维组织阻挡而不能萌出到正常位置称为阻生。轻微阻生时牙齿可能萌出延迟或错位萌出；严重时牙齿可能埋伏于骨内称为埋伏牙。阻生牙、埋伏牙常发生在上颌中切牙和上颌尖牙。据北京大学口腔医学院正畸科资料，在门诊错殆病例中，上颌中切牙阻生者约占2.3%，男性略多于女性。上尖牙阻生错位萌出在自然人群中的患病率为1.5%～2.2%，女孩比男孩多见。中国儿童上尖牙唇侧阻生错位的情况较多见，下颌尖牙阻生错位的情况比上颌少见。下颌第二恒磨牙，下颌第三磨牙也常见阻生和埋伏的情况。

【病因】

1. 牙列拥挤　上尖牙和下颌第二、三磨牙常因为牙列拥挤而出现阻生或埋伏。唇向异位的尖牙中83%的患者有间隙不足。

2. 外伤　乳切牙外伤可影响到恒中切牙的正常发育，使中切牙牙根弯曲，发育延迟，而引起埋伏。

3. 多生牙　上中切牙区是多生牙的好发部位，多生牙位于中切牙萌出路径时中切牙萌出将受阻。

4. 牙瘤或囊肿 在牙齿的萌出道出现牙瘤或牙齿本身产生囊肿，均会影响牙齿的正常萌出。

5. 遗传 腭向异位的上颌尖牙遗传因素起主导作用，而与局部因素如乳牙滞留、拥挤等无关。Ⅱ类2分类患者尖牙阻生较多且有家族倾向。

【处理】

（一）上颌中切牙埋伏阻生的处理

（1）X线片确定阻生中切牙牙齿的发育，包括：牙冠、牙根的形态，有否弯根、短根，发育是否较正常侧中切牙延迟，是否有多生牙存在。阻生中切牙多位于唇侧，但应在X线片上确定牙齿的位置、方向及与邻牙关系。

（2）多生牙引起的中切牙阻生8～9岁时拔除多生牙后，中切牙能自行萌出，但萌出后多有位置不正，需进一步正畸治疗。

（3）10岁以上的患者，若中切牙埋伏阻生，应当先以正畸方法为阻生的中切牙开拓出足够的间隙，并且在弓丝更换至较粗如0.020英寸或0.018英寸×0.025英寸方丝时，再进行开窗术。

（4）开窗多从唇侧进行，若中切牙表浅则可直接粘托槽，若中切牙位置较深，则宜做转移龈瓣开窗。即刻粘托槽之后在托槽上置一结扎丝做成的牵引钩或置一链状弹力圈，缝合龈组织，使牵引钩（弹力圈）末端露在创口之外以便牵引，这样处理有利于中切牙龈沿形态。注意手术不要暴露过多的牙冠。

（5）弱而持久的矫治力牵引中切牙入牙列。

（6）对于冠根倾斜，唇舌向旋转，严重异常的埋伏阻生中切牙，可以手术暴露阻生牙牙冠的任何一部位，粘托槽并牵引出骨后再重新粘着托槽定位牙冠。

（7）牵引入列的中切牙宜过矫正使其与对颌牙覆𬌗偏深。有时中切牙唇向，牙冠较长，需要加转矩力使牙根舌向移入骨内。

（8）必要时行牙龈修整术。

（9）形态发育严重异常、严重异位或有可能伤及邻牙的埋伏阻生中切牙，确实无法保留时，可以拔除，并根据正畸的设计，近中移动侧切牙并修复成为中切牙外形；或者保留间隙，以义齿修复。

（二）上颌尖牙阻生的处理

1. 上颌尖牙阻生的早期处理　如果早期诊断确定上颌恒尖牙阻生而牙弓不存在拥挤时，拔除乳尖牙后绝大多数阻生的恒尖牙可以正常萌出，但拔除乳尖牙12个月后X线无明显改善者，恒尖牙将不能自行萌出。对伴有牙列拥挤的病例，除拔除乳尖牙外，必须同时扩展牙弓、解除拥挤，才能使恒尖牙正常萌出。

2. 上颌尖牙埋伏阻生的处理　患者年龄超过14岁而上颌尖牙仍未萌出者，应考虑到上颌尖牙埋伏阻生的可能性，并以X线检查确定尖牙的位置、发育和形态。

（1）唇侧埋伏阻生上颌尖牙的处理：如果间隙足够或经正畸开展后足够，唇侧埋伏阻生的尖牙有可能自行萌出。因此正畸治疗开始6~9个月内不考虑外科开窗，而只进行排齐、整平、更换弓丝至0.018英寸×0.025英寸方丝。若在方丝阶段尖牙仍未萌出则应外科暴露阻生尖牙冠。最好使用闭合式助萌术，即剥离升高龈瓣，暴露尖牙冠，粘附件后缝合瓣，使之覆盖牙冠。此法能获得较好的龈缘形态，但若托槽脱落，则需再次手术和粘托槽。

应当注意的是：当埋伏的尖牙冠与侧切牙根相邻时，会造成侧切牙牙冠倾斜。此种情况下，只有在外科术后将尖牙从侧切牙根区移开后才能排齐整平侧切牙，否则可能伤及侧切牙牙根。

(2) 腭侧埋伏阻生上颌尖牙的处理：由于腭侧的骨板和黏膜较厚，腭侧阻生的尖牙很少能自行萌出而必须外科开窗助萌。成人腭侧阻生的上颌尖牙有粘连牙的可能。因此，对拥挤伴尖牙埋伏的患者特别是成年患者应当小心。若治疗需要拔除前度牙，应当在先处理埋伏尖牙，待埋伏尖牙在正畸力作用下开始正常移动之后再拔除前度牙。腭侧埋伏尖牙的开窗术，应检查尖牙的动度特别是对成年患者，若尖牙为粘连牙，应更改矫治设计，拔除尖牙。

外科开窗后开始牵引，以方形弓丝稳定牙弓，使用弱而持久的力牵引尖牙入牙列，防止牵引过程中邻牙的压低和唇舌向移位。为使尖牙顺利入列，为尖牙准备的间隙应比尖牙稍大。

有研究表明，在成年患者腭侧阻生尖牙的治疗过程中，有20%出现死髓，75%发生颜色的改变。因此，要告知患者这种风险，并要避免过分地移动牙齿。腭侧埋伏阻生的尖牙矫正后复发倾向明显，因此宜早期矫正旋转，进行足够的转矩控制使牙根充分向唇侧移动，必要时行嵴上牙周环形纤维切除术，并使用固定保持。

上颌尖牙腭侧阻生是正畸临床中的疑难病例，疗程将延长6个月，并存在若干风险，对此应有估计并向患者说明。

(3) 尖牙拔除：正畸治疗很少拔除尖牙，唇向异位的上颌尖牙更禁忌拔除。但以下情况下可考虑拔除尖牙：尖牙位置极度异常，如高位且横置的埋伏上尖牙；尖牙位置造成移动的危险，例如尖牙埋伏于中、侧切牙之间；尖牙粘连；尖牙牙根存在内吸性或外吸性，尖牙囊肿形成；患者不愿花更多的治疗时间。

(三) 下颌第二恒磨牙阻生的处理

下颌第二恒磨牙阻生比较常见，并有可能伴有囊性变。

根据阻生的严重程度，处理方式不同。

（1）下颌第二恒磨牙轻度阻生：前倾、远中可能已露出牙龈，近中与第一恒磨牙牙冠相抵，第二恒磨牙的近中边沿嵴位于第一恒磨牙远中外形高点的下方。此时可以采用弹力分牙圈松解两牙的接触点，使第二恒磨牙自行萌出。

因阻生造成下颌第二恒磨牙舌倾的情况较为常见，若同时存在上颌第二恒磨牙颊向或颊倾，两牙将形成正锁殆关系。第二恒磨牙的锁殆在其萌出过程中矫正比较容易。简单地粘贴托槽或颊面管，以细丝纳入即可使其进入正常萌出位置。第二磨牙建殆后，锁殆的矫正相对困难，患者年龄越大，矫治难度越大。矫治的方法有两种：锁殆牙齿颌间交互牵引，或方形弓丝对第二恒磨牙加转矩（上颌冠舌向、下颌冠颊向）。应当注意的是锁殆牙的矫正需要间隙，当后段牙弓存在拥挤时，可能需要减数，例如拔除第三磨牙。

（2）下颌第二恒磨牙严重阻生：当第三磨牙缺失或过小时，可行外科开窗暴露第二恒磨牙牙冠，然后用正畸方法使其直立。当第三磨牙发育正常时，可以拔除阻生的第二恒磨牙，若患者年龄较小（12～14岁），第三磨牙可自行萌出到第二恒磨牙的位置，若患者年龄较大，则往往需要正畸辅助治疗，使第三恒磨牙达到正常位置，因此治疗要延至第三磨牙萌出后，对此医生应与患者充分协商后再作决定。

（四）直立下颌第三磨牙的方法

下颌第二磨牙阻生而在正畸治疗中被拔除的病例，或者拔除前磨牙后，下颌第三磨牙已萌出但位置不正的病例，需要用正畸方法直立。

一步法：适用于轻中度近中倾斜阻生的病例。在部分萌出的下颌第三磨牙颊侧粘贴颊面管，其余牙齿全部粘贴托槽，或者仅第一磨牙粘贴托槽，两侧第一磨牙之间的舌弓相连加强支抗。以螺旋弹簧远中移动并直立第三磨牙。

二步法：适用于近中倾斜较明显，不可能在颊侧粘贴颊面管的病例。治疗可延至18~19岁，下颌第三磨牙无法自行调整位置时进行。先在𬌗面粘着颊面管以片段弓和螺旋弹簧对第三磨牙冠加远中直立力，当第三磨牙位置改善之后，再在颊侧粘颊面管继续治疗。

第八节 唇腭裂

唇腭裂是一种较为常见的口腔颌面部先天发育畸形，其国内的患病率为1.82%。唇腭裂患者多合并牙颌畸形。据唇腭裂术后统计，其错𬌗畸形的患病率为97%。其中，完全性唇腭裂患儿全部合并有恒牙错𬌗畸形。除了形态学的异常外，这类患者的口腔功能，例如发音、咀嚼和吞咽等均或多或少受到干扰，这些又给患者带来不同程度的不良心理影响。因此，应被称作唇腭裂综合征。唇腭裂的治疗，早期主要限于外科手术治疗，近年来已涉及颌面外科、口腔正畸、口腔修复、语言物理学、耳鼻咽喉学和遗传学等多学科领域，患者从一出生就应制订治疗计划，在不同年龄阶段接受各学科序列治疗，直至成年。

【病因】

唇腭裂是由于在发育的关键时期，面部、腭部结构融合失败所造成的。请参见口腔颌面外科部分。

【治疗】

（一）唇腭裂婴幼儿上颌形态及改形要求

1. 单侧完全性唇腭裂 患儿上颌骨一侧裂开，形成一侧唇裂、牙槽裂和腭裂。上颌骨无裂隙的一侧多较大或偏离中线。整形矫治目的主要是设法使牙槽的两侧骨段靠拢，使各牙槽骨段排列成正常或接近正常牙槽骨弓形态。

2. 双侧完全性唇腭裂 患儿前颌骨明显前突，远离上颌颊侧骨段的前缘。颊侧骨段本身也可以处于后缩位或向面中线塌陷。其整形矫治目的主要使前颌骨段后移和入列，达到各牙槽骨段排列成正常或接近正常牙槽骨弓形态。

（二）治疗方法及顺序

1. 第一阶段的治疗　术前整形腭护板。

目前，世界上多数唇腭裂治疗中心均在婴儿3个月时做第一次唇裂修补术。因此，如果需要，正畸医师应在这次手术之前为婴儿制作腭护板或合并用弹力带，以促进婴儿牙槽骨弓的生长能在手术前达到最佳对颌位置，这样有助于外科医师在做唇裂手术时，因牙槽骨弓及唇部的位置均在一个近乎正常的位置，而使手术更容易进行，效果更好。

由于新生儿头几周的颅面骨相当软，比较容易早期整形，因而是正畸治疗发挥作用的好时机。可在出生后1个月之内为唇腭裂的患儿制作和戴整形腭护板，这不仅可使两侧颌骨被改为有规则的弧形和缩小牙槽嵴处的裂隙，而且由于腭护板盖住了裂隙，有利于吸吮功能的正常发挥，防止患儿的舌或喂养物进入裂隙，保持舌位于正常的位置。一些语音病理学家认为，这可有助于今后语音功能的发展，该腭护板需要随着婴儿龈垫的生长和形态的改变而做相应的调整或改换。

腭护板的制作及使用：

第一步：使用个别或特别托盘及印模材取得工作印模，灌注工作模。

第二步：在工作模上用蜡将裂隙填平，然后制作塑料腭护板戴入患儿口腔。如果固位不足，可以从唇侧部伸出一钢丝小圈，用胶布粘于患者鼻翼上，以助固位。

第三步：戴入腭护板后，可于3～7天复诊一次。必要时，进行修改或改换。对双侧唇腭裂患者，如果其前颌骨明显前突或上翘起，则还常需要弹力带及软纱布卷将前突的前颌骨逐渐压入。

这次整形矫治后的唇裂修补术十分重要，第一次手术不理想，以后可能要做2～3次手术来弥补。现代唇裂修补术日趋成熟，常常在唇部手术的同时，同步做鼻整形术，以减少以后再做一侧鼻成形手术的需要。

2. 第二阶段的治疗 尽管进行了第一阶段的治疗，但是仍有一定比例的患儿遗留下错𬌗畸形等问题。如果在早期只为患儿实施了单纯的传统唇腭裂手术，则术后遗留下牙颌畸形的比例更高，程度更严重；其恒牙错𬌗畸形患病率可高达97%。因此，进行第二阶段的处理或治疗是必要的。

在唇腭裂修补术完成后，应定期观察患儿牙齿及颌骨的发育情形。另外，还应配合儿童牙科做定期涂氟、龋齿、牙周病的治疗和加强口腔卫生习惯。

在乳牙期，除了下颌有功能性前移所造成的前牙反𬌗需早期矫治外，主要着重于观察牙弓的生长发育及维持良好的口腔卫生。因为在乳牙𬌗矫正后，大多数难以保证恒牙期不产生错𬌗，恒牙萌出后，往往需要再做矫治。

在替牙期，特别是替牙后期，可用矫形力对患者的近中错𬌗进行颌间关系的矫正。术后前方牵引矫正器可有效地矫正安氏Ⅲ类骨骼关系，即可促使术后向前发育，同时抑制下颌向前相对的过生长。有些病例使用螺旋扩大器进行扩弓也是必要的。

唇腭裂畸形常常影响裂隙处或附近的侧切牙及尖牙的萌出方向。如果有必要，可在替牙期的适当时机，建议外科医师做第二期移植术来修补牙槽骨，以利于上述牙齿萌出到正常位置，也有利于以后的矫正治疗。

经过上述系统治疗的患者，等到除第三磨牙外的全部恒牙萌出后，80%以上的患者，可利用固定矫正器，达到理想或较理想的矫治目标。其矫正目的是进一步扩弓，排齐牙齿，整平纵𬌗曲线和调整牙弓形态，使牙齿之间有正确的接触关系。在矫治设计中，上牙弓的减数要特别慎重。因为所有上颌恒牙对上颌的充分生长和发育都是至关重要的，因此应尽可能地保留它们，并移动到正确的位置上，即使埋伏的上颌恒牙也应设法牵移到正确的位置上。如有必要，再结合牙齿修复。

有相当比例的患者，由于种种原因错过了早期正畸治疗，到恒牙期才来就诊。对这些患者仍可利用固定矫正器对其错𬌗畸形进行有效的矫治。有的患者仍残留齿槽裂，妨碍错位牙正常就位，如果必要，可建议外科医师做二期植骨手术，然后通过正畸矫治将牙齿移到被移植的骨区，排齐牙齿；有时，二期唇部修整手术也是必要的。

约有10%的唇腭裂患者，其术后遗留下的牙颌畸形十分严重，往往伴有明显的颌骨畸形，以上颌骨显著凹陷为多见。对这类患者单靠正畸手段是难以奏效的，须在生长发育完成后，接受正颌外科手术治疗。手术前的正畸治疗不仅是为了排齐牙齿，整平纵𬌗曲线和调整牙弓形态，而且也是为进一步的手术做必要的准备。

经过正颌外科手术，面颌外观应有极大的改善。手术后，有的患者还需要短暂的正畸治疗和矫治后的保持工作。

第十三章

系统疾病的口腔症状

第一节　全身系统性疾病在口腔的表现

一、系统性红斑狼疮

系统性红斑狼疮是一累及全身多个系统的自身免疫病，血清出现多种自身抗体，并有明显免疫紊乱。

【诊断】

（一）临床表现

1. 口腔表现　唇、颊、硬腭、齿龈、舌、鼻腔黏膜可有毛细血管扩张、红斑，其上可有点状出血、糜烂，少数有水疱和溃疡等，颈淋巴结常肿大。

2. 全身症状　皮疹、发热、关节疼痛，心血管系统、呼吸系统、神经系统、消化系统、淋巴网状系统、眼等部位常受累。

（二）辅助检查

血沉增快，血细胞减少，白蛋白降低，α_2－球蛋白和 γ－球蛋白增高，类风湿因子阳性，免疫球蛋白增高，抗心磷脂抗体阳性，抗核抗体阳性，找到狼疮细胞。

【治疗】

保持口腔卫生，对症处理局部症状。注意休息，预防感染，采用肾上腺皮质激素和免疫抑制剂进行治疗。

二、慢性盘状红斑狼疮

慢性盘状红斑狼疮为红斑狼疮的一个类型，病程慢，病损主要发生在面部、耳、头皮等部位。

【诊断】

(一) 临床表现

1. 口腔表现　唇、颊、舌、腭部黏膜呈灰白色小片糜烂，病久结痂，上面覆盖鳞屑，绕以紫红红晕。

2. 全身症状　面部、耳、头皮等处蝶形红斑或圆形红斑，亦可发生于手背，覆盖鳞屑样皮损，头发脱落出现“假性斑秃”。

(二) 辅助检查

血沉增快，血细胞减少，白蛋白降低，α_2－球蛋白和γ－球蛋白增高，类风湿因子阳性，免疫球蛋白增高，抗心磷脂抗体阳性，抗核抗体阳性。病理活检可确诊。

【治疗】

注意口腔卫生，治疗要及时以免毁容和继发癌变，局部外用皮质类固醇类药物或冷冻，口服氯喹、六味地黄丸等。

三、系统性硬化症

系统性硬化症是以胶原增生、炎症细胞浸润、血管阻塞、缺血性萎缩、免疫异常为特点的全身性结缔组织病。

【诊断】

(一) 临床表现

1. 口腔表现　局限性硬皮病可于唇、口黏膜出现白色条纹或斑块样损害。系统性硬皮病水肿期唇舌可呈非凹陷性水肿，皮温低，出现雷诺现象。硬化期面部皮肤呈皮革样硬化，牵强感，表情固定，张闭口困难，面部皮肤、唇部可有脱色斑或色素沉着。萎缩期面部皮肤、唇、口黏膜菲薄，暗红或灰白色，牙龈、软腭、悬雍垂、舌系带萎缩，皮下组织及肌肉易发生萎缩及硬化，张闭口困难。X 线显示牙周膜增宽。

2. 全身症状 低热、关节酸痛，局限性硬皮病可出现全身任何部位的板状、带状、点滴状损害。系统性硬化症可有雷诺现象，皮肤、肌肉、消化系统、心血管系统、呼吸系统、泌尿系统、神经系统等均可受累。

（二）辅助检查

血沉增快，血细胞减少，白蛋白降低，α_2－球蛋白和 γ－球蛋白增高，类风湿因子阳性，免疫球蛋白增高，抗心磷脂抗体阳性。皮肤活检做病理。

【治疗】

保持口腔卫生，处理局部症状。目前尚无满意治疗，临床主要采用皮质类固醇治疗。

四、特发性炎症性肌病

特发性炎症性肌病是一组病因不甚明确的炎症性横纹肌病，其特点是髋周、肩周、颈、咽部肌群进行性无力。

【诊断】

（一）临床表现

1. 口腔表现 “石膏脸”样面容，面部及眶可见玉石样水肿性红斑，上唇水肿，可出现口角炎。颊黏膜红斑，舌、牙龈肿胀，发音和吞咽困难。

2. 全身症状 不规则发热、雷诺现象、关节痛、乏力、肌肉酸痛，皮肤出现 Gottron 征。

（二）辅助检查

尿肌酐排泄量增加，天门冬氨酸氨基转移酶、醛缩酶、乳酸脱氢酶以及磷酸肌酸激酶等增高，肌电图改变。

【治疗】

保持口腔卫生，局部对症处理。全身应用肾上腺皮质激素和免疫抑制剂。

五、Wegner 肉芽肿

Wegner 肉芽肿是一种病因不明的疾病，组织学改变为小动脉、小静脉及毛细血管的肉芽肿性炎症及坏死。

【诊断】

（一）临床表现

1. 口腔表现　口腔、鼻黏膜紫癜、水疱、血泡结节、浸润性斑块、溃疡、坏死或肉芽肿，溃疡疼痛可影响吞咽。牙龈及牙槽骨因血管炎与肉芽肿而表现为多发性牙龈脓肿、牙槽骨破坏、牙齿松动。

2. 全身症状　发热、体重减轻、乏力、关节痛、肌肉痛，鼻、鼻副窦、肺有坏死性肉芽肿而引起的鼻炎、鼻窦炎、咯血，急性肾功能衰竭，角膜炎、视神经血管炎等。

（二）辅助检查

白细胞增加、血沉增快、γ－蛋白增高、蛋白尿、血尿，腮腺分泌性 IgA 增高。病理活检呈血管炎和坏死性肉芽肿。

【治疗】

注意口腔卫生，及时进行局部对症处理。全身采用肾上腺糖皮质激素和环磷酰胺治疗。

六、干燥综合征

干燥综合征是一种以侵犯外分泌腺为主，以口、眼干燥为常见表现的系统性结缔组织病。

【诊断】

（一）临床表现

1. 口腔表现　唾液量少，舌红、干裂或溃疡，活动不便，咀嚼和吞咽困难，牙齿呈粉末状或小块破碎，龋齿和牙龈炎常见，口角干燥皲裂，口臭明显。腮腺反复肿大，呈松鼠样脸，颌下腺亦肿大。

2. 全身症状 干燥性角结膜炎，鼻腔干燥、结痂，声音嘶哑、痰黏稠，间质性肾炎，皮肤干燥有结节和红斑，浅表淋巴结肿大。

（二）辅助检查

轻度正细胞正色素性贫血，白细胞减少，嗜酸粒细胞增多，可做泪腺功能检查、唾液腺检查、组织病理检查。

【治疗】

保持口腔卫生，及时处理口腔局部症状，适当饮水和用人工唾液，采用毛果芸香碱刺激腺体分泌，并发内脏损害时应用肾上腺糖皮质激素和免疫抑制剂。

七、白塞病

白塞病是一种病因不明的血管炎，典型表现有复发性口疮、阴部溃疡和眼色素膜炎，也可累及皮肤、黏膜、胃肠、关节、心血管系统、泌尿系统、神经系统等。

【诊断】

（一）临床表现

1. 口腔表现 在唇、舌尖、舌缘、齿龈、上下唇内侧、颊黏膜等处，单发或成批出现小结节，发展成溃疡，单个或多个融合，10～14 天自愈，有反复发作的特点。

2. 全身症状 眼损害，尤以反复发作的虹膜睫状体炎伴前房积脓最具诊断特异性，反复发作的生殖器溃疡，会阴、腹股沟、女性外阴、阴道、宫颈或男性阴囊、阴茎等处糜烂及痛性溃疡，反复发作的结节红斑等皮损。皮肤非特异性过敏反应（针刺后出现丘疹或小脓疱）亦为本症特征之一。部分患者有长期发热、关节炎、静脉血栓形成，中枢神经损害。

(二) 辅助检查

血沉增快，白细胞正常或减少，可有贫血，部分患者黏蛋白、唾液酸、α_2－蛋白增高。

【治疗】

保持口腔卫生，处理局部症状。目前尚无满意治疗，只是对症应用肾上腺糖皮质激素、血管紧张素转换酶抑制剂、血管扩张药等。

八、慢性胃炎

慢性胃炎是指任何病因引起的胃黏膜非糜烂性胃炎。

【诊断】

(一) 临床表现

1. 口腔表现 因营养缺乏贫血严重时出现萎缩性舌炎表现，亦可见阿弗他口炎、唇炎、龈炎等。

2. 全身症状 病程迁延，消化不良症状明显，严重者出现贫血等症状。

(二) 辅助检查

胃液分析示A型胃炎胃酸缺乏，B型胃炎不影响胃酸分泌。血清学检查，A型胃炎见抗壁细胞抗体、抗内因子抗体阳性。胃镜及活组织检查可确定慢性胃炎的种类，慢性B型胃炎Hp阳性率达90%以上。

【治疗】

口腔病变对症治疗。Hp感染引起的慢性B型胃炎，胶体次枸橼酸铋（CBS）110～120mg，羟氨苄西林500mg及甲硝唑500mg，3次/日，共2周。慢性A型胃炎无特异治疗，做对症处理。

九、Crohn病

Crohn病又称局限性肠炎、节阶段性肠炎或肉芽肿性小肠结肠炎，是病因未明的胃肠道慢性炎性肉芽肿性疾病，病变多见于末段回肠与邻近结肠，但从口腔至肛门均可受累。

【诊断】

(一) 临床表现

1. 口腔表现 口腔黏膜出现溃疡、小结节，尤以颊沟顽固不愈的线形溃疡、小结节和牙龈颗粒状增生为重要病症。

2. 全身症状 乏力、纳差、发热、腹痛、腹泻、腹块、瘘管、便血、肛门直肠周围病变等多种多样的症状。

(二) 辅助检查

血液检查见贫血、白细胞增多、血沉快，血清白蛋白、钾、钠、钙等均降低，凝血酶原时间延长；便隐血试验阳性。胃肠 X 线钡餐检查、内镜检查及病理活检可明确诊断。

【治疗】

口腔病变对症治疗。全身给予支持治疗与缓解症状的有关治疗；柳氮磺胺吡啶 2～6g/d，分 4 次口服；泼尼松 40～60mg/d，分次口服，或氢化可的松 200～300mg/d，静脉滴注，病情缓解后改用口服；免疫抑制剂硫唑嘌呤 1.5mg/（kg·d），分次口服。必要时手术治疗。

十、胃肠道息肉病综合征

胃肠道息肉病综合征是以累及结肠为主的多发性息肉病，多伴有肠道外表现，且具有遗传性。累及口腔的主要有色素沉着－肠息肉综合征（Peutz-Jegher 综合征）、骨瘤息肉综合征（Gardner 综合征）。

【诊断】

(一) 临床表现

1. 口腔表现 Peutz-Jegher 综合征患者口周颊面部、唇颊黏膜、牙龈、舌体可见黑、棕褐、灰、蓝等色素沉着，似雀斑。Gardner 综合征患者头颅、上下颌可见多发性骨瘤或骨质增生。

2. 全身症状　Peutz-Jegher 综合征患者多在 10 岁前起病，肠道多发性息肉，以小肠息肉最多。手指皮肤亦可见色素沉着，肠黏膜偶见色素沉着，可出现腹痛、腹泻、出血、肠套叠及肠梗阻等症状，可有癌变倾向。

3. 其他　Gardner 综合征患者肠道多发性息肉，以结肠和直肠最多见。蝶骨和四肢长骨亦可见骨瘤，软组织可出现皮脂腺囊肿、脂肪瘤、纤维瘤、平滑肌瘤等，可出现腹痛、腹泻、血便等症状，具有高度癌变倾向。

（二）辅助检查

便潜血阳性，肠镜、消化道造影见多发性息肉。

【治疗】

Peutz-Jegher 综合征患者，恶变率相对较低，一般给予对症治疗，严重并发症如不能控制的出血或梗阻时才考虑外科手术治疗。Gardner 综合征患者，恶变率较高，尽可能手术切除，定期随访。

十一、慢性肾功能衰竭

慢性肾功能衰竭（CRF）是慢性肾功能不全的严重阶段，为各种肾脏疾病持续发展的共同转归，主要表现为代谢产物潴留，水、电解质、酸碱平衡失调和全身各系统症状，又称尿毒症。

【诊断】

（一）临床表现

1. 口腔表现　口腔黏膜苍白、可发生萎缩，晚期口腔可闻尿味、臭味，口腔黏膜可见尿素霜、水肿、糜烂、瘀点、渗血及龈口炎。

2. 全身症状　早期有食欲不振、呕吐、腹泻、贫血、皮肤瘙痒、出血倾向、轻度水肿等表现，后可出现高血压，心力衰竭，心包炎，神经系统症状，肾性骨病，内分泌失调，代谢、水、电解质紊乱及酸碱失衡等，且易并发感染。

（二）辅助检查

贫血、尿常规异常、尿素氮及肌酐升高，二氧化碳结合力降低、电解质紊乱、酸中毒等。

【治疗】

口腔病变对症治疗。治疗基础疾病和防治肾衰恶化，采取限制蛋白饮食、增加高热量摄入、必需氨基酸疗法，对并发症及时处理，必要时进行透析和肾移植。

十二、糖尿病

糖尿病是因胰岛素分泌绝对或相对不足以及靶细胞对胰岛素敏感性降低所引起的临床综合征，常发生糖、蛋白质、脂肪、水和电解质等一系列代谢紊乱，高血糖为其主要标志。

【诊断】

（一）临床表现

1. 口腔表现 口腔黏膜弥漫充血，口干；舌肿大，偶有结节状黄色瘤，有齿痕，舌色深红；牙龈充血、红肿、易出血，牙石多，龈缘呈息肉状肉芽增生，缺乏弹性，龈乳头圆钝，牙周溢脓、口臭明显；部分患者有腮腺无痛性肿大；继发感染和外伤后易出现难治性蜂窝织炎、间隙感染、颌骨骨髓炎。

2. 全身症状 多饮、多食、多尿，消瘦、体重减轻，久病可继发心脑血管、肾脏、眼、神经、皮肤、关节、肌肉症状。

（二）辅助检查

随意血糖≥11. 1mmol/L，空腹血糖≥7. 8mmol/L，糖耐量试验时 2 小时血糖≥11. 1mmol/L。

【治疗】

保持口腔卫生，积极防治口腔感染，对牙周疾患进行妥善处理。调整饮食，合理应用药物和胰岛素进行治疗。

十三、铅中毒

【诊断】

（一）临床表现

1. 口腔表现

（1）急性中毒：口内有金属味、刺痛、灼热感及吞咽困难感。口黏膜变白，但常无铅线。

（2）慢性中毒：口内有金属味、牙龈有硫化铅沿着所致的特征性铅线，常位于尖牙至第一磨牙后颊侧牙龈，由距龈缘1mm处呈宽约1mm的灰蓝色微粒组成，牙齿表面可有棕黑色或墨绿色色素沉着。患者易继发感染而有牙龈炎、溃疡以及溃疡性口炎，部分患者出现两侧腮腺肿大、导管硬化发炎，口腔黏膜也可有灰蓝色斑块状色素沉着等。

2. 全身症状

（1）急性中毒：恶心、呕吐、腹泻、顽固性腹绞痛，还可有肝病，重者肠麻痹、消化道出血、周围神经病、溶血性贫血、高血压和中枢性呼吸循环衰竭等。儿童可有中毒性脑病，出现昏迷、惊厥。

（2）慢性中毒：头痛、乏力，消化不良，有铅毒性腹绞痛、瘫痪、铅毒性神经炎（重者发生铅毒性瘫痪而呈腕下垂、足下垂）、贫血。严重者尚有铅毒性脑病，患者呈癫痫、精神错乱或脑膜炎样表现。少数患者有铅毒性肾炎及高血压。

（二）辅助检查

贫血，周围血液中点彩红细胞、嗜碱性红细胞、网织细胞增多。血铅、尿铅检测、诊断性驱铅试验等。尿铅定量24小时尿铅大于0.15～0.20mg。

【治疗】

注意口腔卫生，积极治疗牙周疾患，切断铅的来源，采用药物驱铅，如$CaNa_2EDTA$、DMSA、青霉胺等。

十四、汞中毒

【诊断】

（一）临床表现

1. 口腔表现

（1）急性中毒：口有金属味，口干、多饮。口腔出现汞毒性口龈炎，黏膜灼痛、刺痛、充血明显，可有溃疡及假膜。常有急性牙周炎，如继发感染可发生坏疽性口炎、牙龈坏死、剥脱，也可出现牙松动、脱落等。

（2）慢性中毒：慢性汞中毒口炎很早出现，流涎、口干，口有金属味，黏膜呈棕红色，牙龈瘀血、出血。牙槽骨萎缩，牙齿松动，部分患者的附着牙龈出现棕黑色或蓝黑色汞线。

2. 全身表现 有腹痛、呕吐、腹泻、便血等消化道症状，严重患者可有间质性肺炎或坏死性肾病与肾功能衰竭。部分患者有神经衰弱症，也可有烦躁不安、幻觉或汞毒性颤动症，后者多见于唇、舌、指、足、四肢有震颤或跳动。

（二）辅助检查

24 小时尿汞 >0.01mg 者，可疑 >0.05mg 者可确诊。

【治疗】

口腔局部对症处理，采用药物小剂量、间歇驱汞，如 5% 二巯丙磺钠 2.5 ~ 5.0ml，肌内注射，1 次/日，连续 3 天，停药 4 天，为 1 个疗程，用药 2 ~ 3 疗程。

十五、肢端肥大症

肢端肥大症是由于垂体细胞腺瘤或增生，使生长激素的分泌量过多，从而导致软组织、骨骼、内脏增生肥大及内分泌代谢紊乱。

【诊断】

（一）临床表现

1. 口腔表现 头面部皮肤粗糙、多毛、变厚、口唇增厚，下颌骨增大而牙体大小正常、牙列稀疏、上颌骨增大不明显，出现反殆、开殆、错殆、颞下颌关节功能紊乱等症状，舌大而厚，语音模糊。

2. 全身症状　一般20～30岁起病，头部软组织增生，额多皱褶，鼻增宽，耳长大，容貌渐趋丑陋，手指足趾变粗，脊椎骨增宽，腰椎前凸；易怒暴躁，头痛失眠，精神紧张；可有血压增高、心脏增大、动脉硬化、肝脾大及基础代谢率增高等。

（二）辅助检查

生长激素水平基础值超过10μg/L，且不受高血糖抑制；生长介素C明显升高；血磷升高，胆固醇、游离脂肪酸偏高；影像学检查发现蝶鞍区压迫、肢端改变等异常。

【治疗】

保持口腔卫生。采用多巴胺促效剂、放射治疗及手术治疗。

十六、垂体性侏儒症

垂体性侏儒症是指儿童期起病的腺垂体生长激素缺乏而导致的生长发育障碍。

【诊断】

（一）临床表现

1. 口腔表现　颌面发育迟缓，但比例匀称，上下颌骨体积小，牙齿萌出迟缓，乳牙残存，牙列不齐，X线示根尖闭锁不全。

2. 全身症状　婴儿或儿童期起病，生长速度极为缓慢，身材矮小，智力正常。至青春期性器官不发育，第二性征缺如。

（二）辅助检查

生长激素测定低于正常或测不出。

【治疗】

保持口腔卫生，对错殆畸形进行矫治。应用生长激素、人绒毛膜促性腺激素治疗。

十七、甲状腺功能亢进症

甲状腺功能亢进症是指由多种病因导致的甲状腺功能增强，分泌过多甲状腺激素所导致的临床综合征。

【诊断】

（一）临床表现

1. 口腔表现 牙齿萌出提前，易患龋齿和牙周病，口腔有灼痛感或麻木感，伸舌出现纤细震颤。

2. 全身症状 女性多见，食欲亢进、消瘦、怕热多汗、疲乏无力等高代谢症状，心悸、易怒、肌震颤等交感神经兴奋症状，约50%的患者有突眼、甲状腺常肿大并有血管杂音。

（二）辅助检查

血清甲状腺激素测定TSH免疫放射测定、促甲状腺激素释放激素兴奋试验、甲状腺摄^{131}I率、三碘甲状腺原氨酸抑制试验、甲状腺刺激型抗体测定等。

【治疗】

保持口腔卫生，对龋病和牙周病进行治疗。患者应休息，补充足够的热量和营养，应用抗甲状腺药物，如甲基硫氧嘧啶、丙基硫氧嘧啶、甲巯咪唑、卡比马唑等进行治疗；还可应用复方碘溶液、普萘洛尔等；亦可应用^{131}I治疗；必要时慎重选择手术治疗。

十八、甲状腺功能减退症

甲状腺功能减退症是由多种原因引起的甲状腺激素合成、分泌或生物效应不足所致的一组内分泌疾病。功能减退起于胎儿或新生儿者，称呆小病或克汀病；起于儿童者，称幼年甲减；起于成年者，称成年型甲减。严重时各型均表现为黏液性水肿。

【诊断】

（一）临床表现

1. 口腔表现　儿童患者颜面苍白、唇厚流涎、舌大外伸，言语不清；牙齿发育延迟，萌出晚，易出现错殆及龋齿。成人患者龋齿、龈炎、牙周病发病率，牙根异常吸收，修复再生力差，局部治疗效果不良。口齿不清，舌大唇厚，发音嘶哑。口腔易患念珠菌感染。

2. 全身症状　儿童患者体格、智力发育迟缓，表情呆滞，眶周水肿，眼距增宽，呈侏儒体态。成人患者畏寒、乏力、动作迟缓、体温低、食欲减退，但体重无明显减轻，面色苍白、眼睑水肿、皮肤干燥、粗糙、脱屑、毛发脱落，出现神经、精神、心血管、消化、内分泌等系统症状。

（二）辅助检查

甲状腺功能检查。

【治疗】

保持口腔卫生，用2%～4%碳酸氢钠液和制霉菌素糊剂治疗口腔念珠菌感染。及早采用替代治疗，如左旋甲状腺素、甲状腺片等；并针对病因进行治疗及预防。

十九、甲状旁腺功能减退症

甲状旁腺功能减退症是由于甲状旁腺素分泌过少而引起的一组临床症群。

【诊断】

（一）临床表现

1. 口腔表现　小儿甲旁减可出现牙釉质发育不全，牙面成线状或点状缺陷，易发生错殆。较易发生白色念珠菌。

2. 全身症状　轻症患者感受异常，肢端和嘴部麻木和刺痛，严重者出现低钙搐搦症状。患者还可有皮干脱屑、毛发粗糙干燥脱落、白内障、恐惧、焦虑、智力减退、烦躁、抑郁等症状。

（二）辅助检查

血钙低（常低于2.0mmol/L），血磷升高（常高于2.0mmol/L）。

【治疗】

保持口腔卫生，用2%～4%碳酸氢钠液和制霉菌素糊剂治疗口腔念珠菌感染。补充维生素D与钙剂，使血清钙基本接近正常，血清磷降低，防止手足搐搦发作。

二十、皮质醇增多症

皮质醇增多症又称Cushing综合征，是肾上腺皮质分泌过量的糖皮质激素（主要是皮质醇）所致。

【诊断】

（一）临床表现

1. 口腔表现　颜面口唇口腔黏膜可出现棕褐色色素沉着，且口腔易发生念珠菌感染，口腔肌肉群活动度低。

2. 全身症状　表现为满月脸，多血质外貌，向心性肥胖、皮肤紫纹、痤疮、高血压和骨质疏松等。皮肤菲薄，易出现瘀斑、紫纹、色素沉着、多毛、骨质疏松、性功能障碍、神经－精神障碍、代谢紊乱等。

（二）辅助检查

24小时尿17-羟皮质类固醇（17-羟）在55nmol以上，24小时尿游离皮质醇多在304nmol以上。还可做小剂量地塞米松抑制试验。

【治疗】

根据不同病因和患者的具体情况选择适当治疗手段，如手术、放疗、药物治疗等。

二十一、肾上腺皮质功能减退症

慢性肾上腺皮质功能减退症分为原发性及继发性两类，原发性者又称 Addison 病，由于自身免疫、结核、真菌的感染或肿瘤、白血病等原因破坏双侧肾上腺的绝大部分引起肾上腺皮质激素分泌不足所致。继发性者指下丘脑－垂体病变引起促肾上腺皮质激素不足所致。

【诊断】

（一）临床表现

1. 口腔表现　口腔黏膜色素沉着常见于唇、颊、牙龈、舌缘和舌尖等部位，是本病早期出现的症状，呈深棕色或蓝黑色，形状可为斑点状或条索状等不规则形状。

2. 全身症状　皮肤黏膜广泛色素沉着，摩擦处、掌纹、乳晕、瘢痕处尤为明显。患者可有体虚、消瘦、低血压、食欲不振、恶心、腹泻等症状，女性月经失调或闭经，男性性功能减退。

（二）辅助检查

血液检查出现正细胞、正色素性贫血，中性粒细胞减少、淋巴细胞及嗜酸粒细胞增多、低血钠、高血钾；ACTH 兴奋试验具诊断价值。

【治疗】

注意口腔卫生，采用糖皮质激素替代治疗，补充食盐及盐皮质激素，控制感染，及时抢救肾上腺危象。

二十二、缺铁性贫血

缺铁性贫血是体内用来合成血红蛋白的储存铁缺失，使血红素合成量减少而形成的一种小细胞低色素贫血。

【诊断】

（一）临床表现

1. 口腔表现　口腔黏膜苍白、萎缩、舌炎、舌灼痛。口干，刺激敏感，自觉有异物感，舌背丝状乳头和菌状乳头消失，部分患者出现舌炎、溃疡，伴有味觉迟钝或丧失。出现口角炎、舌炎、舌乳头萎缩、咽下困难或咽下时梗阻感时，称普－文综合征，是缺铁性贫血特殊表现之一。

2. 全身症状 疲乏无力、面色苍白、心悸、头晕眼花，食欲不振、便稀或便秘、皮肤干燥、发无光泽且易断、指甲扁平或反甲，严重者有神经痛、末梢神经炎，甚至出现心脏病。

（二）辅助检查

血红蛋白减少，血清铁（SI）$<500\mu g/L$，总铁结合力$>4500\mu g/L$，缺铁性贫血属低色素小细胞贫血。

【治疗】

保持口腔卫生，对症处理口腔局部症状。明确病因，食用含铁高的食物和富含维生素C的食物，口服铁剂，如硫酸亚铁0.2～0.3g，3次/日；富马酸亚铁0.4g，3次/日；维生素C，100mg，3次/日。

二十三、巨幼细胞贫血

巨幼细胞贫血是叶酸和（或）维生素B_{12}缺乏引起的一种大细胞贫血。

【诊断】

（一）临床表现

1. 口腔表现 舌炎症状明显，急性期表现为舌尖、舌侧缘或舌背黏膜发红，呈现牛肉色，称“牛肉舌”。剧痛，可见小血疱、沟纹样舌裂糜烂；急性期后出现丝状乳头和菌状乳头消失，舌面光滑，称“镜面舌”，部分患者伴有味觉功能减退或消失，称为亨特舌炎或莫列舌炎；吸烟患者可出现白斑。

2. 全身症状 疲乏无力、面色苍白、心悸、头晕眼花，泌尿系统感染多见，少数出现肝、脾大。

（二）辅助检查

白细胞、血小板减少，中性粒细胞呈多分叶状，血液检查呈大红细胞贫血，骨髓检查可见典型巨幼红细胞。血清维生素 B_{12} <73.78pmol/L，血清叶酸 <6.8～9.1nmol/L。

【治疗】

保持口腔卫生，对症处理口腔局部症状。食用富含叶酸和维生素 B_{12} 食品；口服叶酸每次 5～10mg，3 次/日；肌内注射维生素 B_{12} 100μg，1 次/日；必要时补充铁剂。

二十四、再生障碍性贫血

再生障碍性贫血是由多种原因致造血干细胞的数量减少和（或）功能异常，从而引起红细胞、血小板减少的一种综合征，临床表现为贫血、感染和出血。

【诊断】

（一）临床表现

1. 口腔表现　口腔黏膜苍白，可见紫色瘀点、瘀斑或血肿；黏膜易反复感染发炎，严重者可发生黏膜坏死性溃疡、咽部溃疡或坏死性龈口炎。

2. 全身症状　疲乏无力、面色苍白、心悸、头晕眼花；急性再障患者常出现严重的出血与感染，严重者可出现败血症，慢性再障多以贫血、感染就诊。

（二）辅助检查

全血细胞减少，血液检查可见粒细胞减少、血小板减少、出血时间延长及血块收缩不良，骨髓活检见红髓脂肪变。

【治疗】

保持口腔卫生具有重要意义，口腔漱洗减少感染机会，对口腔 >1cm 的血肿、糜烂、溃疡应及早处理。积极抗感染，急性和重型再障可采取骨髓移植和（或）应用免疫抑制剂；慢性再障采用雄激素治疗，同时改善微循环，必要时行脾切除。

二十五、粒细胞缺乏症

粒细胞缺乏症是指外周血中性粒细胞完全缺乏或低于$0.5\times10^9/L$时成为中性粒细胞缺乏症（或粒细胞缺乏症）。

【诊断】

（一）临床表现

1. 口腔表现 口腔黏膜和咽喉部常有坏死性溃疡，重者可呈灰黑色坏疽状；牙龈和口腔黏膜易继发感染，出现坏死性龈口炎，牙龈坏死，常有腐败性口臭、局部疼痛、流涎、淋巴结肿大和低热等症状。症状轻者以复发性口腔溃疡和牙周病为特点。

2. 全身症状 多有药物或化学毒物通过免疫反应引起，起病急，突然畏寒、高热、头疼乏力，甚至有衰竭、脓毒血症等。

（二）辅助检查

白细胞低于$2.0\times10^9/L$，中性粒细胞比值极度减少。骨髓检查各阶段粒细胞几乎找不到。

【治疗】

保持口腔卫生，减少口腔感染机会，对症处理口腔症状。去除病因，采用抗生素积极控制感染，应用促粒细胞生成药物。

二十六、白血病

白血病是指造血干细胞受损，致使在骨髓和其他造血组织中白血病细胞大量增生聚集，并浸润其他器官和组织，而正常造血受抑制的恶性疾病。

【诊断】

（一）临床表现

1. 口腔表现 牙龈增生、肥大、水肿，外形不整齐，质地松软；牙龈及口腔黏膜可见自发性出血或出现瘀点、瘀斑或血肿，有时亦可见黏膜苍白、大的不易愈合的表浅性溃疡等；继发感染可出现龈炎、假膜、口臭，甚至牙龈坏死；拔牙、洁治术后出血不止。

2. 全身症状　疲乏无力、面色苍白、发热、出血，本病可见全身淋巴结肿大、肝脾大、气管浸润等。

（二）辅助检查

血象、骨髓象可见白细胞异常增多，亦可做细胞生化、免疫学检查等。

【治疗】

注意口腔卫生，防止继发感染，纠正贫血，控制出血，采用药物进行联合化疗，条件允许可做骨髓移植。

二十七、血小板减少性紫癜

血小板减少性紫癜是指外周血血小板减少，引起皮肤、黏膜、甚至内脏出血的病症。

【诊断】

（一）临床表现

1. 口腔表现　口腔黏膜易出现瘀点、瘀斑、血肿，破裂后可见边缘清楚的圆形或椭圆形糜烂面或溃疡面。早期见牙龈自发性出血或拔牙、刮治等小手术后过度出血，伴血腥臭味，轻微外力刺激可加重出血。

2. 全身症状　急性型多有呼吸道感染史，特别是病毒感染、畏寒、发热；皮肤、黏膜大小不等的出血点、瘀斑，以下肢多见，可有鼻出血、女性月经过多等。严重者可出现视网膜、颅内、消化道、泌尿系等的大出血。

（二）辅助检查

血小板减少，出血时间延长而凝血时间正常，毛细血管脆性试验阳性。骨髓巨核细胞数增加或正常。

【治疗】

保持口腔卫生，控制口腔内的出血。应用糖皮质激素、免疫抑制剂进行治疗，必要时可行脾切除。

二十八、麻疹

麻疹是由麻疹病毒引起的急性呼吸道传染病，以婴幼儿最常见。

【诊断】

（一）临床表现

1. 口腔表现 ①前驱期，幼儿软腭、硬腭弓可出现一过性红色细小丘疹，起病2～3日可于双侧近臼齿颊黏膜处见0.5～1mm大小的细砂样灰白色小斑点，周围绕以红晕，称麻疹黏膜斑（Koplik斑），是诊断麻疹的早期特异性体征。黏膜斑可逐渐增多，互相融合，此时与鹅口疮甚为相似。②出疹期，舌乳头红肿，有时似猩红热的杨梅舌，重症患者口腔黏膜出现瘀点或瘀斑。咽部红肿疼痛明显。③恢复期，口黏膜逐渐恢复正常。

2. 全身症状 前驱期，3～5日，有发热、上呼吸道卡他症状，流鼻涕、喷嚏、刺激性干咳、畏光、流泪、眼结膜充血，全身不适、精神不振甚至意识障碍等全身中毒症状。出疹期3～5日，高热，精神不振，自耳后、颈部出现玫瑰色斑丘疹，后延及面部并迅速蔓延到全身，皮疹之间可见正常皮肤，肝、脾、淋巴结可肿大。恢复期，2～3周，皮疹依出疹顺序逐渐消退，热退，伴麦麸状细微脱屑，留下棕色色素沉着，后痊愈。

（二）辅助检查

白细胞计数常减少。

【治疗】

保持口腔卫生，注意休息，做好隔离，给予易消化高营养饮食，对症治疗，预防并发症。

二十九、猩红热

猩红热是由β型A组溶血性链球菌引起的急性传染病，

儿童多见。

【诊断】

（一）临床表现

1. 口腔表现

（1）前驱期：咽炎红肿、疼痛，有白色渗出物，可累及悬雍垂和软腭，颈淋巴结肿大。

（2）出疹期：面红、唇周呈苍白；舌体水肿增大，部分患者有灰白色苔膜，舌乳头肿大，称“白杨梅舌”，继之苔膜剥脱，舌面呈牛肉样，菌状乳头红肿，呈典型的“杨梅舌”，咽及扁桃体鲜红，软腭出现红疹。

（3）脱屑期：自面、颈部开始脱屑，后遍及全身。

2. 全身症状　高热、呕吐、厌食等中毒症状。出疹期，先从面、颈、胸背开始，后遍及全身，皮疹呈弥漫状、猩红色，且略高出皮面，有红晕环绕。脱屑期，约第7天起，自面、颈、胸、背起开始脱屑，继而遍及全身，手心、足底、指、趾部最明显，此种脱屑有重要诊断意义。

（二）辅助检查

白细胞计数增多，鼻咽分泌物可培养出病原菌。

【治疗】

保持口腔卫生，注意休息，做好隔离，给予易消化高营养饮食；应用抗生素治疗，首选青霉素。

三十、白喉

白喉是由白喉杆菌引起的急性传染病。

【诊断】

（一）临床表现

1. 口腔表现　①咽白喉，初发时扁桃体充血、红肿，出现迅速发展的薄膜样白色渗出物，逐渐形成大片白色假膜，并转为灰白或蓝绿色，不易拭去，强行剥离可引起出血。口腔有腐臭味，颈淋巴结可有轻度或明显的肿痛。②鼻白喉，初为浆液血性鼻涕，后转为脓涕，可引起鼻孔周围及上唇表皮剥脱。鼻咽白喉可由重症扁桃体白喉扩散而来。③喉白喉，此型多见于幼儿，常由咽白喉蔓延而来，临床上出现声音嘶哑、气急等上呼吸道梗阻的症状。

2. 全身症状 有咽、喉、鼻等处假膜形成，有发热、厌食、恶心、呕吐、头疼等全身中毒症状，严重者可并发心肌炎和周围神经瘫痪。

（二）辅助检查

局部假膜分泌物涂片找白喉杆菌、毒力试验阳性，白细胞总数升高，中性粒细胞增高。

【治疗】

保持口腔卫生，注意休息，做好隔离，给予易消化高营养饮食；及时应用白喉抗毒素和青霉素治疗；气道堵塞者，行气管切开术。

三十一、念珠菌病

念珠菌病是由白色念珠菌或其他念珠菌引起的条件致病菌病，多见于长期应用肾上腺皮质激素、抗癌药和抗生素的患者，亦易并发于消耗性和营养代谢障碍性疾病以及免疫功能异常的患者。

【诊断】

（一）临床表现

1. 口腔表现 典型者为鹅口疮（俗称雪口），于舌、颊、软腭、口底等处出现散在点状或融合成条片状的凝乳状白色假膜、不易剥离，刮下假膜后局部黏膜充血、水肿、灼痛，重者延及全口，间或表现为黑毛舌样。

2. 全身症状 有系统性疾病的相应症状，全身均可感染。严重念珠菌可波及肺、脑、阴道等处，甚至发生败血症。

（二）辅助检查

口腔黏膜涂片找到念珠菌孢子和菌丝，念珠菌素皮试，气相色谱检测血清甘露糖浓度。

【治疗】

注意口腔卫生，局部涂搽抗真菌膏剂。去除病因，全身应用抗真菌药物，如制霉菌素、两性霉素 B 及咪唑类药物。

三十二、麻风

麻风是由麻风杆菌引起的慢性传染性肉芽肿瘤。

【诊断】

（一）临床表现

1. 口腔表现 具有慢性进行性破坏的特点，腭部、悬雍垂可出现坏死性溃疡、穿孔、纤维增生；唇肥厚或有结节红斑，可形成溃疡、瘢痕，以致张口困难；舌部呈结节样浸润而增大，乳头消失，表面呈银灰色条索状隆起；可有慢性龈炎、牙周炎、牙龈萎缩、牙齿脱落。

2. 全身症状 主要侵犯皮肤及周围神经，可见斑丘疹、结节、浸润、溃疡、发脱落、汗闭，浅感觉障碍明显，末梢神经干粗大，后者多见于颈、耳大、桡、尺、腓总神经。典型瘤样麻风呈“麻风狮面”。

（二）辅助检查

病理活检、患处涂片找麻风杆菌、麻风菌素试验等。

【治疗】

局部对症处理。采用联合疗法，应用防治麻风病的药物，如氨苯砜、利福平和氯法齐明等，行全身抗麻风治疗。

三十三、结核

结核是由结核杆菌引起的感染性疾病。口腔结核可因病程、抵抗力和传染方式不同而有不同表现。

【诊断】

(一) 临床表现

1. 口腔表现

(1) 口腔结核性溃疡：继发于开放性肺结核，多见于舌，唇、颊、牙龈、腭部的口腔黏膜，初为小结节，后溃破成边缘不齐，潜凹状溃疡，溃疡表面可见粟粒状结节、污秽的灰白色假膜，基底和边缘不硬。也可呈肉芽肿性病变。少数患者颊黏膜、软腭可发生寻常狼疮，呈红色小结节，融合溃破则发生结核性溃疡，活检可确诊。

(2) 颈淋巴结核，俗称“瘰疬”。

(3) 颌面部冷脓疡。

(4) 颌骨结核性骨髓炎。

2. 全身症状 低热、倦怠、无力、食欲减退、面颊潮红等，不同系统的结核可有相应系统的表现。

(二) 辅助检查

结核菌素试验、结核菌检查等。

【治疗】

保持口腔卫生，对口腔症状对症处理。全身采用抗结核化学药物治疗和对症治疗，根据需要采用手术治疗。

三十四、梅毒

梅毒是由梅毒螺旋体引起的接触性传染病，属性病。

【诊断】

(一) 临床表现

1. 口腔表现

(1) 下疳期，口内在唇部、舌、龈及硬腭处可见，初为质硬的浸润结节，后可糜烂、溃疡。

(2) 斑疹期，唇、舌、腭等处可出现红色色斑疹或灰白色稍隆起的梅毒黏膜斑，梅毒性口角炎。

（3）第三期，上腭出现梅毒性树胶样肿，破坏腭骨与口鼻相通，上颌牙脱落；舌呈小叶状膨隆，质如橡皮；还可有梅毒性舌炎、乳头消失、舌光滑或皱纹，晚期形成梅毒性白斑；累及颞下颌关节则疼痛，活动受限。

2. 全身症状　①下疳期，外生殖器出现硬下疳。②斑疹期，全身性斑疹、淋巴结肿大、骨痛。③第三期，皮肤树胶样肿，眼色素层炎、视神经炎、梅毒性心脏病、脊髓痨等。

（二）辅助检查

梅毒螺旋体血凝试验、梅毒螺旋体制动试验、荧光螺旋体抗体吸收试验、梅毒螺旋体检查、组织病理检查等。

【治疗】

保持口腔清洁，局部应用消炎含漱剂、抗生素涂搽。全身应用苄星青霉素 G、普鲁卡因青霉素 G 或盐酸四环素治疗。

第二节　全身易感因素对口腔疾病的影响

（一）社会心理因素

现代研究表明，社会心理因素与各类疾病发生、发展以及预后的作用密切相关，现代医学也由传统单一的生物模式转向了生物 - 心理 - 社会模式。社会心理压力可能通过以下两方面对牙周炎造成影响：①长期的社会心理压力可改变患者的行为方式和牙周环境。如吸烟量增加、过度饮酒、不注意口腔卫生等，均可使口腔内环境发生改变，卫生状况恶化，加重牙周组织破坏。②长期的社会心理压力可影响神经内分泌及免疫功能。压力和紧张可增加糖皮质激素、促肾上腺激素、生长激素、去甲肾上腺素的分泌，同时又能促进细胞因子（如 IL-1β、IL-6、IL-8、TNF-α）、前列腺素等免疫介质的释放，对宿主的防御系统产生影响。

（二）吸烟

吸烟是导致人类许多疾病的重要致病因素之一。其对健康的影响，既有局部作用也有全身影响。大量研究证实吸烟为重度牙周炎的高危因素，作用机制可能在于：①影响免疫系统，降低中性粒细胞的趋化和吞噬功能，减少血清 IgG、IgM 和 SIgA 的水平。②降低局部氧张力，影响牙周菌群。③加重牙周临床症状，增加疾病严重程度，如菌斑、牙石增多，舌侧牙龈退缩等。但烟草中的尼古丁等有害物质能刺激牙龈血管收缩，使血流量减少，致牙龈上皮角化增厚，出血反而不明显。④抑制成纤维细胞生长，影响牙周治疗效果。尼古丁影响成纤维细胞的代谢、增殖，抑制纤维结合素与Ⅰ型胶原合成及在牙根表面的附着，导致牙周附着丧失，还可影响成骨细胞，导致骨质疏松和骨吸收。

（三）遗传因素

遗传学上将由多种复杂因素共同作用引起的疾病称为多基因病，其病因为多个微小基因的作用累加而成，且受环境因素的影响较大，并不遵循严格的遗传模式。在牙周炎的发病过程中，存在着多因素的交互作用，单纯的遗传因素不会引起牙周病，但一些特定染色体的特异基因位点的变异，可增加宿主对牙周炎的易感性，并影响和改变宿主对微生物的反应。研究发现，约 50% 的患严重牙周炎的危险性与遗传有关，如 IgG2 基因型反应缺陷、FcγRⅡa 基因簇、IL-1 基因簇的多态性等，会显著提高患严重牙周炎的危险性。增加牙周炎危险的遗传性疾病有周期性或持久性白细胞减少症、白细胞黏附缺陷病、掌跖角化－牙周破坏综合征、Chediak-Higashi 综合征等。这些疾病均具有 PMN 数目或功能异常，因而大大增加了牙周炎的易感性。

（四）中性多型性粒细胞功能障碍

中性多型性粒细胞是维护牙周组织健康的重要防御细胞，

在炎症反应过程中发挥着抗炎与致炎的双重作用。当细菌入侵时，PMN在趋化因子的作用下，为内皮细胞表面的黏附分子家族成员整合素和选择素所启动，移出血管壁并趋化至感染部位，识别并吞噬细菌，最后在细胞内将细菌杀死和消化。如果PMN趋化、黏附或吞噬功能降低或有缺陷，将影响PMN向炎症部位聚集，影响牙周组织的防御功能；即使PMN能到达炎症部位，由于其杀菌功能异常，也会阻碍PMN防御功能的发挥。

（五）性激素

人体内激素水平的高低对牙周疾病的发生和发展有重要的影响。大量研究证明牙龈组织中存在着性激素的受体，牙龈是某些性激素的靶器官，性激素可在牙龈组织内代谢，并通过牙龈对牙周疾病的形成发挥作用。青春期、妊娠、妇女绝经后，性激素水平波动较大，牙龈炎症明显，现其机制可能在于：①在性激素水平升高时，一方面其可作为某些细菌的营养物质，使部分龈下菌丛生长加速，细菌之间的平衡被破坏；另一方面可导致牙龈毛细血管扩张充血，血管通透性增强，炎症细胞和液体渗出增多，这些都会使炎症加重。②性激素水平降低时，龈沟液中IL-6、IL-8水平升高，纤维溶解系统平衡被打破，破骨细胞活跃，骨密度降低。③性激素水平的改变，可以通过性激素受体直接对牙周其作用产生影响。

（六）骨质疏松症

骨质疏松症是以骨量减少、骨组织的微细结构受损为特征的系统性疾病，可表现在全身骨骼系统中。而作为全身骨骼一部分的颌骨，其骨质的丧失被许多学者认为是骨质疏松症在口腔疾病中的表现。流行病学调查发现骨质疏松症和牙周炎有着一些共同的危险因素，如年龄、吸烟、营养不良、疾病影响、药物和免疫力低下等；又有研究发现患有严重骨质疏松症的妇女无牙颌的发病率高，且剩余牙槽骨吸收的危险性较大。这些提示骨质疏松症和牙周炎存在一定的相关性，但确切关系尚无定论。

（七）艾滋病

艾滋病是由人类免疫缺陷病毒（HIV）感染所致的传染性疾病，具有传播速度快，波及地区广和病死率高的特点。艾滋病患者口腔症状出现早，牙周疾病发病率高、进展迅速，且病损严重，其牙周病损有龈缘红线、坏死性溃疡性牙龈炎、坏死性溃疡性牙周炎等。艾滋病患者易患牙周疾患的原因可能在于患者体内 Th 细胞量锐减，细胞免疫严重受损，免疫功能明显下降，细菌等微生物的感染机会增多，牙周症状加重的原因。

（八）糖尿病

糖尿病患者易患牙周疾病亦是被广泛接受的观点，尤其是在血糖未得到良好控制的患者更为严重，牙周病被称为糖尿病的第六并发症。糖尿病本身并不引起牙周病，而是由于糖尿病患者的一些病理改变，使牙周组织对局部致病因子具有易感性，导致牙周组织破坏加重。

糖尿病可能通过以下方面影响牙周病：①微血管病变。糖尿病的血糖升高影响正常的血流，使血小板黏附、聚集加强，抗凝血因子减少，红细胞脆性增加，造成组织缺氧、血管内皮损伤，有利于细菌及其毒素的侵袭和感染的发生。②中性粒细胞（PMN）趋化功能降低。糖尿病患者的中性粒细胞（PMN）趋化功能、黏附功能、吞噬功能和杀菌功能下降，使其抗感染能力减弱。③胶原代谢紊乱和营养代谢障碍。糖尿病可影响胶原的合成、成熟和降解，甚至影响胶原分子本身的结构，胶原的瓦解和破坏是牙周病进程中的主要环节。④终末糖基化产物 AGEs 的影响。AGEs 可对多种组织细胞的形态和功能引起损害，包括细胞外基质和细胞本身功能，如胶原合成破坏、微血管狭窄甚至堵塞等。⑤牙周细菌等微生物共生关系发生改变。糖尿病机体代谢发生改变，牙周微环境变化，高糖状态为龈下细菌过度生长提供了丰富的营养，各种微生物间、微生物与宿主间的共生关系改变，导致牙周病发病率增加，牙周炎发展迅速。⑥人类白细胞抗原(HLA)。研究发现糖尿病患者与HLA相关，而快速进展型牙周炎患者80%具有HLA抗原，由此可见共同的HLA抗原，增加了糖尿病患者的牙周炎易感性。

第十四章 口腔颌面部检查

第一节 口腔颌面部常规检查

口腔颌面部检查是诊断和治疗口腔疾病的基础，只有在经过认真详细的检查后，才可能对疾病有清楚的认识，做出正确、适当的判断，从而进行有效的治疗。口腔检查就是根据采集的病史和运用各种检查方法以了解致病原因，掌握病情的发生、发展过程，再经过综合分析和判断，作为合理诊断和治疗的依据。口腔疾病和身体各个系统有着密切的联系，很多口腔疾患可以引起全身的变化，出现全身的症状，而某些全身疾病也可以首先在口腔出现症状就诊于口腔科。因此口腔检查是全身检查的一部分，在检查中必须有整体观念，除着重检查牙齿、牙周、口腔黏膜和颌面部组织外，必要时应做全身检查。

口腔检查的方法包括常规检查方法和特殊检查方法两大类。常规检查方法包括问诊、视诊、探诊、叩诊、扪诊等，特殊检查方法包括 X 线检查、活体检查、穿刺、化验、电活力及冷热诊试验、染色等。

一、口腔颌面部常规检查基本条件

（一）口腔颌面部检查的基本设备

口腔检查的基本设备是综合治疗椅。检查前的准备，诊室清洁、安静、自然光线充足。医师坐在医师座椅上采取坐位，两脚平放地面，两腿平行分开，大腿和双肩与地面平行，头、颈、胸、背、腰部呈自然直立位，前臂弯曲，双肘关节贴近腰部，其高度应与患者口腔高度在同一水平面上。术者的视线与患者的口腔应保持适当的距离，一般为 20 ~ 30cm。医生活动的范围为自患者头顶后方到右前方约 60°。标准是使医师的各个部位均保持在肌肉的张力较小、能持续进行口腔治疗工作而不感觉疲劳、自觉最舒服的体位上。患者半卧位或平卧位，调节患者位置，使患者头部与术者的肘部在同一水平，头部沿矢状位可左右移动。治疗上颌牙时，使上颌平面与地面成 45°角。治疗下颌牙时，使下颌平面与地面尽可能平行。

（二）口腔颌面部检查的基本器械

口腔检查的基本器械是口镜、探针和镊子。

1. 口镜　主要有三种用途：①反映视线不能直视部位的影像。如牙齿的远中面、舌面和上颌牙的𬌗面、根管口等。②可用以反向或聚集光线到检查部位，增加局部照明，必要时可用凹面口镜放大影像。③用以牵引或拨压唇、颊、舌等软组织充分暴露术野以利检查或手术，遮挡舌颊等软组织，防止在治疗过程中被损伤。其柄端亦可作叩诊之用。

2. 探针　用以检查龋洞、牙齿感觉过敏区，探测牙周盲袋和窦道等。可根据需要选择不同形式的探针，而牙周袋和窦道则应用钝头和带刻度探针。

3. 镊子　口腔专用镊子头部弯曲，尖端较细且夹紧后对合严密，可以在口腔狭小的空间内操作，并保证夹持牢靠。用于夹取棉球、拭净被检查部位或涂药、取除异物和检查牙齿动度、柄也可用作叩诊检查。

二、口腔颌面部检查基本方法

1. 问诊　问诊是医师通过对患者或相关人员的系统询问

获取病史资料，经过综合分析而做出临床判断的一种诊法。问诊是病史采集的主要手段。通过问诊所获取的资料对了解疾病的发生、发展、检查诊治经过，患者过去健康状况，曾患疾病的情况，家庭成员健康状况及对目前所患疾病的诊断具有极其重要的意义，也为随后对患者进行体格检查和各种诊断性检查的安排提供了最重要的基本资料。问诊主要了解患者的主诉、现病史、既往史和家族史。

2. 视诊 通过医师的视觉观察，对疾病有一个初步的印象及判断。应按一定顺序，先检查主诉部位，然后全面检查其他部位。如颌面部是否对称，有无畸形、肿胀、包块等，牙的色泽、排列、数目、形态、龋齿、残冠、残根、牙齿或牙列缺失等，牙龈颜色、形态和质地有无改变等。

3. 探诊 利用牙科探针探查牙齿及软组织的病变、范围和反应情况，探诊的内容：牙体缺损部位、范围深浅、质地软硬、敏感及露髓与否；充填体边缘密合程度、有无继发龋及充填体悬突；牙面的敏感点部位和敏感程度；皮肤或黏膜的感觉过敏或迟钝；麻醉的效果；皮肤或黏膜瘘道的深度、方向、有无渗出、瘘道液性质、是否贯通口腔；能否触及粗糙骨面或可移动的死骨块、异物等。必要时可在瘘管内注入染色剂（如亚蓝）或插入诊断丝行放射检查，以进一步明确其走向。

4. 叩诊 叩诊是用口镜、镊子的柄部从垂直和侧方叩击牙齿，先叩正常对照牙，后叩患牙，一般以邻牙作对照。叩诊力量宜先轻后重，一般以叩诊正常牙不引起疼痛的力量为适宜力量。根尖和根周牙周膜的健康状况由叩诊后患牙是否疼痛和叩诊牙齿时发出声音的清或浊来辨别。垂直叩痛提示急性根尖周炎；水平或侧方叩痛提示根侧牙周膜炎。检查牙齿劈裂的部位可由不同方向叩诊后的疼痛来判定。叩诊记录通过患牙对叩诊的反应，按其与正常牙反应的比较，分别定为：

叩痛（－）	用适宜力量叩诊反应同正常牙
叩痛（±）	用适宜力量叩诊引起不适
叩痛（＋）	重叩引起轻痛
叩痛（＋＋＋）	轻叩引起剧烈疼痛
叩痛（＋＋）	叩痛反应介于（＋）和（＋＋＋）之间

5. 触诊（扪诊）　口外触诊：可用单手触诊，也可双手分别在左右侧做对比检查，或对口底及颌下区病变双手分别在口内、外联合触诊检查。以了解病变区皮肤温度、硬度和弹性，病变范围和深度，有无压痛、波动感等。如有肿块，应注意其质地、边界、大小、形态、硬度、部位、深浅、活动度以及与深部组织和皮肤的关系，有无异常搏动及压缩等。

口内触诊：多用单个手指，应戴指套或手套，动作要轻柔；口内双指触扪脓肿的波动感，唇颊部的病变用双指扪诊。扪诊牙齿动度时，用手指同时置于患牙及相邻正常牙的牙颈和龈缘部，让患者做不同方向咬合运动，手指可以感觉出患牙所受咬合力的大小和异常动度。

触诊的内容包括肿物的位置、大小、边界、活动度、压痛等；淋巴结的大小、数目、活动、有无粘连；牙齿的动度；牙龈的压痛、肿胀、范围及波动感；口腔黏膜的质地等。

6. 咬诊　通过咬诊检查牙齿有无根尖和牙周膜的病变以及有无牙隐裂，牙齿有无咬合创伤、咬合干扰及早接触点，确定早接触点在牙齿上的部位。咬诊包括以下几种检查方法。

（1）空咬法：嘱患者咬紧上下牙或做各种咀嚼运动，同时注意观察牙齿有无疼痛、活动和牙龈颜色是否改变。

（2）咬实物法：用棉卷或棉签放在上下牙齿中间，嘱患者咬合，先检查正常牙，再检查患牙，根据患牙是否疼痛而明确是否有隐裂、根尖或牙周组织病变。

（3）咬合纸法或咬蜡片法：检查患者的咬合情况时，使用薄咬合纸或蜡片，分别对患牙正中和非正中位进行咬诊。根据牙面咬合着色的位置、着色深浅和蜡片咬合后变薄或穿破、透光的位置、深浅，判断咬合干扰的位置和程度。一般在咬面的蓝色印迹比较均匀，若有浓密蓝点且范围较大、甚至将纸咬穿，该处牙面可呈中心白点而周围蓝色，即为早接触点。重复检查时应先将蓝点擦去，以免蓝点过多不易辨别。咬合纸还可用于前伸或侧向的检查。若能用蓝色咬合纸做正中，红色咬合纸做非正中检查则更为方便。

7. 牙齿松动度检查法 检查前牙时用镊子夹住切缘晃动，检查后牙时，将镊子并拢后放在面裂沟中央向颊舌（腭）及近远中方向和上下晃动。临床按不同的松动度记录为：

Ⅰ度松动：唇（颊）舌（腭）方向松动，松动幅度在1mm以内。

Ⅱ度松动：唇（颊）舌（腭）方向松动，松动幅度在1～2mm，且伴有近远中方向松动。

Ⅲ度松动：唇（颊）舌（腭）方向松动，松动幅度在2mm以上，且伴有近远中方向松动及垂直向多方向松动。

8. 嗅诊 通过鼻子借助医师的嗅觉辨别气味，对某些口腔疾病协助诊断。如牙髓坏疽的髓腔内和坏死性龈口炎患者口腔内有特殊的腐败气味。

三、口腔颌面部常规检查部位及相应方法

口腔科患者的检查包括颌面部检查、口腔检查、颈部检查、颞下颌关节检查和唾液腺检查。常用的检查方法有视、触、叩、探等方法。应根据主诉，有选择地、按一定顺序先检查主诉部位，再先口外后口内全面检查其他部位逐项记录，以免遗漏，尽量做到全面细致。有关鉴别诊断的重要阴性项目亦应记录。要求动作轻巧，避免增加患者痛苦。

(一) 口腔颌面部检查

1. 表情与意识神态检查　根据面部表情变化，判断是口腔颌面外科疾病的表现，还是全身疾病的反映。同时可了解意识状态、体质和病情轻重。颌面部损伤患者，如出现意识和神志变化，常提示合并颅脑损伤。

2. 颌面部外形与色泽检查　观察颌面部的外形，左右是否对称，面上、中、下三部的比例是否协调，有无突出和凹陷，有无肿块、脓肿、瘘管、畸形和组织缺损等。皮肤的色泽、质地和弹性变化等。面颈部皮肤之色泽、皱纹和弹性的改变，对某些疾病的诊断很有帮助，如神经纤维瘤、血管瘤、恶性黑色素瘤、白斑病、硬皮病等，均可出现皮肤色素及弹性的改变。

3. 面部器官检查　观察眼、耳和鼻等情况。

(1) 眼：观察有无缺损畸形，眼距，眼睑闭合，眼球运动，瞳孔大小、形状、是否位于同一平面、对光反射，视力及有无复视等，口腔颌面部的炎症，并发眶周蜂窝织炎、海绵窦血栓性静脉炎时，上颌骨高位骨折或颌面部损伤并发颅脑损伤时，翼腭凹区肿瘤并侵犯眶内或球后时，均可导致视力、瞳孔对光反射和眼球运动等改变。

(2) 鼻、耳：观察有无缺损畸形以及缺损的部位、范围等，鼻腔有无阻塞、异常分泌物及其性状（血性、脓性或清亮等），对上颌窦肿瘤、前颅凹损伤和前牙区的颌骨肿瘤等的诊断，有较大的帮助。颅中凹骨折，常有脑脊液耳漏、外耳道溢血。

4. 病变的部位和性质　在视诊的基础上进一步对病变区进行检查，可用单手触诊，也可双手分别在左右侧做对比检查，或对口底及颌下区病变双手分别在口内、外联合触诊检查。以了解病变区皮肤温度、硬度和弹性，病变的部位、大小、范围、深度、形态及有无移动度、触痛、波动感、捻发音等体征。如有肿块或肿胀，应注意其质地、边界、大小、形态、硬度、部位深浅、活动度以及与深部组织和皮肤的关系，有无异常搏动及压缩等。另外还需进行面部左右对称部位的棉丝拂诊试验及“扳机点”检查。

5. 肌肉、骨骼 颌面骨的检查，应注意其大小、对称性、有无膨隆或缺损。对于骨肿块应检查骨质膨隆或增生的范围，有无乒乓球样感。外伤病员应检查有无骨折体征，骨面有无中断、台阶或凹陷改变、压痛点及异常活动等。咀嚼肌检查肌张力高低，有无肌痉挛、肌震颤、压痛等情况，嘱患者做咬合运动检查双侧肌肉收缩强度是否对称、协调。检查各咀嚼肌时按压部位：下颌磨牙舌侧的后下方及下颌支的内侧面触压翼内肌下部，下颌升支前缘向上触压颞肌前方，上颌结节后上方触压翼外肌下方。

6. 语音及听诊检查 语音检查对某些疾病的诊断有特殊意义。如腭裂患儿发音时有明显的鼻音即“腭裂语音”舌根部有肿块可出现“含橄榄语音”；蔓状血管瘤病变区可听到吹风样杂音、颞下颌关节功能紊乱患者张闭口时出现杂音、弹响等。

（二）口腔检查

口腔检查通常按口腔软组织（口腔前庭、固有口腔）和硬组织（牙齿）两部分进行。

1. 口腔前庭检查

（1）唇颊：唇红的颜色和弹性，有无鳞屑、皲裂，与皮肤的界限是否清楚整齐。两侧口角是否对称，有无唇部过度紧张或增大。颊部腮腺导管开口处有无红肿、溢脓等，导管有无条束状改变，必要时，可对腮腺导管做探诊检查。唇颊部黏膜有无色泽异常、表面糜烂及溃疡。对黏膜溃疡，应认真检查记录其数目、大小、部位、形态、表面假膜的性质，基底部有无浸润性硬结，有无明显触痛，触之是否易出血等。

（2）牙龈、唇颊沟及唇颊系带：注意有无颜色异常、瘘管、溃疡或新生物有无充血、肿胀、萎缩、溢脓、盲袋、窦道。

2. 固有口腔及口咽检查　固有口腔检查黏膜有无变色、肿胀、溃疡、糜烂、斑纹、角化；依次检查舌、腭、口咽、口底等部位的颜色、质地、形态和大小，注意有无充血、肿胀、溃疡、新生物和缺损畸形；观察舌、软腭、舌腭弓、咽腭弓的运动，有无肌肉瘫痪。用双合诊的方法检查唇、舌、颊及口底是否存在异常肿块。方法是用一手的拇指、示指或一手示指在口内，另一手的示、拇指在口外置于病变部位以下或两侧进行合诊。

（1）腭：注意硬腭、软腭、悬雍垂、舌腭弓等处的黏膜有无溃疡、肿胀、畸形缺损或瘘管等。对隆起或肿块，应进行触诊，感觉是否有乒乓球样感或波动感，以判别其性质和范围。对有重鼻音者或腭裂语音，而腭部未发现有缺损的患者，应检查软腭、舌腭弓、咽腭弓的运动，有无肌肉瘫痪或腭咽闭合不等。

（2）舌：注意观察舌体大小、舌根、舌背及舌腹的黏膜及乳头形态；舌头有无红肿、包块、溃疡、乳头角化、剥脱以及注意舌质和舌苔的变化等，必要时还应检查舌的味觉功能。注意舌系带位置、长度，舌的活动度——向上、向前运动是否受限或偏向一侧。对舌肌病变及溃疡应行触诊，以了解病变所在的范围、硬度、浸润等情况。舌部的恶性肿瘤还应记录其前后位置及与中线的关系。

（3）口底：指舌腹以下和两侧下颌骨体之间的口腔底层软组织。注意黏膜的色泽、有无糜烂或溃疡等情况。颌下腺导管开口处有无红肿及异常分泌物、溢脓，颌下腺导管有无条束状改变，是否触及导管内结石。注意口底区有无肿块或硬结，触诊应双手口内外同时进行。口底的软性肿胀，可为囊肿或脉管性肿瘤所致；硬而固定的肿块，可因舌下腺炎症或肿瘤引起。近期的硬结和肿胀，伴有炎症和触痛者，可能为感染的淋巴结，要注意牙齿、牙周的感染情况。

3. 牙齿及牙周检查

（1）牙齿的检查

①检查牙齿的形态、数目、色泽及位置：注意牙齿形态、大小，有无畸形，有无缺牙及多生牙；色泽是否正常；有无拥挤、间隙、错位、倾斜、阻生等情况。

②松动度：牙齿有无松动，分为三度。

③牙体缺损及病变：记录病变名称、牙位、范围及程度等，检查有无龋洞、隐裂，龋洞的位置、深度、反应以及有无髓腔穿孔；有无牙本质敏感症、敏感区的部位和程度；必要时进行温度、电活力或局部麻醉试验，以查明病变部位及性质。

④修复情况：有无充填物、人造冠、固定桥等，注意其密合度，有无继发性病变。

⑤咬合关系：记录正常㖞、反㖞、锁㖞、深覆㖞、对刃㖞、开㖞等。

⑥缺牙情况：缺牙数目、位置，拔牙创口愈合情况。

（2）牙周检查

①牙龈形态、色泽及质地：注意有无炎症、溃烂、肿胀、坏死、增生、萎缩、瘘管，色泽是否正常，是否易出血。

②盲袋情况：盲袋分为龈袋及牙周袋（骨上袋、骨下袋）两种，记录其部位及范围，并测量其深度，以毫米计算，盲袋内有无分泌物。

③牙石：分为龈上及龈下两类，注意其部位及程度。口腔卫生指数按牙石和软垢的多少分为四度。

0度：无软垢或着色无牙结石。

Ⅰ度：少量软垢不超过牙颈1/3，龈上牙石覆盖牙面不超1/3。

Ⅱ度：中等量软垢超过牙面1/3不到1/2，龈上牙面覆盖牙面1/3~1/2或有散在龈下结石。

Ⅲ度：大量软垢超过牙面2/3，龈上结石超过牙面2/3或龈下结石连续而厚。

（三）颞下颌关节

颞下颌关节的髁状突颈部为下颌骨的生长发育中心。检查颞下颌关节时，应注意颜面部左右是否对称、协调，面下1/3有无明显缩短或增长，颏部中点是否居中。下颌角、下颌支、下颌体的大小、长度是否正常，并左右两侧比较是否协调一致。

1. 髁状突的活动度 有无过度或减弱活动、弹响及摩擦感。明确弹响与张闭口的关系。关节区有无压痛及肿物等。检查以触诊为主，双侧关节同时进行，有两种检查方法。

（1）以两手小指伸入外耳道内，向外耳道前壁触诊，嘱患者张闭口运动，通过触诊外耳道前壁、关节盘后区、关节髁突外侧，检查髁状突的动度及有无弹响、摩擦音等。

（2）用双手中指或示指置于两侧耳屏前即关节髁突外侧，检查各关节区及咀嚼肌群有否压痛；如关节盘移位患者，可有关节盘后区及关节髁突外侧压痛；骨关节病可有髁突、关节结节区压痛；化脓性关节炎各区均有压痛。

2. 下颌运动 检查开口型是否正常，有无偏斜及关节绞锁；前后及侧向运动两侧是否对称、协调，下颌前伸时下颌前伸的距离，下颌中线有无偏斜；下颌运动时有无疼痛，张口有无受限。张口受限一般分为四度。

轻度张口受限——上、下切牙切缘间距仅可置入二横指，2~2.5cm。

中度张口受限——上、下切牙切缘间距仅可置入一横指，1~2cm。

重度张口受限——上、下切牙切缘间距不到一横指，约在1cm以内。

完全性张口受限——完全不能张口，也称牙关紧闭。

3. 杂音 在下颌做任何方向运动时，均注意检查有无弹响、摩擦音及破碎音，并观察其发生的时间、性质、次数和响度等。可由触诊关节外侧判断，必要时，可辅以听诊器协助。

弹响分张闭口初、中、末期，通常由关节盘突发性地撞击关节结节及髁突而引起，常发生于可复性盘移位患者。

摩擦音由骨面与骨面的直接接触或粗糙的关节面之间的接触而产生，常见于关节盘穿孔时的髁突与关节结节直接接触或较严重的骨关节病。

破碎音由关节盘破裂或软骨性游离体互相撞击和挤压时产生。

（四）颈部及淋巴结检查

1. 一般检查 注意观察颈部的外形、色泽、轮廓、活动度、有否肿胀、畸形、斜颈、溃疡及瘘管。

2. 淋巴结检查 面颈部的淋巴结检查非常重要，对于各淋巴结引流区的肿瘤和炎症的诊断和早期发现有着重要的临床意义。检查时患者取坐位，头稍低，略偏检查侧，以使皮肤、肌肉松弛便于触诊。检查者站在其右前方或右后方，手指紧贴检查部位，手法应注意轻柔，按一定顺序由浅入深，滑动触诊。从枕部、耳后、耳前、腮腺、颊、颌下、颏下，顺胸锁乳突肌前缘、后缘，颈前后三角，直至锁骨上凹。注意检查各部位淋巴结有无肿大及其所在位置、大小、数目、硬度、活动度、有无压痛或波动感及与皮肤或基底部有无粘连等。

（五）涎腺检查

涎腺的检查重点指对三对大唾液腺的检查，但对某些疾病来说，小唾液腺的检查也不应忽视。唾液腺的检查应两侧对比，注意观察比较两侧大小、位置是否正常、对称，同时检查导管口有无红肿溢脓和唾液的分泌情况，必要时可挤压腺体，增加分泌，观察腺体的分泌量、分泌物的颜色和性质。腮腺触诊一般以示、中、环三指平触为宜，禁用手指提拉触摸，以免将腺体误认为肿块；下颌下腺、舌下腺及腮腺深叶的触诊则常用双手合诊法检查。另外还需检查各腺体的大小、形态、有无肿块，如有肿块，应记录其位置、大小、质地、活动度、压痛、与周围组织的关系等情况。同时检查导管有无结石、导管的质地和粗细、是否充血、变硬，以示、中、环三指平触并由后向前检查腮腺及下颌下腺的分泌情况等。

第二节　口腔颌面部特殊检查

一、牙周探诊

用带有刻度的钝头牙周探针，采用握笔式，探查牙龈与牙齿的附着关系。探诊时要有稳定、牢靠的支点，探针应与牙体长轴平行，尽可能地靠近牙面向根尖方向，轻轻探入直至有阻力时即到袋底。力量要轻（20～25g 的压力为宜），既能探测到实际深度又不致引起患者的疼痛、造成牙周的损伤。按一定的顺序探查牙齿有无牙周袋、牙周袋的位置及牙周袋的深度。在探测牙周袋深度的同时，可将探针在袋内轻轻移动，以了解袋的宽度、类型、根面情况以及有无龈下牙石和分布情况等。

为了测量的精确，国外学者设计了各种新型探针，这种探针实际是牙周探针和一个能自动调整探针力量的装置相连接，可防止用力过大。如 Florida 探针可用以测定牙周袋深度和附着水平。Alabama 探针是近 10 年来出现的新型探针，它可以自动感受到釉牙骨质界，因此能精确探测附着水平，重复性好，是非常敏感的一种探针。

牙周袋记录：牙周袋记录应包括整个牙齿四周的牙周袋。常按牙齿的唇（颊）舌（腭）面以及近中、中点、远中划分，一共包括6个点进行测量记录。牙周袋深度是指从龈缘到袋底的深度，但这并不能反映牙周破坏的严重程度。牙周破坏的程度是由附着水平来反映的，附着水平的测定是在牙周袋测量后，再记录龈缘到釉牙骨质界的距离（若龈缘位于釉牙骨质界下之根面时，记录为负值），而附着水平 = 牙周袋深度 - 龈缘至釉牙骨质界距离。

二、牙髓活力测试

温度测试法分为冷诊法和热诊法，是根据患牙对冷或热水的反应来检查牙髓状态的一种诊断方法。正常牙髓对温度变化和电流刺激有一定的耐受性，20～50℃条件下一般无明显反应；对10～20℃的冷水或50～60℃的热水很少引起疼痛，但低于10℃的冷刺激、高于60℃的热刺激可引起牙髓的反应。当牙髓有病变时牙髓的反应会变得敏感或迟钝。

1. 冷诊法 用冷水、小冰棒、二氧化碳、雪或氯乙烷作为冷刺激。将小冰棒或氯乙烷置于被测牙的唇（颊）或舌面的中1/3处1～2秒，并嘱患者有感觉后举手示意。用冷水进行测验时，要从可疑患牙后面的牙开始，依次向前进行，以免干扰对患牙的判断。

2. 热诊法 热诊法的刺激源可以是热水、热牙胶或热金属器械，加金属冠的牙也可用橡皮轮打磨生热做牙髓测验。将加热的胶棒（用酒精灯加热变软，但不使之冒烟燃烧，65～70℃）立即置于被测的已拭干后涂一层凡士林（防牙胶黏于牙面）的牙齿的唇（颊）或舌（腭）面中1/3处，并嘱患者有感觉时举手示意。

3. 注意事项　①做测试前应向患者说明检查目的和可能出现的感觉，并嘱患者有感觉时抬手向医生示意。②先测对照牙（首选对侧正常的同名牙）或邻近的正常牙，再测可疑患牙。③避免在病损部位及金属或非金属修复体上做温度测试。④用牙胶热测时，牙面应保持湿润或涂一层凡士林，以防止牙胶粘于牙面。⑤用冷（热）水做温度测试时应注意隔离未被测试的牙齿。用棉球隔湿并放置吸唾器，如有多个可疑牙，应从牙列后部向前逐个测试，而且应先测试下颌牙再测试上颌牙，防止出现干扰。

4. 温度测试的临床意义　根据患者的反应将测试结果分为 4 个等级，各个等级所表示的意义为：①正常，被测牙与对照牙反应相同，或同样的冷热刺激引起比对照牙轻微许多的反应。提示牙髓活力正常。②即刻疼痛，比对照牙反应强烈，但刺激去除后疼痛立刻消失，提示深龋或牙髓有可复性炎症。③持续疼痛，出现疼痛且刺激去除后疼痛持续一段时间。提示牙髓有不可复性炎症。一般情况下，急性牙髓炎表现为剧烈疼痛并持续存在；慢性牙髓炎表现为迟发性隐痛；急性化脓性牙髓炎表现为热痛冷缓解。④无反应，被测牙对刺激不产生反应。提示牙髓已坏死，在以下情况也可出现假阴性反应：牙髓钙化、根尖发育未完成、外伤牙、患者使用止痛药或麻醉药。

三、牙髓电活力测试法

牙髓电活力测试是利用牙髓电测试器来检查牙髓活力的方法，根据牙髓神经对电刺激的反应，判断牙髓状态。目前常用的电活力测试器有两种：一种是用手调节的手持式测试仪，结构简单，体积小巧，使用方便。另一种是自动调节的手持式测试仪，电流增加速度均匀一致，使用起来更安全、准确，结果更可靠。

（一）操作方法

（1）向患者说明检查目的，消除不必要的恐惧，以取得患者的合作。患者有“麻刺感”时，举手示意。

(2) 将被测牙隔离唾液，吹干或擦干，在牙面上放少许导电剂（生理盐水、牙膏等）。

(3) 将控制器调节到0位，仪器工作端蘸生理盐水，置于受试牙唇（颊）中1/3处。

(4) 缓慢顺时旋转控制器，直到患者有感觉，将工作探头撤离牙面，并记录控制器的数值。一般重复测试2～3次，取平均数。

(5) 在测试患牙之前应按以上要求测试对侧同名牙或正常邻牙，以取得相对正常反应值作为对照。如果读数低于正常表示敏感，高于正常表示迟钝；如至最高读数时仍无反应，表示牙髓已无活力。

（二）临床意义

牙髓电测仪能够判断牙髓是死髓或活髓，但难于判断牙髓病变的性质，而且只有在电测仪反应的读数与对照牙有明显的不同时才有诊断价值。在用电测仪测试牙髓活力时，可以出现假阳性和假阴性反应。

引起假阳性反应的主要因素有金属修复体或金属冠；测试时未擦干牙面或隔湿不妥；牙髓为液化性坏死；过度紧张在牙髓反应前举手表示等。

引起假阴性反应的主要因素有服用镇静药、麻醉药后；牙测试仪探头接触不良；根尖未发育完成的牙齿；根管钙化；电测仪的电池耗尽；近期受过外伤的牙。综上所述，在电测仪测试时必须正规操作，排除各种影响因素才能得出正确的结论。禁忌证为装有心脏起搏器的患者，新萌出根尖未发育完成的牙齿。

四、唾液腺分泌功能检查

唾液腺分泌功能检查在临床上有非常重要的意义，可以帮助判断唾液腺的病变类型，通过检测唾液腺的分泌功能得以明确是阻塞性病变还是萎缩性病变，是炎性病变还是肿瘤发生。唾液腺分泌功能检查定性和定量检查。

1. 定性检查　给患者以酸性物质，常用2%枸橼酸、维生素C或1%柠檬酸等置于舌背或舌缘，使腺体分泌反射性增加，根据腺体本身变化和分泌情况，判断腺体的分泌功能和导管的通畅程度。

2. 定量检查　唾液定量检查包括唾液流量定量检查和唾液成分定量检查。正常人一天涎液总量为1000～1500ml，其中90%来源于腮腺和颌下腺，舌下腺仅占3%～5%，小唾液腺分泌更少，所以涎腺分泌功能的定量检查是根据在相同程度刺激的条件下，腮腺和颌下腺的唾液分泌量的多少来协助诊断某些涎腺疾病的。唾液流量除生理变化外，在某些疾病时也会发生变化。如急性口炎或重金属中毒等症时唾液分泌增加；而慢性涎腺炎、涎石症和淋巴上皮病等则唾液分泌减少。唾液成分定量检查唾液中的电解质、蛋白质、酶、尿酸、尿素和免疫球蛋白等，这些物质在正常人有一定的正常值，在病理条件下，各成分则发生一定程度的改变，根据检测结果有助于一些疾病的诊断，如唾液腺肥大时钾升高、钠下降，而唾液腺炎时钠升高、钾下降。

第三节　口腔颌面部影像检查

口腔颌面部检查中影像学检查起着很重要的作用。其中X线平片检查是最常用、经济的检查方法。X线平片包括口内片和口外片两种。口内片包括根尖片（又称X线牙片，为临床最常用的，用于牙齿影像检查的X线片）、颌翼片、咬合片等；口外片包括下颌骨侧位片、后前位片、开口后前位片、升支切线位片以及华特位片、鼻骨侧位片、眼眶正位片、颧骨后前位片、颧弓位片、颞下颌关节侧斜位（许勒位）片、髁突经咽侧位片、颅底位片、额弓位片、头颅后前位及头颅侧位片、口腔体腔片等。另外，口腔曲面断层全景片检查是口腔颌面部特有的检查方法，造影片、CT 片、MRI 检查亦被用于口腔颌面部检查。这些影像学检查可以帮助确定牙体、牙周、关节、颌骨及涎腺等疾病的病变部位、范围和程度，辅助临床诊断及治疗以及用于治疗前后的对比及疗效判断，均有积极的临床意义。但 X 线检查必须结合临床症状及其他检查结果综合分析，才能做出正确诊断。目前，数字化口腔影像学检查手段、数字化 X 线牙片系统及数字化口腔全景 X 线系统已应用于临床，数字化的影像比常规的 X 线影像更清晰，并可进行影像的放大、测量、伪彩色处理等，以便于影像的传输与保存。

一、X 线牙片检查

X 线牙片又称根尖片，根尖片是最常用影像学检查方法，常采用分角线技术，但平行投照技术更准确。根尖片价格便宜、操作容易、患者易于接受；放射剂量少，使用安全。但由于使用角平分线技术，影像有不可避免的失真。由于每次的 X 线源、被摄体、胶片的角度不固定，冲洗条件不同，影像的可比性、重复性差。拍摄 X 线牙片时，患者坐在椅子上呈直立姿势，头部靠在头托上，矢状面与地面垂直。投照上颌后牙时，外耳道口上缘至鼻翼的连线（听鼻线）与地面平行。投照上颌前牙时，头稍低，使前牙的唇侧面与地面垂直。投照下颌后牙时，外耳道口上缘至口角之连线（听口线）与地面平行。投照下颌前牙时，头稍后仰，使前牙的唇侧面与地面垂直。

成年人进行全口牙齿检查时，需用 14 张胶片。对儿童进行全口 X 线检查时，一般用 10 张 2cm × 3cm 胶片。胶片放入口内应使胶片感光面紧靠被检查牙的舌（腭）侧面。投照前牙时，胶片竖放，边缘要高出切缘7mm左右，投照后牙时，胶片横放，边缘高出殆面10mm左右。嘱患者用手指固定或用持片夹固定。X线中心线与被检查牙的长轴和胶片之间的分角线垂直，投照根尖片时X线中心线需通过被检查牙根的中部。

二、全景X线片检查

又称曲面体层摄影，是根据口腔颌面部的解剖特点，利用体层摄影和狭缝摄影原理而设计的固定三轴连续转换的体层摄影技术。原理是将被摄体置于X线机和胶片之间，X线机与胶片按被摄体的弧度做相反方向运动，从而拍摄颌面部的一层弧形面的体层影像。它一次曝光即可将全口牙齿、牙周组织及相邻解剖结构的体层影像投照在一张胶片上，显示范围广，适用于颌骨多发病变、颌骨外伤、颌骨发育畸形及牙齿、牙周疾患的诊断。

优点：①可显示整个颌骨的全景，易于发现颌骨病变（囊肿、骨折等）和重要结构。②简便易行，费用低廉。③较拍摄全口根尖片放射剂量少。

缺点：①影像放大失真明显，照射时，射线并不总是与颌骨绝对平行，角度变化水平面可达30°，垂直面可达15°。故每个部位的放大率有所不同。②清晰度差。

三、X线头影测量术

X线头影测量术是根据所拍摄的头颅定位X线片，由牙及颅面的标志点描绘出一定的线、角，进行测量分析，了解牙及颅面软硬组织的结构。主要应用于口腔牙殆畸形的诊治。口腔正畸及口腔正外科领域常用。通常需拍摄正位、侧位头颅X线片，采用X线头影测量分析技术对头颅的软、硬组织影像进行测量分析。20世纪80年代将计算机技术与其相结合，用数字化仪将各标志点直接输入计算机内，获得所需的数据。90 年代中期，随着数字化 X 线机的产生，可通过影像板将信息输入计算机，直接获得各种资料。通过分析错殆畸形的 X 线表现，做出正确的矫治计划。头颅定位仪是拍摄 X 线头影测量片必需的设备，它不仅要求患者的头颅保持在正确的位置，而且要有良好的重复性，才能保证正畸或正殆治疗前、中、后测量结果的可靠性。

四、X 线造影检查

X 线造影检查是指在管腔内注入造影剂之后再拍摄 X 线片，能很好地在 X 线片上显示组织器官结构，其分为普通造影检查和数字减影造影检查，后者是利用计算机处理数字化影像信息，并通过减影技术消除骨骼和软组织影像的新一代血管造影技术。由于消除了影像重叠的干扰，数字减影造影图像一般比普通造影图像清晰。与常规造影相比，其诊断敏感性更高，所用造影剂浓度低、剂量小，并可观察血流动态图像，如进行血管数字减影造影。口腔颌面部造影检查主要应用于涎腺、颞下颌关节、血管以及鼻咽腔、囊腔、窦腔、窦道及瘘管等。最常见的造影检查有腮腺及颌下腺造影、颞下颌关节造影。

五、CT 检查

电子计算机 X 线断层摄影（computed tomography，CT）检查是以 X 线束从多个方向沿着选定的身体某一厚度的断层层面进行扫描，以探测器测定透过的 X 线量，再由光电转换器转换成电流，经过计算机数字化处理计算出该层面各组织的各个单位容积的吸收系数，然后重建图像的一种成像技术。其优点是很高的密度分辨力和空间分辨率，可以很好地显示软组织的影像。对颌面部的肿瘤，特别是面深部肿瘤的位置、范围及其与周围重要组织的关系，能提供较准确的信息对诊断和指导手术设计具有重要意义。结合增强剂的使用，对显示肿瘤及其与血管的关系更加清晰。近年来，运用计算机图像处理技术的发展，其三维图像的重建使其图像显示更加直接、客观。

六、MRI 检查

磁共振成像（magnetic resonance image，MRI）检查属生物磁自旋成像技术，是利用人体组织氢原子核在强大均质磁场中受到特定的射频脉冲激发时发出信号，此信号经接收器及计算机处理后成像。MRI 成像参数较多，可依据不同部位和病变选择射频脉冲程序、脉冲重复时间和回旋的时间，从而得到不同加权的图像，可以使肿瘤等病变组织的信号影与周围组织的信号影对比度明显；MRI 具有优良的软组织对比度，无骨伪影的干扰，靠近骨骼的病变同样可以十分清楚地显示。优点：①不改变患者体位可获得任何方位的体层影像。②影像精确、对比度好，软组织分辨率高，能较清楚显示神经、血管。③无伪影（铁磁物质除外），对银汞合金、钛、牙釉质、大部分不锈钢均能产生良好的影像。④无辐射污染，是完全无损伤性检查。缺点：①费用昂贵。②检查时间较长。③对骨质改变的显示不如 CT，不能显示骨小梁。而主要是通过骨与软组织如脂肪、骨髓的对比间接进行骨影像分析，骨和牙釉质等硬组织在 MRI 影像中表现为黑色，而水、软组织等表现为浅色。④对铁磁性物质敏感，产生变形伪影。⑤对安装有金属起搏器和动脉瘤夹的患者不能进行检查，因有造成移位的危险。

七、计算机 X 线摄影（CR）

随着计算机技术在医学影像中的广泛应用，计算机 X 线摄影正逐步取代传统的屏－片系统摄影方式。目前，CR 摄影正在广泛应用，CR 摄影的图像较普通 X 片摄影更清晰，能为临床诊断提供更丰富的影像细节。CR 摄影方式是 X 线摄影的一次巨大的飞跃。

八、放射性核素检查

目前主要用于肿瘤的检查和诊断，也可用于涎腺、骨组织疾病的诊断以及作为某些疾病的临床和科研示踪的一种手段。临床上多用半衰期较短和低能量的核素，如通过^{131}I 扫描可以确定异位甲状腺；用^{99m}Tc 做涎腺与颌骨肿瘤的闪烁扫描检查。

九、超声波检查

超声波在机体内传播时，由于各种组织的密度和特性不同，从而产生不同的回波波形、曲线和图像，对确定病变的位置、大小、深浅和性质有一定的辅助诊断意义。近年来常应用彩色多普勒对血管进行定位检查。

第四节　其他检查方法

（一）穿刺吸取活体组织检查

穿刺吸取活体组织检查适用于肿瘤深在或表面完整较大的肿瘤及颈部大的淋巴结。操作简便，痛苦较小，但由于吸取的组织较少有可能不易诊断，还有可能引起出血或使肿瘤细胞扩散。

操作方法：常规消毒局麻后用尖刀将黏膜或皮肤切开小口利用穿刺针从切口处刺入肿物，刺入过程中尽量避开重要神经和血管，穿吸过程中始终保持穿刺针筒内负压，并做多方向穿吸 2～3 次，将穿吸物注射于滤纸上，如是肿瘤组织再放入10%甲醛溶液中固定，立即送病理科进行细胞学或组织学检查。

（二）切取活体组织检查

切取活体组织检查适用于肿瘤表浅或有溃疡者。采用表面涂敷麻醉或神经干阻滞麻醉，避免使用局部浸润麻醉（后者可能挤压肿瘤组织，易致转移或组织变形）。注意术区消毒不宜使用有色消毒液。术中使用11号刀片，避免钳夹、挤压。切取物应包括周围正常组织及肿瘤组织0.5～1cm大小，切取应在肿瘤边缘进行，不可从溃疡中心切取，以免取到坏死组织无法做出病理诊断。术中应动作轻柔，尽量减少对肿瘤组织的刺激。术后伤口可用纱条轻轻压迫10～15分钟以防出血，如无效者可缝合1～2针，5～7天后拆线。注意血管瘤和恶性黑色素瘤一般不做活体组织检查，以免造成大出血或肿瘤快速转移。

（三）实验室检查

包括血、尿、唾液的化验检查、细胞学检查、细菌涂片检查或细菌培养，口腔外科患者应做血常规、生化、血清学检验及细菌学检查。

（四）窦道检查法

用诊断丝（牙胶尖、探针等）自窦道口顺其自然弯曲插入，拍X线片可显示与窦道相通的根尖病变部位。

（五）碘酊染色法

可疑牙隐裂时涂碘酊于可疑处的牙面上，片刻后用棉球擦去牙面碘酊，若有隐裂则可见裂纹深着色。

（六）麻醉检查法

当无法确定病原牙的部位时，可用局部麻醉法协助定位。若注射麻药后疼痛缓解，则可确定是麻醉区域内的牙齿疼痛。